# 骨质疏松症防治


主　审　朱汉民　徐　苓

主　编　王临虹　夏维波　林　华

副主编　章振林　李志新　尹香君

编委会成员（以姓氏笔划为序）

王　鸥　王　梅　王临虹　尹香君　包丽华　冯　强　朱　梅

汤淑女　苏　婧　李凤翱　李志新　张　倩　林　华　金小岚

郑冰鑫　房　方　贾红蔚　贾觉睿智　夏维波　章振林

崔　露　董文兰　程　群　谢　垒　漆　璇



北京大学医学出版社

GUZHI SHUSONGZHENG FANGZHI

**图书在版编目（CIP）数据**

骨质疏松症防治/王临虹，夏维波，林华主编. —北京：北京大学医学出版社，2017.8

ISBN 978-7-5659-1595-6

Ⅰ. ①骨…　Ⅱ. ①王…　②夏…　③林…　Ⅲ. ①骨质疏松—防治　Ⅳ. ①R681

中国版本图书馆 CIP 数据核字（2017）第 094546 号

**骨质疏松症防治**

**主　　编**：王临虹　夏维波　林　华
**出版发行**：北京大学医学出版社
**地　　址**：（100191）北京市海淀区学院路 38 号　北京大学医学部院内
**电　　话**：发行部 010-82802230；图书邮购 010-82802495
**网　　址**：http：//www.pumpress.com.cn
**E - mail**：booksale@bjmu.edu.cn
**印　　刷**：中煤（北京）印务有限公司
**经　　销**：新华书店
**责任编辑**：刘　燕　靳　奕　　**责任校对**：金彤文　　**责任印制**：李　啸
**开　　本**：710mm×1000mm　1/16　　**印张**：16　　**字数**：230 千字
**版　　次**：2017 年 8 月第 1 版　2017 年 8 月第 1 次印刷
**书　　号**：ISBN 978-7-5659-1595-6
**定　　价**：50.00 元

# 序

随着社会发展、人口老龄化程度日益加重和国民生活方式的快速变迁，骨质疏松症已经成为影响中国中、老年人健康的重要疾病。骨质疏松症发病隐匿，患者往往直到发生骨质疏松性骨折时才被发现。骨折是骨质疏松症的严重后果。据估计，全球每3秒钟就有一例骨质疏松性骨折发生。骨折，尤其是髋部骨折，具有较高的致残率和致死率，不仅严重影响老年人的生活质量，甚至威胁老年人的生命，同时也给社会带来巨大的医疗和经济负担。

目前，骨质疏松症的危害尚未得到充分重视，我国基层专业人员有关骨质疏松症及其骨折防控方面的理论知识和实践技能有所欠缺，亟须开展相关培训以提高基层专业人员的骨质疏松症防控和医疗保健服务能力，预防骨质疏松症及其骨折的发生。为此，中国疾病预防控制中心慢性非传染性疾病预防控制中心联合中华医学会骨质疏松和骨矿盐疾病学分会，组织相关领域的专家共同编写此书。

本书主要内容包括骨质疏松症的定义和分类，骨质疏松症的流行趋势和危害，骨质疏松及其骨折的危险因素、病理机制和风险评估，骨质疏松症的临床评价，骨质疏松症的三级预防和实施，骨质疏松症的治疗，骨质疏松症的人群防控策略和要点，骨质疏松症的健康教育和媒体在骨质疏松症防控中的角色，以及骨质疏松症防控的适宜技术。

本书编写的专家们从理论和实际相结合、预防和治疗相结合的角度出发，着重体现预防和控制的主旨。该书为骨质疏松症医务工作者进行深入学习和实践，提供了具体、可操作性强的指导，对提高医务工作者骨质疏松症防控的相关知识和技能提供较大帮助。

本书亦可用于普通民众防控骨质疏松症的指导。

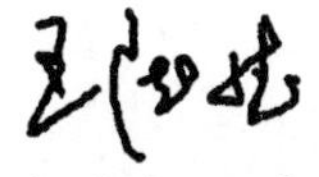

中华预防医学会会长、中国工程院院士

# 目 录

# 1 骨质疏松症的定义和分类

## 1.1 定义

史前时代的医学中已有对类似骨质疏松症（osteoporosis）这种疾病的描写，1830 年法国病理学家 Lobstein J. 首创“骨质疏松症”一词应用于病理形态的描述，1871 年英国牛津词典收录 osteoporosis，释义为“骨的萎缩”（bone atrophy），1885 年德国病理学家 Pommer G. 在组织学水平上区分了骨质疏松症和骨软化症，1948 年 Albright 定义骨质疏松症为“骨的数量太少”（too little bone in bone ）。

1990 年 10 月在丹麦首都哥本哈根举行的第三届国际骨质疏松症大会中，首次对骨质疏松症给出明确定义：骨质疏松症是骨量减少、骨组织显微结构受损以及随之而来的骨折危险性增加的一种疾患。

1994 年世界卫生组织（WHO）提出的骨质疏松症定义为：骨质疏松症是一种以骨量减少、骨微结构破坏导致骨骼脆性增加、骨折风险增加为特征的代谢性骨病。

2001 年美国国立卫生研究院（NIH）提出的骨质疏松症定义为：骨质疏松症是以骨强度下降、骨折风险增加为特征的骨骼系统疾病。骨强度主要包括骨密度和骨质量两方面特性。

## 1.2 分类

骨质疏松症根据病因分为原发性骨质疏松症（primary osteoporosis）、继发性骨质疏松症（secondary osteoporosis）和特发性骨质疏松症（idiopathic osteoporosis）。

### 1.2.1 原发性骨质疏松症

原发性骨质疏松症是由于基因因素、各种生理和病理因素导致骨骼生长、发育或代谢失衡而原发于骨骼的骨质疏松症。约占骨质疏松症的90%，包括绝经后骨质疏松症（postmenopausal osteoporosis，PMOP，Ⅰ型骨质疏松症）和老年性骨质疏松症（senile osteoporosis，SOP，Ⅱ型骨质疏松症）。因原发性骨质疏松症的发病率随年龄增长而明显增加，也被称为退行性骨质疏松症。

PMOP为原发性骨质疏松症的主要类型，一般发生在妇女自然绝经后5～10年内，较同年龄段男性骨质疏松症发病率高6倍左右。据估计，60岁以后，女性每增龄5岁，骨折发生率将增加1倍。其发病机制主要与卵巢功能低下、雌激素分泌不足有关。雌激素水平降低，对破骨细胞的抑制作用减少，从而导致骨吸收大于骨形成，引起高转换型骨质疏松症，反映骨吸收和骨形成的生化标志物多升高。骨量的丢失以骨小梁最为明显，首先发生于中轴骨，最常发生骨折的部位为胸、腰椎。

SOP一般指老年人（≥65岁）发生的骨质疏松症。SOP的病因不明，目前认为主要与增龄性骨量丢失、肌肉消耗、维生素D和钙缺乏及成骨细胞功能减退等因素相关。与PMOP不同，SOP的骨量减少主要不是由于破骨细胞活性增强，而是成骨细胞活性降低，因此又被称为低转换型骨质疏松症，反映骨吸收和骨形成的生化标志物多正常或降低。骨量丢失多发生在骨皮质和骨小梁，最常发生骨折的部位为髋部及胸、腰椎。

### 1.2.2 继发性骨质疏松症

继发性骨质疏松症是由于其他系统疾病或（和）与其相关的干预措施累及或波及骨骼而诱发的骨质疏松症，包括各种影响骨代谢的疾病、药物和其他因素。常见的引起继发性骨质疏松症的疾病和原因见框1-1。

### 1.2.3 特发性骨质疏松症

特发性骨质疏松症包括特发性青少年骨质疏松症（idiopathic juvenile osteoporosis，IJO）和特发性成年骨质疏松症（idiopathic osteoporosis in adult）。妊娠哺乳相关骨质疏松症（pregnancy and lactation-associated osteoporosis，PLO，下同）作为一种成年女性的特殊骨质疏松症类型，包括在特发性成年骨质疏松症内。

**框 1-1　继发性骨质疏松症的病因**

| | |
|---|---|
| **内分泌疾病** | |
| 甲状旁腺功能亢进 | 库欣综合征 |
| 性腺功能减退症 | 甲状腺功能亢进 |
| 催乳素瘤和高催乳素血症 | 糖尿病 |
| 生长激素缺乏症 | |
| **代谢异常** | |
| 维生素 D 和（或）钙缺乏 | 高尿酸血症 |
| 高胱氨酸尿症 | 高尿钙症 |
| **药物** | |
| 糖皮质激素 | 肝素 |
| 抗惊厥药物（如苯巴比妥、苯妥英） | 免疫抑制剂（如甲氨蝶呤、环孢素） |
| 促黄体素释放素激动剂 | 促性腺激素释放激素拮抗剂 |
| 噻唑烷二酮类 | 长效醋酸甲基黄体酮 |
| 酒精 | 化疗药物 |
| **遗传性疾病** | |
| 成骨不全 | 埃勒斯-当洛综合征 |
| 马方综合征 | |
| **血液系统疾病** | |
| 浆细胞病 | 系统性肥大细胞增多症 |
| 白血病 | 淋巴瘤 |
| 镰状细胞贫血 | 重型地中海贫血 |
| 慢性溶血性贫血 | 戈谢病 |
| 骨髓异常增生综合征 | |
| **泌尿系统疾病** | |
| 慢性肾功能不全 | 肾小管性酸中毒 |
| **消化系统疾病** | |
| 吸收不良综合征 | 炎症性肠病 |
| 肠外营养 | 胃切除术后 |
| 慢性肝胆疾病 | 神经性厌食症 |
| **风湿性疾病** | |
| 类风湿关节炎 | 系统性红斑狼疮 |
| 系统性硬化 | 血清阴性脊柱关节病 |
| **感染性疾病** | |
| HIV 感染 | |
| **其他** | |
| 制动 | 失重状态 |

IJO是一种罕见的、发生于既往体健儿童身上且没有明确发病原因的全身性骨代谢疾病。IJO发病率男女无明显差异，多见于8～14岁儿童，以骨质疏松、反复骨折为特征。IJO通常为自限性疾病，在青春期后自然缓解，但某些情况下也可导致严重的畸形和功能障碍。本病发病机制尚不明确，可能与成骨细胞与破骨细胞功能障碍、胶原合成异常、青春期生长加速等机制相关。IJO的诊断必须除外继发性因素，如成骨不全、幼年特发性关节炎、血液系统肿瘤、肾小管酸中毒等疾病。

特发性成年骨质疏松症是一种发生在成年女性闭经前、男性50岁前而没有明确发病原因的全身骨代谢疾病，包括PLO。

PLO是指妊娠晚期至产后18个月内，尤其是在产后或哺乳早期所发生的骨质疏松症。PLO的发病机制目前被认为与妊娠期母体及胎儿对钙需求增加、钙和维生素D摄入不足、哺乳期钙源丢失、妊娠期机械性压迫导致的神经营养障碍以及妊娠期和产后一段时间内某些激素水平的异常相关。

（漆璇　夏维波）

## 参考文献

[1] Consensus development conference: Prophylaxis, and treatment of osteoporosis [J]. Am J Med, 1991, 90: 107-110.

[2] Consensus development conference: Diagnosis, prophylaxis, and treatment of osteoporosis [J]. Am J Med, 1993, 94: 646-650.

[3] World Health Organization. Assessment of fracture risk and its application to screening for postmeopausal osteoporosis [J]. WHO technical report series, 1994, 843 (0) .

[4] Consensus development conference: diagnosis, prophylaxis, and treatment of osteoporosis [J]. Am J Med, 1993, 94 (6): 646-650.

[5] Anon. NIH consensus development panel on osteoporosis prevention, diagnosis, and therapy, March 7-29, 2000: highlights of the conference [M]. South Med J, 2001, 94 (6): 569-573.

[6] Glaser DL, Kaplan FS. Osteoporosis, definition and clinical presentation [J]. Spine (Phila Pa 1976), 1997, 22 (24) 12S-16S.

[7] Riggs BL, Wahner HW, Dunn WL. Differential changes in bone mineral density of the appendicular and axial skeleton with aging: relationship to spinal osteoporosis [J]. J

Clin Invest，1981，67（2）：328-335.
[8] 廖二元，曹旭．湘雅代谢性骨病学［M］. 北京：科学出版社，2013.
[9] 王吉耀．内科学［M］. 北京：人民卫生出版社，2008.

# 2 骨质疏松症的流行趋势和危害

## 2.1 全球骨质疏松症及骨质疏松性骨折的现状

骨质疏松症为世界范围的常见病之一，全球大约有 2 亿人口罹患骨质疏松症，其中 80%为绝经后妇女。骨质疏松症发病率随年龄增大而逐渐升高，女性患者明显多于男性，患病率在不同种族和地理位置间存在差异。随着全球老龄化的进展，骨质疏松症和骨质疏松性骨折的发生率在全球均呈现上升趋势。

骨质疏松症患者骨骼强度下降，以至于轻微外力即可导致骨折，这种骨折被称为骨质疏松性骨折（osteoporotic fracture）或“脆性骨折”（fragility fracture）。骨质疏松症累及全身所有骨骼，但最常发生骨质疏松性骨折的部位为椎体、腕部和髋部，其次可见于盆骨、上臂和小腿等部位。其中，髋部骨折由于致残率和致死率均较高，对老年患者伤害最大而受到重视。脆性骨折发生率很高，女性的发生率比男性更高。1/3 的女性和 1/5 的男性将在 50 岁之后遭遇一次骨折。2000 年，全球约有 900 万起新发脆性骨折，即每 3 秒就有一例骨质疏松脆性骨折发生，其中 160 万起为髋部骨折，170 万起为腰部骨折，70 万起为肱骨骨折，140 万起为症状性脊椎性骨折。61%的骨折发生于女性，其中包括 70%的髋部骨折。一半以上骨折病例发生在欧美，其余大多发生于西太平洋和东南亚地区。

### 2.1.1 北美

目前美国有约 1000 万骨质疏松症患者，3400 万低骨量人群，其中 80%为女性，20%为男性。美国第三次全国营养与健康调查显示，全国 50 岁以上男性和女性骨质疏松症患病率分别为 3%～6%和 13%～18%。在 60 岁以上人群中，约 50%的白人妇女患有骨质疏松症和（或）骨量减少；在 50 岁以上人群中，白人女性发生骨折的风险为 39%，白人男性为 13%，1/5 以上的绝经后妇女患有椎体骨折。由美国全国骨骼健康联盟（U.S. National Bone Health Alliance）发起的“2 Million 2 Many Campaign”活动评估了美国2005—2025年骨质疏松症发病率，其结果显示美国每年约发生200万起骨质疏松性骨折，最常发生的部位为脊椎（27%），之后依次为腕部（19%）、髋部（14%）和骨盆（7%）。2005—2015年，估计与骨质疏松症相关的骨折将从200万增加至300万，医疗费用将成倍上涨。加拿大骨质疏松症多中心研究随机调查了10 061名50岁以上者，结果显示女性骨质疏松症患病率约为15.8%，男性约为6.6%。50岁以上绝经后妇女的骨折，80%为骨质疏松症所致。

### 2.1.2 欧洲

20世纪90年代，欧洲29个研究中心进行的前瞻性研究显示50岁以上欧洲女性骨质疏松症的患病率为2%～11%。2010年，欧盟的新增骨折病例为350万例，包括约61万例髋部骨折，52万例脊椎骨折，56万例前臂骨折和180万例其他骨折。所有骨折者2/3发生于女性。目前约有1400万俄罗斯人患有骨质疏松症。至2050年，俄罗斯约有56%的人口将超过50岁，这将导致俄罗斯骨质疏松症的发病率上升。预计至2030年，俄罗斯的髋部骨折发病率将上升23%，达到每年14.4万例。

### 2.1.3 亚洲

印度约有3600万骨质疏松症患者。日本骨质疏松症患病率约为8.3%，共有超过1000万骨质疏松症患者。据国际骨质疏松基金会（IOF）估计，中国、印度和日本每年分别发生68.7万、44万和11.79万例髋部骨折。1995年，亚洲约有5.3%的人口年龄为65岁或以上，预计至2025年该数据将增至9.3%，根据WHO预测，至2050年，全球妇女中髋部骨折将有一半发生在亚洲。

### 2.1.4 拉丁美洲

50岁及以上人口的比例为13%～29%。至2050年，以上数据预计将增长28%～49%，70岁及以上人口预计将增加280%。在墨西哥，髋部骨折病例预计将由2005年的3万例左右增至2050年的15.5万例以上。目前，阿根廷髋部骨折发病数为3.4万例/年，预计至2050年此人数将翻三番。巴西的BRAZOS研究显示在40岁以上的人口中，15%的女性和13%的男性有脆性骨折病史。

### 2.1.5　中东和非洲

至2050年，中东和非洲地区50岁以上的人口数量预计将提高25%，达到40%，该地区髋部骨折发病率的预计增速将为全球最高。2010年，土耳其50岁以上的髋部骨折患者为2.4万，该数据至2020年末预计将上升50%。

### 2.1.6　澳大利亚

澳大利亚维持骨骼健康研究（The Australian Bone Care Study）对70 000名60岁以上的女性进行评估，29%的女性报告有骨折病史。

## 2.2　中国骨质疏松症及骨质疏松性骨折的现状

全国人口普查结果显示，中国已经进入老龄化社会，2010年第六次全国人口普查结果显示，60岁及以上人口占全国总人口的13.26%，比2000年上升2.93个百分点。根据中国社会科学院预测，在2011年以后的30年里，中国人口老龄化将继续加速，至2030年，中国65岁以上人口所占比例将超过日本，成为全球人口老龄化程度最高的国家。

中国有7000万～9000万骨质疏松症患者，男女比例约为1∶6。中国幅员辽阔、人口众多，且由多民族构成，不同地区和民族骨质疏松症发病率有较大差异。2002年，李宁华等采用分层多段整群抽样方法对中国五大行政区（东北、华北、华东、中南和西南）5593例40岁以上汉族人口进行骨密度测量和问卷调查，按照WHO诊断标准获得骨质疏松症总患病率为16.1%，其中男性为11.5%，女性为19.9%。2003—2006年，由原卫生部科教司组织的全国大规模流行病学调查结果显示：40岁以上汉族人群骨质疏松症总患病率为15.2%，男性和女性分别为5.3%和24.4%；50岁以上人群骨质疏松症总患病率为15.7%，男性和女性分别为8.8%和30.8%。按照调查估算，2006

年中国 50 岁以上人群中骨质疏松症患者约 6944 万人。

中国骨质疏松性骨折发生率目前尚缺乏大样本研究。徐苓等报告中国北京地区 50 岁以上妇女椎体骨折的患病率为 15%。夏维波等分别在 1990—1992 年及 2002—2006 年对北京地区 50 岁以上人群进行了两次髋部骨折患病率调查，发现 2002—2006 年，50 岁以上人群年龄调整的髋部骨折患病率较 1990—1992 年明显上升，其中女性上升 58%，男性上升 49%。朱汉民等分别在 1989 年和 1997 年对上海地区老年人骨折患病率进行两次调查，1997 年调查的上海地区 12 000 名 60 岁以上老年人总骨折患病率为 15.92%，较 1989—1990 年的 15.57%略有上升。

（漆璇　夏维波）

## 2.3 骨质疏松症的流行趋势

随着全球人口老龄化进程加速，骨质疏松症患病率势必不断升高，成为影响全球老年人群的严重健康问题。美国第 3 次全国营养与健康调查显示，2002 年美国 50 岁及以上人群中预计有 1 千万人患有骨质疏松症，其中 80% 是女性。如果不采取任何措施阻止其发展，预计患病人数将在 2020 年增至 1.4 千万。欧洲地区亦是如此，2010 年欧洲 50～84 岁人群中预计有 2.75 千万骨质疏松症患者，2025 年将增至 3.39 千万，增幅高达 23%。随着人口预期寿命的增长，老年人口数快速上升。目前全球有 3.23 亿 65 岁以上的老年人，预测至 2050 年将上升至 15.55 亿，全球 35 岁以上的髋部骨折人群将从 1990 年的 166 万增至 2050 年的 626 万，其中新增加的病例一半将分布在亚洲。

骨质疏松性骨折的流行趋势是目前骨质疏松症流行趋势的研究重点，尤其是髋部骨折、椎体骨折和前臂远端骨折的流行趋势。作为骨质疏松症最严重的并发症，骨质疏松性骨折在全世界范围内造成了巨大的医疗和经济负担。2000 年，全球预计共有 900 万人罹患骨质疏松性骨折。为了对这一庞大人群进行更好的预防和治疗，仅美国和欧洲每年要承受高达 200 亿～300 亿美元的巨额医疗经费。由此可见，对骨质疏松性骨折流行趋势的分析和估计将使我们更好地分析影响骨质疏松症的因素，为更加有效地防治骨质疏松症提供依据，从而进一步降低其造成的医疗耗资。

随着全球老龄化人口的不断增多以及预期寿命的不断延长，不少研究认为会有越来越多的人罹患骨质疏松症和骨质疏松性骨折。例如，美国2007年的一项研究指出，相较于2005年，2025年美国的骨质疏松性骨折人数将增加近50%，其中65～74岁人群的增幅高达87%。一项2014年在中国开展的研究也指出，2010年中国骨质疏松性骨折人数约233万，2035年将翻倍，至2050年将飙升至599万，40年内增幅高达158%。近年来越来越多的研究发现，骨质疏松性骨折的流行趋势随骨折类型的不同有很大的差异，即使是同一类型的骨折，不同地区间也可能存在较大差异。

髋部骨折作为骨质疏松性骨折中致死率和致残率最高的一种类型，其流行趋势的变化尤为受到重视。从全球趋势来看，髋部骨折的患病率将持续呈现快速增长趋势。1990年全球共计有166万人发生过髋部骨折，而到2030年患病人数预计将增至310万，2050年甚至可能增至625万。但是，分别研究东、西方国家的流行趋势发现，髋部骨折患病率虽然目前在亚洲地区仍保持快速增长，在北美和欧洲地区却已开始呈现下降趋势。

北美地区的髋部骨折患病率在20世纪后50年，尤其是80年代前进入了快速增长期，平均每10年增长约9%。然而进入90年代末期，髋部骨折患病率的增长出现停滞，甚至开始快速下降，平均每10年下降12%～24%。上述变化在女性中尤为明显。欧洲髋部骨折患病率的变化极为类似。90年代以前欧洲髋部骨折患病率保持了平均每年约2.2%的增长率，90年代以后髋部骨折患病率在女性中每年下降约2.4%，在男性中约下降0.9%。

相反，在亚洲，髋部骨折患病率却始终保持了较为快速的增长。目前有关亚洲地区髋部骨折的流行病学数据主要来自于日本、新加坡和中国。日本的调查显示，髋部骨折患病率在1986—2006年一直快速增长，仅2001—2006年的年增长率就高达3.8%。新加坡1991—1998年的调查也显示，从1965年起，新加坡髋部骨折患病率保持了平均每年约1%的增长率。中国髋部骨折情况则随地区不同而有所不同。香港在1966年、1985年和1991—1995年分别进行了三次区域性的髋部骨折患病率调查。结果显示，香港地区髋部骨折患病率变化趋势非常类似于欧美地区。相较于1966年，香港1985年髋部骨折患病率在男性中增加了 70%，在女性中增加了 150%。然而，在 1985 年和 1995 年的两次调查中，香港髋部骨折患病率并没有显著差异，提示 1985 年后香港地区髋部骨折患病率增长似乎进入了平台期。反观中国大陆地区，髋部骨折患病率则一直呈快速增长。中国 2008 年发表的“白皮书”指出，50 岁以上人群髋部骨折人数在 2006 年约为 69 万，预估 2020 年该人数将增至 164 万，2050 年增至 591 万。其中，北京地区髋部骨折变化趋势也符合这一规律。在 1992—2006 年，北京地区 50 岁以上人群中女性的髋部骨折患病率增加了 176%，男性增加了 61%；70 岁以上人群增幅更为明显，女性为 237%，男性为 101%。而且，即使在 2002—2006 年，髋部骨折患病率仍保持了每年近 10%的增长，50 岁以上人群中女性增幅为 58%，男性增幅为 49%。

在椎体骨折方面，因为椎体骨折多隐匿起病且表现多样，使得早期发现较为困难；而且，近年来诊断标准从既往的临床诊断变更为影像学诊断，使得对比分析其流行趋势变化极为困难。因此，目前有关椎体骨折流行趋势变化的研究较少。美国的两项基于临床诊断的椎体骨折研究指出，美国的椎体骨折病率在过去的 70 年里基本保持稳定。瑞士分别在 1950—1952 年及 1982—1983 年通过影像学手段调查了 60 岁以上人群的胸、腰椎压缩性骨折患病率，结果发现无论男女，椎体骨折患病率均呈明显增长，尤其是 80 岁以上女性的增长更为明显。

前臂远端骨折的危害虽然不如髋部骨折和椎体骨折，但因其较高的患病率，北美、澳大利亚、斯堪的纳维亚和荷兰等众多地区和国家都对其流行趋势的变化有所研究。在美国明尼苏达州的罗彻斯特，前臂远端骨折患病率在 1945—1994 年间总体保持了每年 0.5%的稳步增长。但若对男、女分别研究则发现，年龄标化后的男性前臂远端骨折患病率逐年增长，而女性未见，因为此骨折与男性严重创伤有显著关系。尽管如此，女性前臂远端骨折数量远超男性，与其他部位骨折原因类似，是女性骨量流失较男性多所致。

目前大多数的流行病学研究主要关注的是髋部、椎体和前臂远端骨折，其他骨折类型的流行趋势变化，如骨盆、跟骨、肋骨、肱骨远端、股骨远端和胫骨近端等的骨折，在芬兰有较为详细的研究，这主要归功于该国较为健全的医院出院登记系统。总体来讲，在 1970—1990 年间，这些类型的骨折都呈持续增长，其中女性较男性明显，年老者较年少者明显。澳大利亚和美国也对骨盆骨折患病率变化进行过研究，但却得出了截然不同的结论。澳大利亚的研究表明，在 1988—2000 年间，骨盆骨折患病率从每年 59.3/10 万增至 89.2/10 万；而美国的研究则发现，相较于 2000 年（8/10 万），美国 2005 年的骨盆骨折患病率（12/10 万）并没有明显变化。

分析导致不同地区骨质疏松性骨折流行趋势差异的原因，尤其是髋部骨折的差异，可能与城市化进程使人群生活习惯改变以及抗骨质疏松治疗的普及有密切关系。比如以汽车、公交等交通工具代替步行，从而减少了机体活动、骨骼锻炼的时间；以马桶代替蹲式厕所，减少了做蹲起动作的机会，而蹲起动作是可以锻炼下肢和下腰背肌肉力量、改善平衡和减少跌倒的一种有效的运动姿势；居住环境从配备庭院的独栋楼房变成了完全室内的多层建筑，从而减少了接触日照的机会，增加了维生素 D 不足和缺乏的可能，而维生素 D 不足和缺乏是较为明确的导致骨量减少、骨质疏松症，甚至骨质疏松性骨折的独立危险因素。欧美地区过去 20 年髋部骨折率呈现下降趋势的原因，可能与抗骨质疏松药物的普及有关，第一种可以有效降低髋部骨折风险的药物双膦酸盐正是在那段时期开始在欧美地区应用的。其他可能促进髋部骨折率下降的原因还包括对骨质疏松症的广泛认识和防治的普及，如维生素 D 和钙剂的应用等。

（贾觉睿智　王鸥）

## 2.4 骨质疏松症的危害

骨质疏松症已经成为全世界公认的影响人类健康的严重问题。骨质疏松症的危害不仅因为其越来越高的患病率和发病率，更重要的是因为疾病本身可严重危害人群健康，显著降低生活质量，以及造成巨大的医疗和经济负担。

### 2.4.1 健康危害

如前所述，造成骨质疏松症的健康危害的主要原因为其最严重的并发症——骨质疏松性骨折。骨折后患者虽然可能可以完全康复，但由于骨质疏松性骨折大多发生于老年人和（或）绝经后妇女，这一类人群的骨质情况及身体机能均较差，因此不少患者可能因为骨折及其并发症而死亡。即使骨折后存活，也常遗留慢性疼痛、畸形、活动能力下降甚至残疾等问题。而且，既往骨折也是非常明确的再发骨折的独立危险因素。

骨质疏松性骨折是导致骨质疏松症患者死亡的最重要原因。骨折后患者的 5 年预期生存率仅为同龄非骨折者的 80%。髋部骨折是骨质疏松性骨折中致死率最高的类型，可使患者的年内死亡率增加 8%～36%，其中男性死亡率的增加程度高于女性。髋部骨折后每 5 人中就有 1 人在 1 年内死亡，其中约 8%的男性和 3%的女性死于骨折后住院期间，36%的男性和 21%的女性死于骨折后 1 年内，患者年龄越大，死亡风险越高。椎体骨折也会显著增加死亡风险。在美国每年约 26.3 万的椎体骨折患者中，约 1.1 万估计在骨折后 6 年内死亡，而且椎体骨折可导致严重的胸廓畸形，从而增加患者因罹患严重肺部疾病而死亡的风险。严重骨折的并发症，如休克、感染、脂肪栓塞等，也是导致骨折患者死亡的重要原因。

众多研究已经指出既往骨折是使新发骨折风险增加的独立危险因素。发生髋部骨折者再发髋部骨折的风险将增加 2.5 倍。椎体骨折可使再发椎体骨折的风险增加近 5 倍，使其他部位发生骨折的风险增加 2～3 倍。2014 年一项有关不同部位的骨折对主要部位的骨质疏松性骨折（包括椎体、肱骨、髋部和前臂骨折）再发风险影响的研究指出，椎体、肱骨、髌骨、骨盆、髋部、前臂以及踝部骨折均可显著增加再发骨折风险，其中椎体、肱骨、髌骨的再发骨折风险增幅最大，分别为 108%、70%和 54%。

### 2.4.2 生活质量下降

罹患骨质疏松症和（或）骨质疏松性骨折的患者由于慢性疼痛、畸形、残疾等健康问题的影响，其自主生活能力下降甚至丧失，长期处于一个较低质量的生活状态。为了防治骨质疏松症及其相关骨折，患者可能耗费大量的时间及金钱进行疾病的检测及防治，这些都将给患者及其家庭造成巨大的经济负担，使其生活质量不能得到更好地改善。此外，骨折后部分患者常常需要长期家庭或疗养院看护，减少了与外界接触的机会，并可能引发家庭成员关系紧张，这些都将造成患者巨大的心理负担。由此可见，骨质疏松症势必会显著降低患者的生活质量。

骨折后畸形是骨折较为特异且常见的表现，除会严重影响患者外观外，往往还会严重影响患者的健康和生活。胸椎前缘压缩性骨折可导致胸椎后凸，腰椎骨折可导致腰椎前凸逐渐消失，从而导致胸、腰椎活动度受限。长期进行性的椎体骨折会显著减少胸腹腔容积，胸椎多发骨折可导致活动耐力下降、限制性肺疾病等，腰椎骨折可导致便秘、腹痛、腹胀、食欲缺乏和早饱等消化道问题。

骨折后疼痛除急性期因局部炎症反应、缺血、肿胀等造成的疼痛外，椎体骨折、髋部骨折还常导致慢性致残性疼痛，严重影响患者生活。急性椎体骨折还可能诱发神经根疾病，导致受累脊神经肋缘疼痛。骨质疏松症及其相关骨折对心理的危害常常被忽视，已经报道的常见心理危害包括恐惧、焦虑、抑郁、自信心丧失等，这往往与骨折造成患者慢性疼痛、活动能力下降、生活习惯改变以及外观畸形有关。此外，骨质疏松症可能对泌尿、颅面等其他多个系统造成危害。

目前有关骨质疏松及相关骨折对生活质量直接影响的研究较为缺乏。2013 年一项纳入了 11 个欧美国家共计 2808 名骨折患者的研究，应用生活质量评分工具 EQ - 5D 问卷分析了髋部、椎体和前臂远端骨折患者的生活质量评分在骨折后 4 个月的变化，结果发现：①骨折后短期内生活质量评分显著下降，之后有所恢复，4 个月的平均累积降幅为 5%～21%；②不同骨折部位评分降幅不同，髋部骨折最大，为 11%～21%，椎体骨折其次，为 5%～19%，前臂远端骨折最小，为 7%～11%；③不同国家评分降幅不同，例如澳大利亚和西班牙的最低，为 11%，而立陶宛和意大利最高，分别为 21%和 20%；④骨折前生活质量评分越高，则骨折后评分降幅越大；⑤因骨折住院者的生活质量评分降幅大于非住院者。另一篇系统综述也发现髋部骨折后 1 个月生活质量水平降幅最大（50%），之后有所恢复，4 个月时达 20%。即使延长观察时间至 1 年，瑞士 2006 年的研究和葡萄牙 2015 年的研究都发现骨折后生活质量评分仍显著下降。在亚洲地区，日本 2009 年的研究发现髋部、椎体和腕部骨折 2 周后生活质量评分分别下降 42%、35%和 22%。

此外，骨折后疗养院居住情况也可以一定程度上反映骨折后生活质量的下降。骨质疏松性骨折后，由于身体机能难以恢复至骨折前水平，近1/3的患者需要被安置在疗养机构。髋部骨折更是如此，骨折后仅有40%的患者可能完全恢复独立生活能力，近1/3的患者需要在骨折后1年内由疗养机构看护，近20%的患者甚至需要长期疗养院看护。疗养院看护限制了患者的活动，减少了患者与外界社会接触的机会，势必会对患者的心理健康及生活质量造成巨大的影响。

### 2.4.3 个人和社会经济负担

骨质疏松症及其相关骨折给个人、家庭和社会造成了巨大的经济负担，不仅包括针对骨质疏松症和骨质疏松性骨折患者进行筛查、预防和治疗所带来的巨大经济耗费，还包括骨折后长期护理所造成的经济耗费。

从全球情况来看，2000年全球共计有900万的骨质疏松性骨折患者，其造成的医疗耗费占全球非传染性疾病医疗耗费的0.83%。在美国，仅2005年一年，骨质疏松症就造成了约200万人次的新发骨折，其中包括超过43万的住院人次和18万的疗养院看护人次。加上既往骨折患者，2005年美国在骨质疏松性骨折上支出的总医疗耗费高达190亿，占全国医疗保健支出的0.7%，其中新发骨折占89.5%。在所有骨质疏松性骨折的支出中，髋部骨折占72%，椎体骨折占6%，骨盆骨折占5%，其他骨折占14%，女性支出为男性支出的3倍。随着人口老龄化进程的加速，研究者预测骨质疏松性骨折给美国造成的医疗耗费在2025年将增至253亿美元，其中65～74岁人群的增幅超过87%。值得一提的还有，上述支出并没有包括未发生骨折者的治疗费用、骨折者间接的薪酬损失，以及患者和照料者生产力丧失所造成的经济损失。中国的情况也不容乐观。2014年的研究指出，中国在2010年因骨质疏松性骨折所造成的耗费约94.5亿美元（女∶男≈3∶1），占国家医疗保健支出的1.8%，而美国骨质疏松性骨折的耗费虽然高达187亿美元，但其所占国家医疗保健支出的比例仅为0.7%，远远低于中国。该研究还预测2035年骨折所造成的耗费将会翻倍，至2050年此金额将增至254.3亿美元，相较于2010年，增幅高达169%。

髋部骨折是骨质疏松性骨折中致死率、致残率最高的一种类型，发生该类骨折的患者多需住院治疗，因此在医院登记系统中多有相应的诊断记录。所以，髋部骨折常作为评估骨折所造成的医疗经济负担的最佳指标。作为最严重的一种骨折类型，髋部骨折在各国的骨折医疗耗费中所占的比例最高，比如在美国 2005 年所有骨质疏松性骨折的医疗支出中，髋部骨折占了 72%。髋部骨折所造成的医疗耗费中不到 30%为直接医疗耗费，比如药物或手术治疗，其余 70%都是非医疗相关耗费，比如疗养院看护、患者转运等。

分别评估各国髋部骨折每人每年的医疗支出，2006 年瑞士为 18 487 美元，2011 年葡萄牙为 18 114 美元，2013 年荷兰和美国分别为 21 293 美元和 17 166 美元。中国的耗费相对较少，为 4330 美元，但是仅在北京地区 2006 年就造成了共计 328 万美元的医疗耗费。

值得注意的是，虽然欧美国家的髋部骨折率已开始呈下降趋势，但是全球髋部骨折的医疗耗费却会保持不断增长的趋势，预计将从 1990 年的 348 亿美元增至 2050 年的 1315 亿美元。中国 2008 年发表的“白皮书”中也表明，中国髋部骨折的年耗费在 2006 年为 20.5 亿美元，而 2020 年估计将增至 274.8 亿美元，2050 年将增至 5819.7 亿美元。

由上可见，未来将会有越来越多的人罹患骨质疏松症及骨质疏松性骨折，这不仅将会对人类健康造成极大的危害，也将造成巨大的社会经济负担。但是，目前对骨质疏松症及其骨折的重视程度、筛查和治疗力度还远远不够。全球不足 10%的患有骨质疏松性骨折的老年妇女接受了抗骨质疏松治疗。美国 67 岁以上有过骨质疏松性骨折的妇女中只有 23%接受过骨密度（bone mineral density，BMD）检测，或在骨折后 6 个月内接受过骨质疏松药物的治疗。即使在最严重的髋部骨折患者中，也只有 20%接受了治疗以降低继发骨折风险。亚洲国家中，日本 2015 年的 1300 万骨质疏松症患者中仅有 20%接受了抗骨质疏松治疗。国内关于骨质疏松症诊治情况尚缺乏大样本的前瞻性调查结果，近期一项来自国内 18 家医院的回顾性调查显示，即使在因骨质疏松性髋部或椎体骨折入院的患者中，BMD 的检查率也只有 58%，出院诊断时骨质疏松症的诊断率仅有 56.8%；即使在发生骨折后，也仅有 28%的患者接受了除钙剂和维生素D补充剂以外的抗骨质疏松药物治疗。因此，亟须普及骨质疏松症相关知识，加大对老年人群和绝经后妇女的筛查力度及对高危和确诊患者的治疗力度。

（贾觉睿智　王鸥）

**参考文献**

[1] Hernlund E, Svedbom A, Ivergard M, et al. Osteoporosis in the European Union: medical management, epidemiology and economic burden: a report prepared in collaboration with the International Osteoporosis Foundation (IOF) and the European Federation of Pharmaceutical Industry Associations (EFPIA) [J]. Arch Osteoporos, 2013, 8: 136.

[2] Cummings SR, Melton LJ. Epidemiology and outcomes of osteoporotic fractures [J], Lancet, 2002, 359 (9319): 1761-1767.

[3] Burge R, Dawson-Hughes B, Solomon DH, et al. Incidence and economic burden of osteoporosis-related fractures in the United States, 2005-2025 [J]. Bone Miner Res, 2007, 22 (3): 465-475.

[4] Si L, Winzenberg TM, Jiang Q, et al. Projection of osteoporosis-related fractures and costs in China: 2010-2050 [J]. Osteoporos Int, 2015, 26 (7): 1929-1937.

[5] Cooper C, Campion G, Melton LJ. Hip fractures in the elderly: a world-wide projection [J]. Osteoporos Int, 1992, 2 (6): 285-289.

[6] Johnell O, Kanis JA. An estimate of the worldwide prevalence, mortality and disability associated with hip fracture [J]. Osteoporos Int, 2004, 15 (11): 897-902.

[7] Melton LJ, Therneau TM, Larson DR. Long-term trends in hip fracture prevalence: the influence of hip fracture incidence and survival [J]. Osteoporos Int, 1998, 8 (1): 68-74.

[8] Rodriguez JG, Sattin RW, Waxweiler RJ. Incidence of hip fractures, United States, 1970-83 [J]. Am J Prev Med, 1989, 5 (3): 175-181.

[9] Samelson EJ, Zhang Y, Kiel DP, et al. Effect of birth cohort on risk of hip fracture: age-specific incidence rates in the Framingham Study [J]. Am J Public Health, 2002, 92 (5): 858-862.

[10] Brauer CA, Coca-Perraillon M, Cutler DM, et al. Incidence and mortality of hip fractures in the United States [J]. JAMA, 2009, 302 (14): 1573-1579.

[11] Leslie WD, O'Donnell S, Jean S, et al. Trends in hip fracture rates in Canada [J]. JA-

MA, 2009, 302 (8): 883-889.

[12] Melton LJ, Kearns AE, Atkinson EJ, et al. Secular trends in hip fracture incidence and recurrence [J]. Osteoporos Int, 2009, 20 (5): 687-694.

[13] Zain EBS, Olerud S, Karlstrom G, et al. Rising incidence of hip fracture in Uppsala, 1965-1980 [J]. Acta Orthop Scand, 1984, 55 (3): 284-289.

[14] Sernbo I, Gullberg B, Johnell O. Hip fracture in Malmo over three decades [J]. Bone, 1993, 14 (1): S19-22.

[15] Abrahamsen B, Vestergaard P. Declining incidence of hip fractures and the extent of use of anti-osteoporotic therapy in Denmark 1997-2006 [J]. Osteoporos Int, 2010, 21 (3): 373-380.

[16] Hagino H, Katagiri H, Okano T, et al. Increasing incidence of hip fracture in Tottori Prefecture, Japan: trend from 1986 to 2001 [J]. Osteoporos Int, 2005, 16 (12): 1963-1968.

[17] Hagino H, Furukawa K, Fujiwara S, et al. Recent trends in the incidence and lifetime risk of hip fracture in Tottori, Japan [J]. Osteoporos Int, 2009, 20 (4): 543-548.

[18] Koh LK, Saw SM, Lee JJ, et al. Hip fracture incidence rates in Singapore 1991-1998 [J]. Osteoporos Int, 2001, 12 (4): 311-318.

[19] Chalmers J, Ho KC. Geographical variations in senile osteoporosis. The association with physical activity [J]. Bone Joint Surg Br, 1970, 52 (4): 667-675.

[20] Lau EM, Cooper C, Wickham C, et al. Hip fracture in Hong Kong and Britain [J]. Int J Epidemiol, 1990, 19 (4): 1119-1121.

[21] Lau EM, Cooper C, Fung H, et al. Hip fracture in Hong Kong over the last decade--a comparison with the UK [J]. J Public Health Med, 1999, 21 (3): 249-250.

[22] China Health Promotion Foundation. White Paper China 2008: osteoporosis, a summary statement of China [R]. Beijing: China Health Promotion Foundation. 2008.

[23] Xia WB, He SL, Xu L, et al. Rapidly increasing rates of hip fracture in Beijing, China [J]. J Bone Miner Res, 2012, 27 (1): 125-129.

[24] Cooper C, Atkinson EJ, Kotowicz M, et al. Secular trends in the incidence of postmenopausal vertebral fractures [J]. Calcif Tissue Int, 1992, 51 (2): 100-104.

[25] Islam S, Liu Q, Chines A, et al. Trend in incidence of osteoporosis-related fractures among 40- to 69-year-old women: analysis of a large insurance claims database, 2000-2005 [J]. Menopause, 2009, 16 (1): 77-83.

[26] Lad SP, Patil CG, Lad EM, et al. Trends in pathological vertebral fractures in the United States: 1993 to 2004 [J]. J Neurosurg Spine, 2007, 7 (3): 305-310.

[27] Bengner U, Johnell O, Redlund-Johnell I. Changes in incidence and prevalence of vertebral fractures during 30 years [J]. Calcif Tissue Int, 1988, 42 (5): 293-296.

[28] Melton LJ, Amadio PC, Crowson CS, et al. Long-term trends in the incidence of distal forearm fractures [J]. Osteoporos Int, 1998, 8 (4): 341-348.

[29] Johansson H, Clark P, Carlos F, et al. Increasing age- and sex-specific rates of hip fracture in Mexico: a survey of the Mexican Institute of Social Security [J]. Osteoporos Int, 2011, 22 (8): 2359-64.

[30] Boufous S, Finch C, Lord S, et al. The epidemiology of hospitalised wrist fractures in older people, New South Wales, Australia [J]. Bone, 2006, 39 (5): 1144-1148.

[31] Jonsson B, Bengner U, Redlund-Johnel I, et al. Forearm fractures in Malmo, Sweden. Changes in the incidence occurring during the 1950s, 1980s and 1990s [J]. Acta Orthop Scand, 1999, 70 (2): 129-132.

[32] Oskam J, Kingma J, Klasen HJ. Fracture of the distal forearm: epidemiological developments in the period 1971-1995 [J]. Injury, 1998, 29 (5): 353-355.

[33] Lauritzen JB, Schwarz P, Lund B, et al. Changing incidence and residual lifetime risk of common osteoporosis-related fractures [J]. Osteoporos Int, 1993, 3 (3): 127-132.

[34] Kannus P, Niemi S, Palvanen M, et al. Rising incidence of low-trauma fractures of the calcaneus and foot among Finnish older adults [J]. J Gerontol A Biol, 2008, 63 (6): 642-645.

[35] Palvanen M, Kannus P, Niemi S, et al. Hospital-treated minimal-trauma rib fractures in elderly Finns: long-term trends and projections for the future [J]. Osteoporos Int, 2004, 15 (8): 649-653.

[36] Palvanen M, Kannus P, Niemi S, et al. Secular trends in the osteoporotic fractures of the distal humerus in elderly women [J]. Eur J Epidemiol, 1998, 14 (2): 159-164.

[37] Kannus P, Niemi S, Parkkari J, et al. Declining incidence of low-trauma knee fractures in elderly women: nationwide statistics in Finland between 1970 and 2006 [J]. Osteoporos Int, 2009, 20 (1): 43-46.

[38] Boufous S, Finch C, Lord S, et al. The increasing burden of pelvic fractures in older people, New South Wales, Australia [J]. Injury, 2005, 36: 1323-1329.

[39] Siris ES, Selby PL, Saag KG, et al. Impact of osteoporosis treatment adherence on fracture rates in North America and Europe [J]. Am J Med, 2009, 122 (2): S3-13.

[40] Lewiecki EM, Laster AJ. Clinical review: Clinical applications of vertebral fracture assessment by dual-energy x-ray absorptiometry [J]. Clin Endocrinol Metab, 2006, 91 (11): 4215-4222.

[41] Colon-Emeric C, Kuchibhatla M, Pieper C, et al. The contribution of hip fracture to risk of subsequent fractures: data from two longitudinal studies [J]. Osteoporos Int, 2003, 14 (11): 879-883.

[42] Morin SN, Lix LM, Leslie WD. The importance of previous fracture site on osteoporosis diagnosis and incident fractures in women [J]. Bone Miner Res, 2014, 29 (7): 1675-1680.

[43] Tinetti ME, Baker DI, Garrett PA, et al. Yale FICSIT: risk factor abatement strategy for fall prevention [J]. J Am Geriatr Soc, 1993, 41 (3): 315-320.

[44] Abrahamsen B, van Staa T, Ariely R, et al. Excess mortality following hip fracture: a systematic epidemiological review [J]. Osteoporos Int, 2009, 20 (10): 1633-1650.

[45] Leibson CL, Tosteson AN, Gabriel SE, et al. Mortality, disability, and nursing home use for persons with and without hip fracture: a population-based study [J]. Am Geriatr Soc, 2002, 50 (10): 1644-1650.

[46] World Health Organisation. WHO technical report series No. 921, Prevention and management of osteoporosis [M], Geneva: World Health Organisation, 2003.

[47] Silverman SL, Minshall ME, Shen W, et al. The relationship of health-related quality of life to prevalent and incident vertebral fractures in postmenopausal women with osteoporosis: results from the Multiple Outcomes of Raloxifene Evaluation Study [J]. Arthritis Rheumatol, 2001, 44 (11): 2611-2619.

[48] Glaser DL, Kaplan FS. Osteoporosis. Definition and clinical presentation [J]. Spine (Phila Pa 1976), 1997, 22 (24): S12-16.

[49] Borgstrom F, Lekander I, Ivergard M, et al. The International Costs and Utilities Related to Osteoporotic Fractures Study (ICUROS) --quality of life during the first 4 months after fracture [J]. Osteoporos Int, 2013, 24 (3): 811-823.

[50] Peasgood T, Herrmann K, Kanis JA, et al. An updated systematic review of Health State Utility Values for osteoporosis related conditions [J]. Osteoporos Int, 2009, 20 (6): 853-868.

[51] Borgstrom F, Zethraeus N, Johnell O, et al. Costs and quality of life associated with osteoporosis-related fractures in Sweden [J]. Osteoporos Int, 2006, 17 (5): 637-650.

[52] Marques A, Lourenco O, da Silva JA. The burden of osteoporotic hip fractures in Portugal: costs, health related quality of life and mortality [J]. Osteoporos Int, 2015, 26 (11): 2623-2630.

[53] Hagino H, Nakamura T, Fujiwara S, et al. Sequential change in quality of life for patients with incident clinical fractures: a prospective study [J]. Osteoporos Int, 2009, 20 (5): 695-702.

[54] Office of the Surgeon General (US) . Bone health and osteoporosis: a report of the Surgeon General [R]. Rockville (MD): Office of the Surgeon General (US), 2004.

[55] Johnell O, Kanis JA. An estimate of the worldwide prevalence and disability associated with osteoporotic fractures [J]. Osteoporos Int, 2006, 17 (12): 1726-1733.

[56] Johnell O. The socioeconomic burden of fractures: today and in the 21st century [J]. Am J Med, 1997, 103 (2A): 20S-25S; discussion 25S-26S.

[57] Zielinski SM, Bouwmans CA, Heetveld MJ, et al. The societal costs of femoral neck fracture patients treated with internal fixation [J]. Osteoporos Int, 2014, 25 (3): 875-885.

[58] Bonafede M, Espindle D, Bower AG. The direct and indirect costs of long bone fractures in a working age US population [J]. Med Econ, 2013, 16 (1): 169-178.

[59] Qu B, Ma Y, Yan M, et al. The economic burden of fracture patients with osteoporosis in western China [J]. Osteoporos Int, 2014, 25 (7): 1853-1860.

[60] Kanis JA, Svedbom A, Harvey N, et al. The osteoporosis treatment gap [J]. J Bone Miner Res, 2014, 29 (9): 1926-1928.

[61] National Committee for Quality Assurance. Proposed changes to existing measure for HEDIS? 1 2015: osteoporosis management in women who had a fracture (OMW) [M/OL]. [2014-3-2]. http: //www. ncqa. org/Portals/0/HomePage/OMW. pdf

[62] Solomon DH, Johnston SS, Boytsov NN, et al. Osteoporosis medication use after hip fracture in U. S. patients between 2002 and 2011 [J]. J Bone Miner Res, 2014, 29 (9): 1929-1937.

[63] Wang O, Hu Y, Gong S, et al. A survey of outcomes and management of patients post fragility fractures in China [J]. Osteoporos Int, 2015, 26 (11): 2631-2640.

# 3 骨质疏松症及其骨折的危险因素、病理机制和风险评估

## 3.1 骨质疏松症的危险因素

骨质疏松症发病的危险因素包括年龄、性别、种族、遗传和家族史、营养状况差或不均衡、低峰值骨量、不良行为生活方式、性激素不足、长期缺乏运动或卧床、亚健康或疾病状态、药物等。每种危险因素导致骨质疏松症发病的机制既相互交叉而又相对独立，个体发生骨质疏松症往往是多种危险因素综合作用的结果。

### 3.1.1 年龄

年龄是骨质疏松症的重要危险因素。大量流行病学调查表明，40 岁以后人体骨量即随年龄增加而下降，骨质疏松症及其骨折发生率随年龄增加而上升。绝大部分（90%）的髋部骨折发生在 50 岁以上人群。增龄除引起骨密度下降外，已被证实是骨质疏松症的独立危险因素。增龄引起骨量丢失可能与下列因素有关：①增龄引起性激素分泌减少；②老年钙调节激素分泌障碍引起骨代谢紊乱；③牙齿脱落和消化吸收功能低下引起营养缺乏；④户外运动减少。

### 3.1.2 性别

由于生理因素的影响，女性的峰值骨量明显低于男性，同时随增龄出现的骨丢失速度、骨质疏松症的易感性、各部位骨折的发生风险均明显高于男性。任何年龄的男性在所有部位的平均骨量均比女性多，骨丢失速度比女性慢，骨质疏松症发生率比女性低。据报道，女性骨量丢失率为男性的 2～4

倍，髋部骨折率为男性的2～3倍，前臂骨折（又称Colles骨折）、肱骨近端和骨盆骨折的概率为男性的6～8倍。女性骨质疏松症高发可能与下列因素有关：①由于生理因素影响及饮食和运动习惯的差别，女性钙摄入量在各年龄组均低于男性，早期钙摄入不足可影响成熟期峰值骨量，而成年后钙营养不良则可加速老年时骨量丢失；②妇女在妊娠期和哺乳期常有严重的钙流失和钙缺乏；③妇女更年期雌激素水平显著下降，绝经后妇女骨量丢失明显加速；④部分女性进行节食减肥，而体重迅速下降多伴有骨量丢失加速。

### 3.1.3 体重

体重对骨密度的影响与骨组织所承受的机械负荷有关。过低体重是骨质疏松症的一项危险因素。适当的体重或体重指数使骨组织所承受的机械负荷相应增加，从而减少骨吸收并刺激骨形成，有利于提高骨强度，进而延缓骨质疏松症的发生。高体重或体重指数对骨密度的保护作用还与脂肪组织能衍生雌激素，使性激素结合球蛋白降低，从而提高游离性激素水平有关。此外，适量的脂肪可以起到保护骨骼的作用，从而降低跌倒时骨折发生的风险。

### 3.1.4 种族

骨质疏松症发病率有明显的种族差异，白种人最高，黄种人次之，黑种人最低，黑种人对骨质疏松症的易感性明显低于白种人和黄种人。而世界各地骨折发生率也呈现类似的趋势：美国最高，新西兰、西欧次之，中国香港、新加坡再次，南非黑种人最低。有研究表明，黑种人与白种人骨量丢失速率相近，但黑种人骨峰值比白种人高10%。此外，这种差异还可能与不同种族间体力活动、日照及膳食习惯等因素有关。

### 3.1.5 遗传和家族史

近年来的研究证实骨质疏松症是一种多基因调控的复杂疾病。包括维生素D受体基因、雌激素受体基因等多种候选基因的遗传变异在骨质疏松症的发生和发展中起一定的作用。骨密度的遗传力为60%～80%，遗传因素对骨量、骨折的重要作用已经被多项研究所证实。同时有研究表明，有骨质疏松性骨折家族史的人发生骨折的风险明显升高，其中以髋部骨折最为显著。而这种风险的升高不完全依赖于骨密度值，提示遗传因素在骨质疏松性骨折发生中的独立作用。

### 3.1.6　营养因素

多种营养元素的摄入量对骨质疏松症的发生存在重要影响。①钙质：足够的钙摄入有助于获得较高的峰值骨量，减缓老年期骨钙丢失。当钙摄入不足时，机体为了维持血钙水平，将骨钙释放入血，导致骨质中钙量逐渐减少，容易引起骨质疏松症。钙摄入的推荐量详见第9章的营养摄入与平衡膳食部分。我国居民膳食钙的摄入量与推荐量存在较大差距，补钙将成为改善这类人群骨质状态的重要因素。②维生素：维生素D作为机体必需的营养成分，在维持钙磷代谢平衡中起着重要的作用。维生素D缺乏可导致肠钙吸收减少，一方面使骨矿化受阻，骨密度降低，出现骨软化。维生素D还可诱发甲状旁腺激素分泌过多，加速骨转换和骨丢失，促进骨质疏松症的发生。$1,25\text{-}(OH)_2D$是钙吸收和骨代谢调节的重要因子。老年人血清$1,25\text{-}(OH)_2D$降低，骨质疏松者尤为明显。低水平的血$1,25\text{-}(OH)_2D$可通过降低肠钙吸收与尿钙重吸收影响钙平衡，导致骨丢失，也可通过低血钙刺激甲状旁腺激素（parathyroid hormone，PTH）分泌，引起骨皮质内板层吸收亢进，加速骨丢失。维生素K是骨钙素（bone gla protein，BGP）中谷氨酸羧化的重要辅酶。BGP是骨内非胶原蛋白，起着促进骨矿化的作用。低维生素K摄入导致谷氨酸蛋白羧化不全，引起骨组织代谢紊乱，增加了患骨质疏松的危险。③蛋白质：蛋白质是骨的重要结构成分，长期蛋白质缺乏将引起骨折危险升高，而摄入过多则会促进尿钙排泄，加速骨质的丢失，动物蛋白尤为明显。④纤维素：大量含纤维素类的食物可与肠钙螯合，减少肠钙吸收，增加粪钙排泄，从而影响骨密度。

### 3.1.7　低峰值骨量

峰值骨量是人在生命成熟时期获得的最高骨量，男性和女性在20～40岁达到峰值骨量。骨质疏松症是由峰值骨量和骨量丢失速度两方面因素决定的，因此低峰值骨量是诱发骨质疏松症的重要危险因素。在人的一生中，骨钙的获得远较骨钙的丢失大，因而与成年后各种危险因素引起的骨量丢失相比，生长期峰值骨量降低造成骨质疏松症的风险性更高。由于受遗传、种族、疾病、药物等因素的影响而造成峰值骨量较低的人群，发生骨质疏松症和骨折的风险明显高于峰值骨量较高的人群。

### 3.1.8 不良行为生活方式

不良生活方式包括：①吸烟，吸烟被普遍认为是骨质疏松症和骨折发生的危险因素，且近期正在吸烟的人群比既往有吸烟史但已戒烟的人群发生骨质疏松症的风险更高。吸烟危害骨骼健康的机制可能与烟草中的烟碱能增加骨吸收、抑制骨形成有关。若每天吸烟 20 支，25～30 年后骨量会下降 8%～10%。吸烟妇女的骨皮质比不吸烟者薄，发生髋部、脊椎和前臂骨折的概率比不吸烟者大。②酒精，过量饮酒会增加骨量丢失，导致骨质疏松症的发生。目前多数学者认为每日饮酒大于 40 g（酒精含量）则为过量。酒精引起骨质疏松症的原因是多方面的，主要与抑制成骨细胞功能、影响性激素分泌、干扰维生素 D 代谢及促进甲状旁腺激素分泌等有关。酒精对骨的作用可能由于直接毒性，也可能源于其所致或伴发的营养不良、低体重、吸烟、体力活动少、肝炎或其他慢性疾患。有资料表明酒精能使钙迅速从尿中排泄，加重负钙平衡。③咖啡、茶与碳酸饮料，大量饮用咖啡、浓茶和碳酸饮料可影响钙质吸收、干扰正常骨代谢，可能影响最佳骨峰值的获得和加速骨量的丢失，从而导致骨质疏松症的发生。咖啡对骨量的影响与钙摄入量有关。每日钙摄入量 800 mg 以下，而咖啡摄入量 450 mg 以上（相当于 150 ml 杯子 3 杯）者骨量减少速度快，如钙摄取充分，则不受咖啡影响。大量喝茶或喝浓茶会使尿钙排泄增加，还可引起消化道中的钙、蛋白质和其他营养成分难以吸收，如长期饮用，则会影响骨代谢。过多饮用碳酸饮料会增加骨质疏松的危险，这可能与碳酸饮料中添加了含磷的食品添加剂有关。高磷摄入可导致中等程度的继发性甲状旁腺功能亢进，钙调节激素持续性紊乱，可能影响最佳骨峰值的获得或加速骨丢失。④高盐饮食，有研究表明，高盐饮食可促进尿钙排泄，导致骨丢失，故高盐饮食是骨质疏松症的高危膳食因素。

### 3.1.9 性激素不足

雌激素缺乏会导致骨质疏松症发生风险升高。研究表明，绝经或双侧卵巢切除可使妇女体内雌激素浓度迅速下降，随后骨量丢失速率增快，骨质疏松症和骨折发生率明显上升。其机制与雌激素缺乏会影响钙在肠内的吸收和增加尿钙排泄，导致骨代谢紊乱有关。雌激素能拮抗 PTH 对骨组织的作用，雌激素减少，则 PTH 对骨组织的作用增强，使骨吸收增加，导致患骨质疏松症的危险性升高。绝经是引起雌激素水平降低的主要原因。骨密度随绝经年限延长而不断下降。绝经 5 年以上的妇女的骨密度每年减少 1%～2%，约为同龄男性的 2 倍。雌激素替代治疗 6 年以上者比不治疗者骨密度升高约 10%，髋部和其他部位骨折的发生率减少 50%。雌激素水平还与行经年限、绝经年龄等有关。行经年限短、绝经年龄早提示卵巢功能维持年限较短，雌激素水平衰减较早，从而引起骨量丢失加速的时间提前。

### 3.1.10 长期缺乏运动或长期卧床

长期缺乏运动或长期卧床会使骨骼和成骨细胞受到的机械刺激减弱，造成肌肉萎缩、骨吸收增加、骨形成减少，导致骨质疏松症的发生。据估计，瘫痪者或在失重状态下的宇航员每周骨丢失率高达 1%，每日钙丢失为 200～300 mg。因此，体育锻炼可以延缓、减慢骨丢失，预防骨质疏松症。

### 3.1.11 相关疾病状态

处于亚健康状态或疾病状态的人群发生骨质疏松的风险比健康人群更高。某些疾病如性腺功能减退症、肾上腺皮质功能亢进、甲状腺功能亢进、甲状旁腺功能亢进、胃肠道疾病、严重肝肾疾病和钙磷代谢紊乱、骨软化症、某些恶性肿瘤、抑郁症等都会促进骨量丢失或干扰骨代谢，从而导致骨质疏松症的发生。

### 3.1.12 药物

长期使用使骨吸收增加、骨形成减少的药物，可增加骨质疏松症发生的风险，如糖皮质激素、甲状腺激素、含铝抑酸剂、某些化疗药物等。其中糖皮质激素的使用是骨质疏松症发生的重要独立危险因素。既往和正在应用糖皮质激素的患者发生骨质疏松症和各部位骨折的风险明显升高，以髋部骨折最为显著。其机制可能与糖皮质激素导致骨丢失增加及糖皮质激素所治疗的疾病本身对骨代谢的干扰有关。糖皮质激素对骨组织的直接作用包括降低成骨细胞的生成、促进成骨细胞和骨细胞的凋亡，以及延长破骨细胞的寿命，同时导致血管内皮生长因子减少、骨骼血管生成减少、骨间质液减少、骨强度降低等；对骨组织的间接作用包括抑制促性腺激素分泌、抑制骨局部血流量等。

（房方　朱梅）

## 3.2　骨质疏松性骨折的危险因素

骨质疏松性骨折（osteoporotic fracture）又称脆性骨折，是指在受到轻微创伤后或日常活动中发生的骨折，好发于椎体、髋部和前臂远端，是骨质疏松症最具有破坏性的结局。女性一生发生骨质疏松性骨折的危险性（40%）超过发生乳腺癌、子宫内膜癌和卵巢癌的总和，男性一生发生骨质疏松性骨折的危险性（13%）超过前列腺癌。骨质疏松性骨折的危害很大，会导致病残率和死亡率的增加。如发生髋部骨折后，一年之内死于各种并发症的患者可达20%，存活者中仍有50%会遗留残疾，导致生活不能自理。一旦发生骨折，需要投入巨大的人力和物力对患者进行治疗和护理，这给家庭和社会造成沉重的经济负担。

骨密度目前是诊断骨质疏松症的金标准，并直接关系到患者的骨折风险，大部分脆性骨折发生在骨量已经减少的人群中。研究结果表明，骨质疏松性骨折的风险随着骨密度的下降而升高，骨密度每下降一个标准差，骨折风险增加1.5～3倍，大部分发生脆性骨折的患者 $T$ 值在－2.5以下。很多指南建议对具有危险因素的患者评估骨密度以筛选治疗人群。骨密度与骨折风险有较强的关联性，但也有其局限性。骨密度不能全面提示骨强度，因此除了骨密度以外，临床风险因素评估对骨质疏松性骨折的预测亦非常重要。

骨质疏松性骨折可防、可治，尽早预防可以避免骨质疏松症及其骨折。即使发生过骨折，只要采用适当、合理的治疗，仍可以有效地降低再次骨折的风险。多个相互作用的危险因素影响骨质疏松性骨折的发生，这些危险因素可归纳为自身因素和外界因素两方面，这些危险因素很容易通过常规的病史询问和体格检查获得，可对高危患者进行整体性评估。

### 3.2.1 自身因素

主要包括年龄、性别、种族、既往骨折史和直系亲属骨折史。

3.2.1.1 年龄　年龄主要通过影响人体的骨密度影响骨折的发生。儿童、青少年时期骨形成大于骨吸收；35 岁后，随着年龄增加骨量开始降低，骨吸收逐渐超过骨形成，骨量减低，使骨折发生风险随之升高。相同骨密度的患者，年龄越大发生骨折的风险就越高。

3.2.1.2 性别　由于生理因素的影响，女性的峰值骨量明显低于男性。骨骼上存在雌激素受体，雌激素可增加肠钙的吸收，抑制破骨细胞的活性。随着年龄增长，女性绝经后雌激素迅速减少，使得破骨细胞活性增强，骨吸收增加，导致骨量快速丢失。女性发生骨质疏松性骨折的风险高于男性。雌激素缺乏对骨量的影响比雄激素重要得多。雄激素降低的老年男性可能通过非骨骼因素，如骨骼肌强度、跌倒、平衡等，使骨折风险增高。

3.2.1.3 种族　由于遗传、地域的影响，不同地区的人在骨折的发生率上存在一定差别，白种人比黄种人和黑种人更容易发生骨质疏松性骨折。目前研究表明，4 种骨质疏松/骨折相关基因类型参与骨质疏松性骨折的发生。其中骨密度相关基因（9 个）为 *TNFRSF*11*A*、*ESR*1、*LRP*4、*ITGA*1、*LRP*5、*SOST*、*SPP*1、*TNFRSF*11*B* 和 *TNFRSF*11，骨折相关基因（4 个）为 *TNFRSF*11*A*、*SPP*1、*SOST* 和 *LRP*5，骨吸收相关基因（3 个）为 *TNFRSF*11*A*、*TNFRSF*11*B* 和 *TNFRSF*11，药物反应相关基因（3 个）为 *VDR*、*ERα*/*ERβ* 和 *CAL*1*A*1。

3.2.1.4 既往骨折史　既往骨折史特别是脆性骨折史，对未来脊柱和髋部发生骨折有极强的预测作用，一次骨折发生预示今后该患者的骨折风险加倍。如髋部骨折后各部位再发骨折的风险分别为髋部 2.3 倍，脊柱 2.5 倍，前臂

1.4 倍，其他部位 1.9 倍；椎体骨折后各部位再发骨折的相对风险为髋部 2.3 倍，脊柱 4.4 倍，前臂 1.4 倍，其他部位 1.8 倍；前臂骨折后各部位再发骨折的相对风险为髋部 1.9 倍，脊柱 1.7 倍，前臂 3.3 倍，其他部位 2.4 倍；其他部位骨折后各部位再发骨折的相对风险为髋部 2.0 倍，脊柱 1.9 倍，前臂 1.8 倍，其他部位 1.9 倍。

3.2.1.5 直系亲属骨折史　遗传因素对骨质疏松性骨折的发生十分重要，骨量、骨骼形态、骨代谢都与遗传因素有关。如患者父母存在髋部骨折史，不论骨密度检查结果如何，则女性髋部骨折风险加倍。

### 3.2.2　外界因素

主要包括低体重指数、不良生活方式、营养状态、药物影响、合并基础疾病和跌倒等。

3.2.2.1 低体重指数　重力和肌肉收缩可影响骨细胞的功能和代谢，低体重指数（BMI）特别是 BMI≤19 kg/m$^2$ 的人更容易发生骨质疏松性骨折。

3.2.2.2 不良生活方式　吸烟在一定程度上影响人体对钙的吸收和利用，可导致过早停经，影响性激素水平，降低骨密度并增加骨折风险。吸烟者骨量丢失速度为不吸烟者的 1.5～2 倍，且吸烟史越长，骨折风险越高。

过量饮酒与骨折发生风险增加直接相关，但其影响是非线性的，这与饮酒量相关。过量饮酒可降低成骨细胞的增殖能力和活性，使骨形成减少。骨组织计量学发现，过量饮用红酒者皮质骨和松质骨厚度均减少，骨形成速率和骨矿盐沉积率均降低。此外长期过量饮酒影响肝功能，造成维生素 D 代谢异常，使得活性维生素 D 生成减少，加重骨损害。

咖啡及含咖啡因饮料的过度饮用可增加粪钙和尿钙的排出，并增加骨转换速度，使得骨密度降低和骨折风险增加。

此外，缺乏体力活动可使肌肉强度减弱，机械刺激减少，导致骨质疏松性骨折风险增加。力学变化决定了骨的形态和重塑，局部重力和肌肉收缩可以影响骨细胞的功能，适度的负重运动则可以增加骨量。

不同时期的运动对骨骼的作用不同。儿童时期的运动能够促进生长发育，有利于增加骨量；老年时期的运动能够保持骨量，减少骨量丢失。运动还可以提高雌激素和睾酮的水平，增加钙的吸收和利用。绝对卧床会使尿钙排出量增加 3 倍左右，卧床 2 周即有显著的骨量减少。

3.2.2.3 营养状态 饮食中的钙和维生素 D 摄入量不足，则不能维持体内的钙平衡，进而引起骨量的丢失，增加骨折的风险。

钙是骨骼的重要组成部分，体内 99%的钙存在于骨骼和牙齿，充足的钙摄入量是维持骨量的基础。我国营养学会制定的成人每日钙摄入推荐剂量为 800 mg，绝经后妇女及老年人的每日推荐剂量为 1000 mg。目前膳食营养调查显示，我国人均每日从饮食中摄取的钙约 400 mg，钙摄入量不足是普遍现象。应该在我国人群中提倡喝牛奶以及进食奶酪、芝麻酱、虾皮和深绿色蔬菜等富钙食品。鼓励患者和医师使用“钙计算器”（如 http：//www. rheum. med. ed. ac. uk/calcium-calculator. php）。适宜的钙摄入量可以缓解骨量的丢失，增加骨矿化。

维生素 D 主要来源于皮肤，通过光照自身合成维生素 $D_3$，这些维生素 D 约占全身维生素 D 来源的 90%；食物来源的维生素 $D_2$ 和 $D_3$ 较少，不足 10%。血清维生素 D 水平受年龄、性别、遗传、种族、肤色、地域、季节、饮食营养、文化背景等影响。缺乏户外活动、使用防晒霜或服装等遮盖阳光是影响皮肤维生素 D 合成的重要因素。维生素 D 不足和缺乏在人群中普遍存在，老年人、孕妇、日光暴露不足的人群是维生素 D 缺乏症的高危人群。血清 25-(OH) D 是反映体内维生素 D 营养状态的指标。

维生素 D 除了具有影响骨骼健康的经典作用外，$1,25\text{-(OH)}_2D_3$ 对不同的细胞也有免疫调节功能。维生素 D 受体广泛存在于各种细胞内，包括血管平滑肌细胞、内皮细胞、心肌细胞、胰岛 β 细胞、单核细胞、淋巴细胞等。已有研究表明 $1,25\text{-(OH)}_2D_3$ 治疗可抑制 T 细胞增殖和分化为 Th1 表型；减少促炎性细胞因子 IL-2、IL-12、IL-17、IFN-γ 等的分泌；抑制 B 细胞自身抗体的生成和分泌，有效地阻止单核细胞分化为树突状细胞，削弱其抗原呈递作用。

目前国际上多个学会推荐使用的标准为：血清 25-(OH) D＜50 nmol/L (2.5 nmol/L=1 ng/ml)，为维生素 D 缺乏；血清 25-(OH) D 为 50～74.9 nmol/L，为维生素 D 不足；血清 25-(OH) D≥75 nmol/L，为维生素 D 充足。为了保证个体的维生素 D 足够或具有潜在益处，医生建议使个体的维生素 D 达“适宜”状态，可能需要75～125 nmol/L或更高的血清25-(OH) D。当维生素D持续达到高水平，如25-(OH) D>150 nmol/L，有可能出现潜在的副作用，若持续25-(OH) D>500 nmol/L，可认为存在潜在的维生素D中毒。中国营养学会制定的65岁及老年人的维生素D推荐摄入量为600IU/d，维生素D缺乏症高危人群可能需要补充更高剂量。

3.2.2.4 药物影响　长期应用糖皮质激素、抗惊厥类药、肝素、免疫抑制剂等，可通过干扰维生素D的代谢，或使骨形成与骨吸收之间失衡，增加骨折风险。糖皮质激素所致的骨质疏松症（glucocorticoid-induced osteoporosis，GIOP）与骨折发生存在剂量依赖性，如使用泼尼松2.5～5.0 mg/d即能增加骨折风险。长期应用糖皮质激素者，松质骨可出现过多脂肪细胞，成骨细胞缺乏伴骨吸收增强，骨小梁退化断裂，小梁间孔隙增大、增多，骨形成过程延长或缺陷。GIOP患者股骨头坏死区可见骨细胞和骨膜细胞大量凋亡。糖皮质激素临床应用过程中需要注意避免滥用糖皮质激素；选择它的最佳剂量、用法和疗程；尽可能采用局部制剂；病情控制后即使用最低有效剂量直至停用；计划使用糖皮质激素时即采取预防措施，并监测骨密度，降低骨折风险。

3.2.2.5 合并基础疾病　类风湿关节炎、炎症性肠病、甲状腺功能亢进、1型和2型糖尿病、性腺功能减退症、肾功能不全等通过炎症、吸收功能障碍、影响维生素D代谢等途径增加骨折风险。

很多自身免疫疾病患者早期常无明显的骨质疏松症状，往往在骨折发生后才发现自身患有骨质疏松症。各专业的医生在治疗本专业疾病的同时需提高对骨质疏松症的防治意识，加强学科间的协作，使骨质疏松症患者早期得到规范的诊断和治疗。

3.2.2.6 跌倒　跌倒是骨质疏松性骨折的重要危险因素，骨折危险性与跌倒的发生率明显相关。30%的65岁以上老年人每年至少跌倒1次，随着年龄的增长，跌倒的概率会逐渐增加，80岁以上老年人跌倒的发生率可达50%，其中5%～10%的跌倒可以导致骨折。低能量暴力导致的脆性骨折意味着骨结构的严重退化和骨功能的衰竭。骨质疏松性骨折可带来严重的后果：高龄患者整体状况差，并发症多；骨折后康复能力差，愈合时间显著延长；骨量和骨质量差，容易发生再次骨折或多发性骨折；粉碎性骨折的处理困难，预后不良，常伴有骨折后骨不连或骨坏死；脆性骨折后生活质量降低，易遗留残疾，甚至危及生命。

（李凤翱　朱梅）

## 3.3　骨质疏松症的病理机制

出生后机体骨骼逐渐发育成熟，骨量不断增加，在30岁左右达到峰值骨量，之后随着年龄的增长，骨形成与骨吸收失衡，骨矿密度（bone mineral density，BMD）或骨矿含量（bone mineral content，BMC）逐渐下降。正常情况下，每年BMC的丢失速度约为0.5%。老年男性的BMC下降速率慢于老年女性，因为后者除有老龄因素外，还有绝经后雌激素缺乏等因素参与。BMC的丢失伴有骨微结构的紊乱和破坏，当骨量丢失到一定程度时，骨的微结构发生变化。其中，骨小梁无法维持正常状态，发生变窄、变细、弯曲、错位、断裂（微损害、微骨折），甚至可能被全部吸收，形成吸收空洞和空隙。由于骨皮质变薄，骨小梁数目减少，造成骨脆性增加，甚至发生自发性压缩性骨折（如椎体）或横断性骨折（如股骨颈、桡骨远端）。

绝经后骨质疏松症主要是由于雌激素缺乏所致，患者的骨转换率增加，骨小梁的骨量快速丢失，其发病机制尚未完全阐明。绝经后骨质疏松症的危险因素很多，这些因素作用于破骨过程和成骨过程的某些阶段，使骨转换率增加，骨破坏的速度超过骨形成，最终使骨量丢失。老年性骨质疏松症病因未明，与年龄增长有直接关系，可能主要与骨形成速率下降及钙和维生素D缺乏、肠和肾对矿物质代谢紊乱及继发性甲状旁腺功能亢进有关。

下面将分别从内分泌激素、局部因子、免疫因素在骨质疏松症发病中的作用，详述骨质疏松症的发病机制。

### 3.3.1　内分泌激素

3.3.1.1 雌激素　雌激素具有骨保护作用。其机制是降低破骨细胞和成骨细胞的生成速率。作用在激素相关基因的转录环节，影响破骨细胞生成和调节基质细胞增殖/分化的受体及相关的转录因子。雌激素对成熟骨组织细胞的作用是促进破骨细胞凋亡并抑制成骨细胞和骨细胞凋亡。目前认为，雌激素对成骨细胞和骨细胞的作用主要来源于“核受体”功能，但也与细胞外信号转导途径有关。雌激素缺乏时，这种非核受体作用减弱，破骨细胞和成骨细胞生成均增加，骨重建速率加快，但成骨细胞和骨细胞凋亡增加，故导致骨形成和骨吸收的失衡，骨吸收大于骨形成。在雌激素对骨重建的调节过程中，需要许多调节因子的共同参与。研究发现，核结合因子 α-1（core binding factor alpha-1，Cbfα-1）起了很重要的作用。Cbfα-1 是成骨细胞分化早期的一种转录调节因子，但在雌激素介导的骨生成过程中也起重要的调节作用。Cbfα-1 因子由骨髓基质细胞和成骨细胞表达，参与新骨的形成。缺乏 Cbfα-1 的小鼠的骨形成非常缺乏，成骨细胞分化处于静止状态。另一方面，成骨细胞/基质细胞可表达护骨因子（osteoprotegerin，OPG）和破骨细胞分化因子——核因子-κB 受体激活物配基（receptor activator of NF-κB ligand，RANKL），而破骨细胞和其前身细胞表达核因子-κB 受体激活物（receptor activator of NF-κB，RANK），由 OPG、RANKL 和 RANK 组成调节破骨细胞生成和活性的网络，而这些调节因子均直接或间接受雌激素的调控。

综上所述，目前认为雌激素缺乏的最终后果是引起破骨细胞功能增强，骨转换加速，使骨吸收大于骨形成而发生骨量丢失。从细胞和组织水平看，雌激素缺乏可能主要使一些细胞因子的表达发生紊乱，刺激骨髓的破骨细胞前身——粒细胞巨噬细胞集落形成单位（granulocyte and macrophage-clony forming unit，GM-CFU）分化成为破骨细胞，并抑制其凋亡，使其寿命延长，导致骨吸收增加。目前认为，雌激素对骨组织的作用是通过雌激素的核受体和膜受体共同实现的，其最可能的作用途径是：①核受体通过核因子-κB（nuclear factor NF-κB）直接抑制白介素-6（interleukin，IL-6）和肿瘤坏死因子-α（tumor necrosis factor，TNF-α）基因表达；②膜受体调节各种细胞因子的功能，抑制炎性细胞因子的生成和作用；③雌激素可以加强 NO 的活性，具有直接或间接抗氧化作用；④雌激素通过下丘脑—垂体—肾上腺皮质轴，作用于淋巴细胞/淋巴细胞因子，抑制这些因子的骨吸收作用。目前发现，受雌激素及其受体调节的细胞因子主要有：①巨噬细胞因子，如 IL-1 和 TNF-α；②淋巴细胞因子，如 TNF-α 和 RANKL；③基质细胞和成骨细胞因子，如 IL-6、TGF-β、RANKL、粒细胞集落刺激因子（granulocyte-clony stimulating factor，G-CSF）和前列腺素 $E_2$（prostaglandin $E_2$，$PGE_2$）。因而在正常情况下，雌激素可抑制破骨细胞前身细胞增殖为成熟破骨细胞，抑制成熟破骨细胞的骨吸收活性，并有利于破骨细胞的正常凋亡。而雌激素缺乏可使上述的雌激素作用减弱，最终引起骨量丢失。研究发现，绝经早期血清雌二醇水平下降可引起骨吸收增加、骨量减少，而且髋部和腰椎 BMD 与雌二醇、雌三醇水平有关。不同骨骼部位受雌激素的影响不相同，可能与雌激素受体的类型和浓度差异有关。

3.3.1.2 孕激素　绝经是雌激素和孕激素同时缺乏的状态。雌激素与骨代谢的关系已明确，近年来的研究显示孕激素与骨代谢也有密切关联。孕激素对骨的作用与雌激素类似，但也有不同之处。孕激素与其受体结合后，对靶基因的表达进行调节。此外，孕激素也可通过其在成骨细胞膜上的非基因组作用，调节成骨细胞的活性。

孕激素（或孕激素加雌激素）促进成骨细胞前体细胞的增殖，增加碱性磷酸酶阳性克隆的数目，增加胰岛素样生长因子（insulin-like growth factor-2，IGF-2）的分泌，抑制 IL-6 分泌。孕激素还可促进胰岛素样生长因子结合蛋白-5（insulin like growth factor binding protein-5，IGFBP-5）的表达，而这种结合蛋白在骨骼中的特殊作用是增强 IGF-1 和 IGF-2 对成骨细胞的促有丝分裂作用。此外，在实验中发现黄体酮可增加 MG63 细胞株中细胞膜型基质金属蛋白酶-1 的 mRNA 和蛋白表达水平，有利于促进骨形成。

卵巢黄体期功能缺陷的患者易发生低骨量或骨质疏松症。患者使用孕激素治疗后，骨量增加。孕激素对绝经后骨质疏松症也有良好的治疗作用，尤其是可增加骨皮质骨量。

3.3.1.3 雄激素　雄激素也是促进骨形成的重要调节激素，尤其在膜性成骨过程中起着不可替代的作用，这也是导致雄性和雌性动物骨发育差异的原因，但雄性动物的骨发育和代谢也必须有雌激素参与。因此，无论是雄性还是雌性动物，雄激素和雌激素的作用都不可缺少。在骨细胞上雄激素受体和 P450 芳香化酶的发现和功能的确定为雄激素调节骨代谢提供了两种可能的机制：①直接通过雄激素受体发挥作用；②在骨微环境中将雄激素通过芳香化反应转变为雌激素而起作用。越来越多的研究表明，雄激素也同雌激素一样，可通过调节骨微环境中的细胞因子等局部调节因子来调控骨代谢过程，如IL-6、胰岛素样生长因子（insulin-like growth factor，IGF）、转化生长因子（transforming growth factor，TGF）和成纤维细胞生长因子（fibroblast growth factor，FGF）等。

女性的雄激素来源于卵巢、肾上腺和脂肪组织。卵巢生成睾酮和二氢睾酮，肾上腺生成和分泌去氢表雄酮、硫酸表雄酮和雄烯二酮。绝经后妇女的血睾酮及其类似物均明显下降。进一步研究发现，女性血清中的去氢异雄酮硫酸盐与腰椎、股骨颈和桡骨的BMD呈正相关。有研究对一组绝经后妇女进行了长达16年的随访观察，发现绝经后妇女血清雄激素（而非雌激素）与身高变矮相关。

一些资料提示，雄激素和雌激素在雌性和雄性动物中的作用协调互补，前者主要为直接刺激骨形成或间接通过肌肉发育来影响骨形成，作用部位主要在骨皮质，而雌激素主要通过降低骨转换率，减少骨小梁的骨吸收。

3.3.1.4 活性维生素D　活性维生素D［$1,25\text{-}(OH)_2D_3$］的主要生理作用是升高血钙和血磷，有利于类骨质矿化和骨形成。这些作用通过特异的受体调节肠、肾和骨组织的矿物质代谢。

· 肠钙吸收的作用：肠钙吸收主要由$1,25\text{-}(OH)_2D_3$调节。$1,25\text{-}(OH)_2D_3$可以促进钙在肠道的主动吸收和被动吸收过程。在$1,25\text{-}(OH)_2D_3$的作用下，一些参与肠钙吸收的酶类或蛋白质的合成增多，钙结合蛋白（CaBP）、碱性磷酸酶、Ca -ATP酶和Mg-ATP酶生成增多（1分子钙结合蛋白可结合2个$Ca^{2+}$），ATP酶依赖性钙泵将肠细胞内钙转运出肠细胞，进入血循环。

· 对肾小管重吸收钙的作用：近年发现，肾小管上皮细胞中的上皮钙通道（ECaC）在钙的主动吸收中起着重要作用。现已确定，肾小管的$1,25\text{-}(OH)_2D_3$敏感细胞可同时表达ECaC、钙结合蛋白、$Na^+/Ca^{2+}$交换蛋白及$Ca^{2+}$—ATP酶，其中ECaC是钙重吸收的限速步骤。ECaC基因可被$1,25\text{-}(OH)_2D_3$激活。ECaC具有钙离子依赖性钙通过作用，对钙离子通过具有高度选择性与高度特异性。$1,25\text{-}(OH)_2D_3$主要由肾近曲小管细胞合成。另一方面，肾小管细胞中的钙结合蛋白主要由$1,25\text{-}(OH)_2D_3$和PTH调节，两者都可上调钙结合蛋白的表达。肾病综合征患者，即使在肾功能和血清PTH正常时，也常常伴有骨软化症，其严重程度与蛋白尿的严重程度和阶段相关，这可能主要与肾生成$1,25\text{-}(OH)_2D_3$不足有关。

• 对甲状旁腺和PTH的调节：1,25-$(OH)_2D_3$ 能显著抑制PTH的基因转录活性，减少PTH的合成和分泌，同时也抑制PTH细胞的增生。1,25-$(OH)_2D_3$ 抑制PTH的基因转录，抑制主细胞的分化和增殖。甲状旁腺的主细胞、甲状腺的C细胞和肾小管细胞均可表达钙受体（CaR），在CaR基因中存在维生素D反应元件。1,25-$(OH)_2D_3$ 通过此途径上调甲状旁腺、甲状腺C细胞和肾CaR的表达。

• 1,25-$(OH)_2D_3$ 对骨组织的作用可归纳为如下几点：①作为骨基质蛋白基因转录的调节因子，调控Ⅰ型胶原和骨钙素等的合成。②促进破骨细胞前体细胞分化为破骨细胞，促进破骨细胞的骨吸收作用。动物实验表明，维生素D对卵巢切除大鼠有逆转骨质疏松的作用，包括抑制骨转换，改善骨小梁微结构，增加骨盐沉积，在骨量增加的同时还可改善骨的力学指标。适量的维生素D既能刺激成骨（以皮质骨为主），也能抑制破骨（以松骨质为主），可防止骨丢失。③以升调节方式促进破骨细胞整合素基因的表达，维生素D代谢物对骨组织的作用可能主要是为骨的矿化提供合适的微循环。④1,25-$(OH)_2D_3$ 通过活化和抑制相关的转录因子，调节成骨过程。⑤1,25－$(OH)_2D_3$ 可防止成骨细胞衰老，同时对老化的成骨细胞有增强成骨的作用。另一方面，破骨细胞的功能维持与分化也需要维生素D的调节，一般认为这是通过破骨细胞上的膜结构信号转导物RANKL来实现的，而RANKL基因为1,25-$(OH)_2D_3$ 的靶基因。⑥基因与环境相互作用（如携带特殊维生素D受体基因类型的绝经后妇女进行体力活动）对BMD有明显的影响。因此，维生素D对骨的作用具有两相性，一方面可促进骨形成，另一方面又促进骨吸收。在体内，骨形成和骨吸收依靠1,25-$(OH)_2D_3$ 和OPG/RANKL/RANK系统耦联并在其他生长因子和细胞因子的协同作用下调节骨重建过程。

3.3.1.5 甲状旁腺激素　甲状旁腺激素（parathyroid hormone，PTH）对骨转换的作用较为复杂。PTH可以增加破骨细胞的数量和活性，刺激骨吸收。当给予PTH后，机体的破骨细胞数量增加。但分离的成熟破骨细胞对PTH却没有反应，当在破骨细胞中加入成骨细胞后，它恢复了对PTH的反应和骨吸收力。这些结果表明，PTH作用于成骨细胞，通过其分泌的细胞因子（如IL-6、IL-11等），促进破骨细胞的增殖和分化。PTH还可直接刺激破骨细胞前体细胞，增加成熟破骨细胞的数量。

体外实验表明，PTH 与成骨细胞或其前体细胞结合，抑制其活性，包括抑制Ⅰ型胶原的合成和骨基质蛋白的合成。但在完整的骨组织内，PTH 可以增加骨形成速率，这是由于机体与从破骨细胞骨吸收中释放出的生长因子，如胰岛素样生长因子-1（IGF-1）、IGF-2、转化生长因子-β（TGF-β）的反应所致。

因而，在骨组织中，PTH 既促进骨吸收，又促进骨形成。在过高浓度的 PTH 作用下，破骨细胞活性超过成骨细胞，导致骨丢失大于骨形成。而在适当浓度的 PTH 作用下，成骨细胞活性超过破骨细胞，骨形成大于骨吸收。

另外，随着年龄的增加，肠钙吸收减少，1,25-$(OH)_2D_3$生成量下降，血 PTH 逐年升高，这种作用也会导致骨吸收增多和骨质疏松症。

### 3.3.2 局部因子

局部因子主要包括细胞因子和产生旁分泌作用的激素等。不同部位的骨质疏松症情况不相同，这表明局部因子在骨质疏松症发病中的作用可能比循环中的激素更重要。

3.3.2.1 细胞因子　Raisz 等首先发现单核白细胞可分泌破骨细胞活化因子，可激活破骨细胞活性，促进骨吸收。一些细胞因子，如 IL-1、1L-6、TNF-α 等在骨质疏松症患者中也常常增多，其中 IL-6 及其可溶性受体为破骨细胞生成的辅因子，而 IL-6 既可由白细胞分泌，也可由成骨细胞分泌。IL-4 和 γ 干扰素可通过抑制前列腺素的生成而抑制骨吸收。单核细胞、巨噬细胞和骨原细胞可分泌 IL-6，它为一种多功能细胞因子，可作用于破骨细胞前体，促进其分化和活性，刺激骨吸收。而 IL-1 由造血干细胞分泌，可诱导骨原细胞分化为破骨细胞。

从去卵巢小鼠体内分离出来的 T 淋巴细胞可分泌大量 TNF-α。TNF-α 可刺激 RANKL 所诱导的破骨细胞生成。雌激素缺乏时，骨髓中的 T 细胞数目增多，TNF-α 分泌亦随之增加，易发生骨质疏松症。成骨细胞和脂肪细胞均来源于基质干细胞。骨质疏松时，骨髓中的脂肪堆积而成骨细胞减少。因此在骨髓中，脂肪细胞和成骨细胞之间可能存在某种平衡关系，而调节这种关系的细胞因子自然也会影响骨代谢。TGF-β 可抑制脂肪生成，故有助于成骨细胞的增殖。同样，实验发现使用外源性成纤维细胞生长因子（FGF-1）也可预防去卵巢大鼠的骨丢失。一些临床研究发现，骨质疏松症患者血循环中的巨噬细胞会分泌过多的 IL-1。

一般认为，雌激素缺乏后，首先以 IL-6 为中介的破骨细胞生成增多，在此基础上，巨噬细胞分泌更多的促进骨吸收的细胞因子。在这些调节反应中，还有细胞因子的辅因子、细胞因子受体的参与，其中 IL-1 和 IL-6 的可溶性受体起着重要作用。细胞因子的上述作用多是去卵巢动物模型研究的结果。在人类的原发性骨质疏松症中是否也是如此，仍缺乏充分的依据。

3.3.2.2 生长因子　胰岛素样生长因子（IGF）、成纤维细胞生长因子（FGF）与骨形态发生蛋白（BMP）对骨代谢有重要影响，但它们在骨质疏松中的病理生理意义仍未明了。地中海贫血患者易于发生骨质疏松症，主要原因是血清 IGF-1 和胰岛素样生长因子结合蛋白-3（IGFBP-3）降低使骨形成不足而骨吸收增强。FGF 可刺激成骨细胞活性，促进成骨谱系细胞增殖，还可增加骨的强度。Wronski 等发现用 FGF（200 μg/kg）和 PTH（人 PTH 1－34 80 μg/kg）序贯治疗，可逆转去卵巢大鼠的松质骨骨丢失，增加骨强度。单独使用 FGF 亦可使去卵巢大鼠的皮质骨骨量升高。在绝经后妇女中，血清 IGF-1 水平与 BMD 相关；在脊椎压缩性骨折患者中，IGF-1 下降更明显。青少年型骨质疏松症患者的血清 IGF-1（平均 583 ng/ml）显著低于正常（平均 850 ng/ml），而血清 IGFBP-3 无明显差异，但尿中的骨吸收生化标志物增多。血清 IGF-1 水平与全身 BMD 和脊椎 BMD 呈正相关，说明青少年型骨质疏松症的主要病因是 IGF-1 缺乏。

3.3.2.3 前列腺素　前列腺素是调节骨代谢的重要因子，具有调节骨重建的多重功能。前列腺素由造血干细胞和骨组织细胞分泌。对骨代谢有调节作用的内分泌激素、旁分泌激素或细胞因子均可调节前列腺素的生成。如促进骨吸收的因子也刺激前列腺素的分泌，而抑制骨吸收的因子（如糖皮质激素、IL-4）也能抑制前列腺素的合成与分泌。TGF-β 的作用可能较特殊，它可抑制骨吸收，但却促进前列腺素的分泌。在前列腺素家族中，E 类前列腺素（PGE）的作用最强，如同时存在糖皮质激素，其抑制破骨细胞的作用和促进骨生长的作用显著增强。在体外条件下，PGE 也可暂时性地抑制破骨细胞的功能；而在体内，PGE 是骨形成的强力促进因子。前列腺素在骨质疏松症中过程可作为许多因子的扩增子或调节子，促进了疾病的发生与发展。

3.3.2.4 OPG/RANKL/RANK 系统　在体外实验中，OPG 可以抑制破骨细胞前体细胞的成熟和分化，诱导细胞凋亡。OPG 可以抵消 $1,25\text{-}(OH)_2D_3$、PGE2、PTH、IL-1 和 IL-11 等细胞因子对破骨细胞形成的诱导作用。此外，OPG 还能抑制成熟破骨细胞的骨吸收活性。OPG 基因敲除小鼠表现为严重的骨质疏松症，易骨折。

现已证实，OPG 通过与表达于成骨细胞谱系表面的 RANKL 结合，竞争性抑制 RANKL 与位于破骨细胞谱系表面的 RANK 间的信号传导，从而阻断 RANKL 对破骨细胞生成的诱导作用，因而是 RANKL 的诱饵受体。

RANKL 是目前已知的唯一能直接刺激破骨细胞发育并使之激活的细胞因子。在允许浓度的 M-CSF 的存在下，它有力地促进破骨细胞形成、成熟，抑制细胞凋亡。RANKL 也可激活成熟破骨细胞，使破骨细胞运动能力增强，加强骨吸收。

RANKL 对破骨细胞分化和激活的影响是通过膜受体途径实现的。RANKL 可与位于破骨细胞表面的受体 RANK 发生高亲和力结合，RANK 与 TNF 受体相关因子（TNFR-associated factor，TRAF）家族成员相互作用，激活转录因子 NF-κB 和蛋白激酶 JNK，引起破骨细胞的分化和激活。

一般认为，RANKL、OPG 和 RANK 构成直接影响破骨细胞分化和功能、调节骨再建的枢轴旁分泌系统，是其他许多趋钙激素和细胞因子介导破骨细胞生成和骨吸收的最终和共有通路。

### 3.3.3　免疫因素

除上述较为传统的骨质疏松症的发病机制外，近年来，关于骨质疏松症发病的免疫机制越来越成为研究的热点。2000 年时，“骨免疫学”概念首次被提出，之后关于调节骨吸收和骨形成细微平衡的细胞因子的研究将骨质疏松症和慢性炎性反应联系起来。之后有学者提出“炎性老化”的理念，认为衰老实质上是一种低度、慢性、系统性的炎性进程，而骨质疏松症作为一种与衰老相关的疾病，也与炎性进程相关。

由于骨髓中B细胞和骨形成单位共存，且生理功能密切相关，故长期以来B细胞因可能参与骨质疏松症的免疫发病机制被学者所重视。近年来有研究发现，B细胞可调控RANK/RANKL/OPG系统的功能。

另外，氧化应激和糖基化终末产物的生成也将骨破坏和炎症联系起来。氧化应激被认为是引起衰老的重要原因。活性氧是生物体内有氧代谢产生的含氧自由基，主要包括超氧阴离子（$O_2^-$）、羟基（-OH）和过氧化氢（$H_2O_2$）。正常生理状态下，体内活性氧不断产生的同时，也不断被清除。当机体防御功能低下时，异常增多的活性氧对生物机体会造成一系列的氧化损伤。如多聚不饱和脂肪酸引起脂质过氧化，使生物膜的结构、功能及细胞膜表面受体改变；它会损伤蛋白质的巯基和氨基，使蛋白质变性、交联，酶的活性丧失；它还有可能损伤DNA，导致DNA链的断裂和突变等。

活性氧可以刺激破骨细胞的活化和分化，抑制成骨细胞的分化，并直接参与骨基质的降解，在原发性骨质疏松症的发病机制中发挥重要作用。其机制包括：①增强破骨细胞抗氧化蛋白的表达，从而刺激破骨细胞的分化；②活化成骨细胞和骨髓干细胞的RANKL，活化破骨细胞的NF-κB，增加破骨细胞的活性，TNF-α也参与破骨细胞的形成和活化；③促进钙离子从细胞内的钙库释放，扰乱成骨细胞内钙的内稳定，进而抑制成骨细胞的分化；④在破骨细胞外的吸收陷窝及胞内的胞转小泡内参与骨基质的降解。

综上所述，骨质疏松症是由于体内骨转换失衡所致。在整体水平，经典的内分泌激素（如雌激素、雄激素、活性维生素D、甲状旁腺激素等）通过多种途径直接或间接地作用于骨组织，影响骨的代谢。在细胞水平，骨组织中的骨细胞、成骨细胞、破骨细胞之间的作用相互影响、相互平衡，维持着骨的正常重建与代谢。在组织水平，细胞因子参与骨的代谢调节，从而形成多个层面、相互联系和制约的骨重建调节网络。

（贾红蔚　朱梅）

## 3.4　骨质疏松症及其骨折的风险评估

作为患病率高且危害巨大的疾病，应该对此类疾病进行早期筛查。因其为多因素疾病，且个体易感性不同，早期对个体进行风险评估可为尽早采取合适的防治措施提供帮助。

### 3.4.1 骨质疏松症风险评估

主要目的是加大对高危人群的筛查力度，切断骨质疏松症发展为骨折的链条。目前公认的骨质疏松症早期筛查工具有两种。

3.4.1.1 国际骨质疏松症基金会（International Osteoporosis Foundation，IOF）骨质疏松症风险一分钟问卷　内容包括：①是否曾经因为轻微的碰撞或者跌倒就发生骨折；②父母是否曾因轻微碰撞或者跌倒发生髋部骨折；③是否连续3个月以上服用“可的松、泼尼松”等激素类药品；④身高是否比年轻时降低超过3 cm；⑤是否经常大量饮酒；⑥每天吸烟是否超过20支；⑦是否经常患腹泻（由于消化道疾病或者肠炎引起）；⑧（女士）是否在45岁之前绝经；⑨（女士）是否曾有连续12个月以上没有月经（除怀孕期间）；⑩（男士）是否患有阳痿或性欲低下。以上问题只要其中一题结果回答为“是”，即为阳性。

3.4.1.2 亚洲人骨质疏松症自测指数（Asian osteoporosis self testing index，OSTA）　此工具是源自对亚洲8个国家和地区绝经后妇女的研究。该研究收集多项骨质疏松症危险因素并进行骨密度的测定，从中筛选出11个与骨密度显著相关的危险因素，并通过多变量的回归模型分析，得出最能体现诊断灵敏性和特异性的2项简易筛查指标，即年龄和体重。OSTA指数计算方法为（体重-年龄）×0.2。结果＞－1，为低风险；结果为－4～－1，为中风险；结果＜－4，为高风险。也可以通过图3-1根据年龄和体重进行快速评估。

### 3.4.2 骨质疏松性骨折的风险评估

世界卫生组织推荐的骨质疏松性骨折风险预测简易工具（fracture risk assessment tool，FRAX®）可以用于计算10年内髋部骨折概率和10年内骨质疏松症引起的主要骨折（临床型椎体骨折、前臂骨折、髋部骨折和肩部骨折）发生概率的简易工具，该工具的计算参数包括股骨颈骨密度和临床危险因素。在没有股骨颈骨密度时可由全髋骨密度替代，不建议使用非髋部的骨密度。在没有骨密度检测条件时，FRAX®也提供了仅使用体重质数（BMI）和临床危险因素

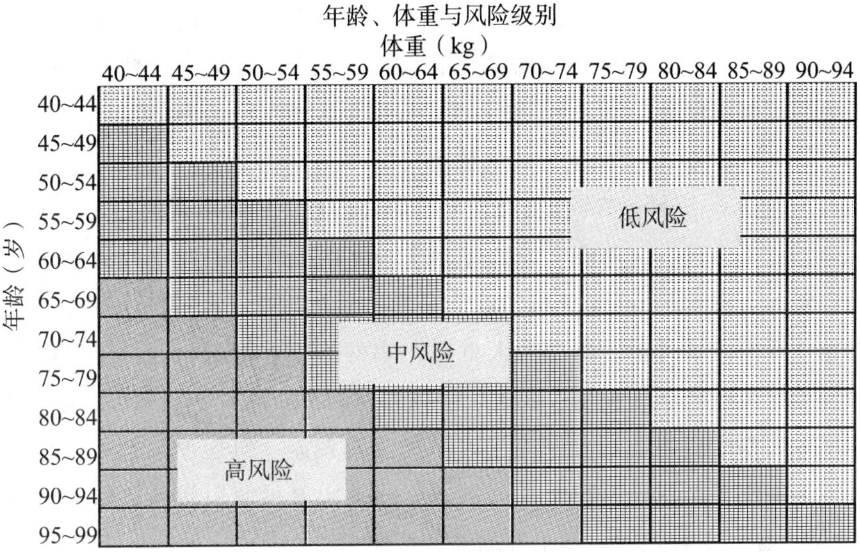


**图 3-1 年龄、体重与骨质疏松症患病风险级别**

进行评估的计算方法。FRAX® 可以通过网址 http：//www. shef. ac. uk/FRAX/ 获得。

3.4.2.1 FRAX®的应用方法　FRAX® 明确的骨折常见危险因素包括：①年龄；②性别；③低骨密度；④BMI≤19 kg/m²；⑤既往脆性骨折史，尤其是髋部、尺桡骨远端及椎体骨折史；⑥父母髋部骨折史；⑦接受糖皮质激素治疗，口服任何剂量≥3 个月；⑧吸烟；⑨过量饮酒；⑩合并其他引起继发性骨质疏松症的疾病；⑪类风湿关节炎。

适用人群为没有发生过骨折又有低骨量的人群（T 值为－2.5～－1），使用 FRAX® 工具可以简捷地计算出每位个体发生骨折的绝对风险，为临床制订治疗方案提供依据。适用于 40～90 岁的人群，40 岁以下和 90 岁以上的个体分别按 40 岁或 90 岁计算。

不适用人群为临床上已诊断了骨质疏松症，即骨密度（T 值）≤－2.5 的患者，或已发生了脆性骨折，应及时开始治疗的患者，不必再用 FRAX® 评估。FRAX® 工具不适于已接受有效的抗骨质疏松药物治疗的人群。

由于我国目前还缺乏系统的药物经济学研究，所以尚无中国依据 FRAX® 结果计算的治疗阈值。临床上可参考其他国家资料，如美国指南中提到

FRAX®工具计算出髋部骨折概率≥3%或任何重要部位的骨质疏松性骨折发生概率≥20%时，视为骨质疏松性骨折高危患者，而欧洲一些国家的治疗阈值为髋部骨折概率≥5%。应用中可以根据个人情况酌情决定。

3.4.2.2 FRAX®应用中的问题与局限

· 地区、人种差异问题：FRAX®中骨折相关危险因素的确定基于来自全球包括北美、欧洲、亚洲、澳洲等多个独立的大样本的前瞻性人群研究的原始资料和大样本的meta分析，因此是有共性的。但FRAX®计算模型中还需要相应国家人群骨折发生率和人群死亡率的流行病学资料。由于我国关于骨折发生率流行病学资料比较缺乏，中国人群的FRAX®工具只能借用中国局部地区流行病学资料，在普遍应用时可能会有偏差，但这种偏差不会很大。世界卫生组织甚至建议那些尚没有本国资料的国家可使用与自己国家最接近的FRAX®计算工具，同样有很好的参考价值。

· 骨折相关的其他因素：除了在FRAX®中涉及的骨折危险因素外，还有一些其他因素也与骨折关系密切。

如类风湿关节炎患者已受损的关节功能状态可能成为临床骨折的一个危险因素，FRAX®可能会低估此类患者的骨折概率；烟龄和吸烟量可对骨折风险产生影响，但无法将其量化；跌倒是发生骨折的危险因素，但并未作为FRAX®模型的输入变量，且无法量化，可能会低估存在跌倒史患者的骨折风险；既往骨折次数与未来骨折风险有一定相关性，FRAX®可能会低估多次骨折史患者的骨折风险；既往椎体骨折的严重程度与未来骨折风险相关，FRAX®可低估既往严重椎体骨折患者的骨折风险；髋关节、脊椎和肱骨骨折较其他部位骨折对未来骨折提示更高风险，但FRAX®无法将其叠加量化；父母的非髋部脆性骨折史可以成为骨折的一个危险因素，FRAX®可能会低估有此类家族史的患者骨折概率；糖皮质激素应用剂量和途径的差异化可能影响骨折风险的评估，FRAX®可能会低估大剂量吸入糖皮质激素患者的骨折概率。进行适量糖皮质激素替代治疗的患者，并未增加骨折的风险，此类患者不应纳入FRAX®计算。

Garvan骨折风险评估工具（the Garvan fracture risk calculators，GFRC）是由澳大利亚国际健康医学研究委员会基于调查人群15年的随访数据，运用Cox比例风险模型法开发的骨折风险评估工具，可以计算5年和10年内骨质疏松性骨折发生的概率。适用于60岁以上的女性，计算参数包括临床危险因素和骨密度。在没有骨密度结果的情况下，可以运用临床危险因素和体重进行计算。临床危险因素包括年龄、50岁以后是否发生骨折（0、1、2、>2次）、近12月是否出现跌倒（0、1、2、>2次）。Garvan可以比FRAX®预测更多种类的骨折，但并没像FRAX®纳入更多的危险因素，可能会低估骨折风险。

### 3.4.3 跌倒的风险评估

跌倒是发生在任何场所、任何情况下，不论有无造成身体伤害的非预期性地跌坐或滑坐于地面，包括因肢体无力或扶持不住而不得不缓缓坐于地上。跌倒尽管看上去是一个非常简单的事件，但事实上却可以导致许多损害。

轻者可以发生软组织损伤和外伤裂口，重者出现骨折、脑和精神创伤，甚至死亡。跌倒造成骨折的结局取决于骨骼因素及骨外因素。骨骼因素如骨骼本身质量和力学强度与是否发生骨折密切相关。骨质疏松症人群易于发生跌倒，可能的原因为疼痛导致步态失调。患者常常存在腰背酸痛或者周身疼痛，两处或以上部位慢性肌肉、骨骼疼痛，或是较高程度的严重疼痛。当此疼痛妨碍日常活动时，导致步态变化或平衡障碍。慢性疼痛可造成专注力下降，妨碍防止跌倒所需的认知活动。钙参与肌肉收缩活动，缺钙会影响骨骼肌的收缩，尤其是股四头肌和小腿肌群力量与步态显著相关。骨质疏松症患者常见脊柱后突弯曲变形，患者常处于前倾状态，以减轻脊柱的负重。这种异常体位可造成患者重心不稳和平衡受损。骨折后畸形愈合，骨痂愈合质量和力学强度降低，患者体态及步态异常，活动协调性差，容易跌倒。骨外作用则与外力作用的方向、速度、大小，以及中枢神经系统综合反应能力和平衡能力有关。老年人中枢神经系统的退变往往影响智力、肌力、肌张力、感觉、反应能力、反应时间、平衡能力、步态及协同运动能力，可出现步态紊乱、步态不稳。感觉系统包括视觉、听觉、触觉、前庭及本体感觉，通过影响传入中枢神经系统的信息，影响机体的平衡功能，使患者感受刺激而做出反应的能力减弱。老年人若出现以下迹象需谨防跌倒发生：肌肉无力、行走功能障碍、每秒行走距离少于0.6 m、体能与日常活动显著减少和非刻意的体重下降。

导致跌倒的危险因素包括以下几种：①环境因素，光线暗、路上障碍物、地毯松动、路面滑、卫生间缺乏扶手、卧室家具摆放不当、沙发过于凹陷或过于松软、台阶和阶梯处的标志不醒目。②健康因素，年龄、女性、心律失常、视力差、应急性尿失禁、既往跌倒史、直立性低血压、行动障碍、药物（如镇静药、安眠药、抗惊厥药、降压药、利尿药、降糖药及影响精神的药物等）、久坐、缺乏运动、抑郁症、精神和认知能力疾患、焦急和易冲动、维生素 D 不足（血 $1,25\text{-}(OH)_2D_3<30$ ng/ml 或<75 nmol/L）和营养不良。③神经肌肉因素，平衡功能差、肌肉无力、驼背、感觉迟钝。④恐惧跌倒，沮丧、抑郁、焦虑以及不佳的心理状态及其导致的与社会的隔离均能增加跌倒的风险，患者由于恐惧跌倒而不敢活动或减少活动，结果导致在日常生活中更易跌倒。跌倒风险干预是一个长期持续的过程，需要对卫生保健人员进行相关教育，增加医疗保健人员的知识并提高对跌倒的干预意识。

常用的跌倒风险评估量表如下。

3.4.3.1 中国国家卫计委推荐的老年人跌倒风险评估表，见表 3-1

**表 3-1　老年人跌倒风险评估表**

| 情况 | 权重 | 得分 | 情况 | 权重 | 得分 |
|---|---|---|---|---|---|
| **运动** | | | **睡眠状况** | | |
| 步态异常/假肢 | 3 | | 多醒 | 1 | |
| 行走需要辅助设施 | 3 | | 失眠 | 1 | |
| 行走需要旁人帮助 | 3 | | 夜游症 | 1 | |
| **跌倒史** | | | **用药史** | | |
| 有跌倒史 | 2 | | 新药 | 1 | |
| 因跌倒住院 | 3 | | 心血管药物 | 1 | |
| **精神不稳定状态** | | | 降压药 | 1 | |
| 谵妄 | 3 | | 镇静、催眠药 | 1 | |
| 痴呆 | 3 | | 戒断治疗 | 1 | |
| 兴奋/行为异常 | 2 | | 糖尿病用药 | 1 | |
| 意识恍惚 | 3 | | 抗癫痫药 | 1 | |
| **自控能力** | | | 麻醉药 | 1 | |
| 大便/小便失禁 | 1 | | 其他 | 1 | |
| 频率增加 | 1 | | **相关病史** | | |
| 保留导尿 | 1 | | 神经科疾病 | 1 | |

续表

| 运动 | 权重 | 得分 | 运动 | 权重 | 得分 |
|---|---|---|---|---|---|
| **感觉障碍** | | | 骨质疏松症 | 1 | |
| 视觉受损 | 1 | | 骨折史 | 1 | |
| 听觉受损 | 1 | | 低血压 | 1 | |
| 感觉性失语 | 1 | | 药物/乙醇戒断 | 1 | |
| 其他情况 | 1 | | 缺氧症 | 1 | |
| | | | 年龄 80 岁及以上 | 3 | |

结果评定：低危，1～2 分；中危，3～9 分；高危，10 分及以上。

来源：卫生部，老年人预防跌倒干预技术指南［EB/OL］. http：//www. nhfpc. gov. cn/jkj/s5888/201109/d8f39b224bd144f4946b38491fa015dd. shtml

3.4.3.2 社区老年人跌倒危险评估工具（Fall Risk for older People in the Community，FROP-Com；见表 3-2）由澳大利亚国家老年研究所研制，是评估社区老年人的跌倒危险量表。危险因素包括跌倒史、服用药物情况、慢性病种数、感觉缺失、鞋脚适合情况、认知状态、大小便自控能力、营养状况、居家环境、ADL、IADL、平衡和步态/身体活动。

**表 3-2 社区老年人跌倒危险评估表（Fall Risk for Older People in the Community，FROP-Com）**

| 跌倒史（0～3 分） | | 总分 |
|---|---|---|
| 1. 过去 12 个月内跌倒次数 | 无（0 分）<br>1 次（1 分）<br>2 次（2 分）<br>3 次或以上（3 分） | （ ） |
| 2. 在过去 12 个月的跌倒中是否受伤 | 无（0 分）<br>轻伤，不需就医（1 分）<br>轻伤，但需就医（2 分）<br>重伤（如骨折等）（3 分） | （ ） |
| 服用药物情况（0～3 分） | | 总分 |
| 3. 处方药的数量 | 无（0 分）<br>1～2 种（1 分）<br>3 种（2 分）<br>4 种及以上（3 分） | （ ） |

续表 3-2　社区老年人跌倒危险评估表

| | | |
|---|---|---|
| 4. 个人需要以下类型的药物吗？<br>○镇静药○抗抑郁药○抗癫痫药○中枢性镇痛药○地高辛○利尿剂○Ⅰ类抗心律失常药○前庭神经抑制剂 | 无（0 分）<br>1～2 种（1 分）<br>3 种（2 分）<br>4 种及以上（3 分） | （　） |
| 健康状况（0～3 分） | | 总分 |
| 5. 有影响平衡性及活动性的慢性病吗？<br>○关节炎○呼吸道疾病○帕金森病○糖尿病○痴呆○周围神经病○心脏病○中风○其他神经系统疾病○下肢截肢○骨质疏松症○前庭障碍○其他原因引起的头晕○背痛○下肢关节置换术后 | 无（0 分）<br>1～2 种（1 分）<br>3～4 种（2 分）<br>5 种及以上（3 分）<br>骨质疏松症：○不详　○ 无 | （　） |
| 感觉缺失 | | 总分 |
| 6. 是否有限制其活动的感觉缺失？ | 视力　　　躯体感觉<br>○无（0 分）　○无（0 分）<br>○有（1 分）　○有（1 分） | （　） |
| 7. 是否有足部疾病：鸡眼、拇囊炎、水肿等 | ○无（0 分）<br>○有（1 分）（请指定哪一种） | （　） |
| 8. 是否穿不适合的鞋子 | ○无（0 分）<br>○有（1 分）（请指定哪一种） | （　） |
| 认知状态（0～3 分） | | 总分 |
| 9. 简易智力检测表（Abbreviated mental test score，AMTS 评分）<br>○年龄<br>○现在是几点<br>○能否回忆以前的地点<br>○今年是哪年<br>○我们现在在哪儿<br>○识别 2 个人（如医生、护士）<br>○出生日期<br>○第一次世界大战是哪一年<br>○现任总理叫什么名字<br>○从 20 倒数到 1 | 反应正确的数目<br>○9～10（0 分）<br>○7～8（1 分）<br>○5～6（2 分）<br>○4 个或以下（3 分）<br>数目：……/10 | （　） |
| 自控能力 | | 总分 |
| 10. 可以控制大小便 | ○是（0 分）<br>○否（1 分） | （　） |

续表 3-2　社区老年人跌倒危险评估表

| | | |
|---|---|---|
| 11. 夜间经常上厕所吗（3 次或以上） | ○否（0 分）<br>○是（1 分）<br>（如果使用导尿袋，分数则为 0 分） | （　） |
| 营养状态（0～3 分） | | 总分 |
| 12. 过去的 3 个月内有没有不想进食的情况，原因如食欲缺乏、消化不良、咀嚼或吞咽困难 | ○否（0 分）<br>○稍微有，但摄入量能保持正常（1 分）<br>○轻度的食欲缺乏（2 分）<br>○严重的食欲缺乏/经口进食少（3 分） | （　） |
| 13. 在过去的 3～12 个月体重减轻 | ○否（0 分）<br>○稍微有（<1 kg）或不确定（1 分）<br>○中等的（1～3 kg）（2 分）<br>○显著的（>3 kg）（3 分） | （　） |
| 14. 过去一周的饮酒次数 | ○无（0 分）<br>○1～3（1 分）<br>○4～10（2 分）<br>○11+（3 分） | （　） |
| 外界环境评分（0～3 分） | | 总分 |
| 15. 您的家庭环境看起来安全吗？（注：如果同意入家考察评分则评分继续，如不同意，该栏空白） | ○无（0 分）<br>○轻微的安全隐患（1 分）<br>○中度的安全隐患，需要改善（2 分）<br>○有严重的安全隐患（3 分） | （　） |
| 行为能力（0～3 分） | | 总分 |
| 16. 能观察到的日常生活能力和活动能力 | ○始终能意识到自己的能力或根据需要适时寻求帮助（0 分）<br>○一般能意识到自己的能力或偶尔有冒险行为（1 分）<br>○低估自己的能力或不当的冒险行为（2 分）<br>○高估自己的能力或频繁的冒险（3 分） | （　） |

续表 3-2　社区老年人跌倒危险评估表

| 能力评估（0～3 分） | | 总分 |
|---|---|---|
| 17. 在跌倒之前，您日常生活中需要多少个人护理帮助?（如穿衣、梳洗、打扮）<br>（注：如果过去的 12 个月没有跌倒过，则评估当前的能力。） | ○无（能完全自理）（0 分）<br>○需要他人监督（1 分）<br>○需要一定的帮助（2 分）<br>○完全需要依靠他人（3 分） | （　） |
| 18. 最近一次跌倒后其以上生活能力有无改变?<br>（注：如果过去的 12 个月内没有跌倒过，该栏空白。） | ○无（0 分）<br>○有（1 分）（请指定哪一种） | （　） |
| 19. 在跌倒之前，您在日常生活中的辅助活动需要多少帮助？（如购物、家务活、洗衣等）<br>（注：如果过去的 12 个月没有跌倒过，评估当前的能力。） | ○无（能完全自理）（0 分）<br>○需要他人监督（1 分）<br>○需要一定的帮助（2 分）<br>○完全需要依靠他人（3 分） | （　） |
| 20. 最近一次跌倒后其以上生活能力有无改变?<br>（注：如果过去的 12 个月内没有跌倒过，该栏空白。） | ○无（0 分）<br>○有（1 分）（请指定哪一种） | （　） |
| 平衡能力评估（0～3 分） | | 总分 |
| 21. 行走和旋转，是否有不稳定或失去平衡的危险?<br>（注：可以使用助行器进行测试。） | ○没发现不稳定（0 分）<br>○有，行走和旋转时有轻微不稳定（1 分）<br>○有，行走和旋转时有中度不稳定，需要他人监督（2 分）<br>○有，始终行走和旋转时有严重不稳定，需要他人搀扶（3 分） | （　） |
| 步态/体力活动能力评估（0～3 分） | | 总分 |
| 22. 可以在家附近安全地行走吗? | ○独立，不需助行器（0 分）<br>○独立，但需助行器（1 分）<br>○需要监督或他人扶助（2 分）<br>○不安全（3 分） | （　） |
| 23. 可以在小区安全地行走吗? | ○独立，不需助行器（0 分）<br>○独立，但需助行器（1 分）<br>○需要监督或他人扶助（2 分）<br>○不安全（3 分） | （　） |

续表 3-2　社区老年人跌倒危险评估表

| | | |
|---|---|---|
| 24. 如何进行体力锻炼 | ○非常积极（每周 3 次锻炼）（0 分）<br>○适度（每周少于 2 次锻炼）（1 分）<br>○不是很积极（偶尔离开房间出门锻炼）（2 分）<br>○不积极（很少离开一个房间）（3 分） | （　） |
| 25. 以上能力在最近一次跌倒后有无改变？ | ○无（0 分）<br>○有（1 分）（请指定哪一种） | （　） |

评价标准：总分 0～20 分为轻度至中度风险，21～60 分为高风险。

3.4.3.3 HendrichⅡ跌倒风险评估表　采用 HendrichⅡ跌倒风险评估表对患者进行评估（表 3-3），如果评分≥5 分，为高风险。此量表可用于识别高危人群，并积极采取相应措施，对老年患者进行防护措施的宣传，创造适合老年患者特点的生活环境，减少跌倒的发生。

**表 3-3　HendrichⅡ 跌倒风险评估表**

<table>
<tr><th>项目</th><th>危险度分值得分</th><th colspan="2">项目</th><th>危险度得分</th></tr>
<tr><td>为男性患者</td><td>+1</td><td colspan="2">住院期间使用抗癫痫药</td><td>+2</td></tr>
<tr><td>头晕</td><td>+1</td><td colspan="2">住院期间使用镇定安眠剂</td><td>+1</td></tr>
<tr><td>抑郁</td><td>+2</td><td rowspan="3">自座椅起身的能力测试</td><td>试图一次后成功起身</td><td>+1</td></tr>
<tr><td>意识欠清，无定向感</td><td>+4</td><td>多次试图起身后成功</td><td>+3</td></tr>
<tr><td>常需上厕所（如尿频、腹泻）</td><td>+1</td><td>在无协助下不能起身</td><td>+4</td></tr>
</table>

（李凤翱　朱梅　程群）

## 参考文献

[1] Kanis JA, WHO Study Group. Assessment of fracture risk and its application to screening for postmenopausal osteoporosis: synopsis of a WHO report [J]. Osteoporosis Int, 1994, 4 (6): 368-381.

[2] 杨金秋，姜小鹰．骨质疏松的危险因素及其评估 [J]. 福建医科大学学报，2005，39 (2)：237-239.

[3] 刘敏玲，严文钰．原发性骨质疏松的危险因素 [J]. 国外医学卫生学分册，1998 (2)：93-97.

[4] Mildred T, George EB, Roy RP. Densities of bones of white and Negro skeletons [J]. J Bone Joint Surg Am, 1960, 42 (1): 50-58.

[5] Cummings SR, Kelsey JL, Nevitt MC, et al. Epidemiology of osteoporosis and osteoporotic fractrures [J]. Epidemiol Rev, 1985, 7 (1): 178-208.

[6] 李文华，朱润生．遗传基因与骨质疏松的研究进展 [J]. 山西医科大学学报，2003，34 (4)：363-366.

[7] Kanis JA, Johansson H, Oden A, et al. A family history of fracture and fracture risk: a meta-analysis [J]. Bone, 2004, 35 (5): 1029-1037.

[8] 安珍，程静，王文志，等．峰值骨量与骨质疏松 [J]. 现代康复，2001，5 (2)：14-17.

[9] Kanis JA, Johnell O, Oden A, et al. Smoking and fracture risk: a meta-analysis [J]. Osteoporos Int, 2005, 16 (2): 155-162.

[10] 汪德华，龚敏．影响老年性骨质疏松发生的多因素探讨 [J]. 中国临床康复，2003，7 (30)：4150.

[11] Kanis JA, Johansson H, Johnell O, et al. Alcohol intake as a risk factor for fracture [J]. Osteoporos Int, 2005, 16 (7): 737-742.

[12] David TF, Douglas PK, Jennifer JA, et al. Alcohol consumption and hip fractures: the Framingham study [J]. Am J Epidemiol, 1988, 128 (5): 1102-1110.

[13] Krolner B, Nielsen SP. Bone mineral content of the lumbar spine in normal and osteoporotic women: cross-sectional and longitudinal studies [J]. Clin Sci, 1982, 62 (3): 329-336.

[14] Heaney RP, Gallagher JC, Johnston CC, et al. Calcium nutrition and bone health in the elderly [J]. Am J Clin Nutr, 1982, 36 (5): 986-1013.

[15] John AK, Helena J, Anders O, et al. A meta-analysis of prior corticosteroid use and fracture risk [J]. J Bone Miner Res, 2004, 19 (6): 893-899.

[16] 任辉，魏秋实，江晓兵，等．糖皮质激素性骨质疏松的研究新进展 [J]. 中国骨质疏松杂志，2014，20 (9)：1138-1142.

[17] 方岩，朱涛，刘文斌，等．影响骨质疏松性骨折的危险因素和评估方法 [J]. 中国骨质疏松杂志，2011，17 (10)：925-932.

[18] 孟迅吾．原发性骨质疏松症的危险因素和风险评估 [J]. 诊断学理论与实践，2012，11 (1)：1-4.

[19] 陈懿，尹知训，李之琛，等．骨质疏松骨折风险评估 [J/OL]．中华关节外科杂志，2012，6 (4)：643-647.

[20] 申浩，谢雁鸣．骨质疏松性骨折的危险因素及中医证候要素风险评估研究现状 [J]．中国骨伤，2014，27 (3)：261-265.

[21] 中华医学会骨质疏松和骨矿盐疾病分会．原发性骨质疏松症诊治指南（2011 年）[J]．中华骨质疏松和骨矿盐疾病杂志，2011，4 (1)：2-16.

[22] 卜石，邢小燕．老年骨质疏松症防治 [J]．中华内分泌代谢杂志，2014，30 (10)：886-888.

[23] 廖祥鹏，张增利，张红红，等．维生素 D 与成年人骨骼健康应用指南（2014 年简化版）[J]．中国骨质疏松杂志，2014，20 (6)：718-722.

[24] 李凤翱，汤绍芳，朱梅．炎性反应与骨骼健康 [J]．中华骨质疏松和骨矿盐疾病杂志，2013，(3)：266-270.

[25] Rachner TD，Khosla S，Hofbauer LC. Osteoporosis：now and the future [J]. Lancet，2011，377 (9773)：1276-1287.

[26] Ruggiero C，Zampi E，Baroni M. Fracture prevention service to bridge the osteoporosis care gap [J]. Clin Interv Aging，2015，25 (10)：1035-1042.

[27] Manolagas SC，Kousteni S，Jilka RL. Sex steroids and bone [J]. Recent Prog Horm Res，2002，57：385-409.

[28] Plant A，Samuels A，Perry MJ，et al. Estrogen-induced osteogenesis in mice is associated with the appearance of Cbfa1-expressing bone marrow cell [J]. J Cell Biochem，2002，84 (2)：285-294.

[29] 朱梅，邱明才．绝经后骨质疏松症发生的分子机制 [J]．国外医学内分泌学分册，2002，22 (4)：226-229.

[30] Orwoll ES. Androgens：basic biology and clinical implication [J]. Calcif Tissue Int，2001，69 (4)：185-188.

[31] 刘石平，伍汉文．雄激素与骨微环境中的局部调节因子 [J]．国外医学．生理病理科学与临床分册，2000，20 (6)：491-493.

[32] Jassal SK，Barrett-Connor E，Edelstein SL. Low bioavailable testosterone levels predict future height loss in postmenopausal women [J]. J Bone Miner Res，1995，10 (4)：650-654.

[33] Kitazawa R，Kitazawa S. Vitamin $D_3$ augments osteoclastogenesis via vitamin D-responsive element of mouse RANKL gene promoter [J]. Biochem Biophys Res Com-

mun, 2002, 290 (2): 650-655.

[34] Fiore CE, Falcidia E, Foti R, et al. Differences in the time course of the effects of ophorectomy in women on parameters of bone metabolism and interleukin-1 levels in the circulation [J]. Bone Miner, 1993, 20 (1): 79-86.

[35] Lasco A, Morabito N, Gaudio A, et al. Osteoporosis and beta-thalassemia major: role of the IGF-1/IGFBP-Ⅲ axis [J]. J Endocrine Invest, 2002, 25 (4): 338-344.

[36] Kim JG, Roh KR, Lee JY. The relationship among serum insulin-like growth factor-1, insulin-like growth factor-1 gene polymorphism, and bone mineral density in postmenopausal women in Korea [J]. Am J Obstet Gynecol, 2002, 186 (3): 345-350.

[37] Monoz-Torres M, Mezquita-Raya P, Lopez-Rodriguez F, et al. The contribution of IGF-1 to skeletal integrity in postmenopausal women [J]. Clin Endocrinol (oxf), 2001, 55 (6): 759-766.

[38] Akatsu T, Murakami T, Nishikawa M, et al. Osteoclastogenesis-inhibitory factor suppresses osteoclast survival by interfering in the interaction of stromal cells with osteoclast [J]. Biochem Bioph Res Co, 1998, 250 (2): 229-234.

[39] Lacey DL, Timms E, Tan HL, et al. Osteoprotegerin ligand is a cytokine that regulates osteoclast differentiation and activation [J]. Cell, 1998, 17, 93 (2): 165-176.

[40] Hsu H, Lacey DL, Dunstan CR, et al. Tumor necrosis factor receptor family member RANK mediates osteoclast differentiation and activation induced by osteoprotegerin ligand [J]. Proc Natl Acad Sci USA, 1999, 96 (7): 3540-3545.

[41] Pietschmann P, Mechtcheriakova D, Meshcheryakova A, et al. Immunology of osteoporosis: a mini-review. Gerontology. 2016, 62 (2): 128-137.

[42] Franceschi C, Campisi J. Chronic inflammation (inflammaging) and its potential contribution to age-associated diseases [J]. J Gerontol A-biol, 2014, 69 (1): S4-S9.

[43] Walsh MC, Choi Y. Biology of the RANKL-RANK-OPG system in immunity, bone, and beyond [J]. Front immuno, 2014, 20 (5): 511.

[44] 胥晓明, 李娜, 程晓光. ISCD 和 IOF 关于骨质疏松骨折风险评估 (FRAX) 临床应用的共识 [J]. 中国骨质疏松杂志, 2014, 20 (12): 1514-1516.

[45] 方碧媚. 跌倒的危险因素评估在老年骨质疏松患者中的应用 [J]. 浙江临床医学, 2014, 16 (1): 157-158.

[46] 方岩, 朱涛, 刘文斌, 等. 影响骨质疏松性骨折的危险因素和评估方法 [J]. 中国骨质疏松杂志, 2011, 17 (10): 925-932.

[47] 孟迅吾．原发性骨质疏松症的危险因素和风险评估 [J]. 诊断学理论与实践，2012，11 (1)：1-4.

[48] 陈懿，尹知训，李之琛，等．骨质疏松骨折风险评估 [J]. 中华关节外科杂志（电子版），2012，6 (4)：643-647.

[49] 申浩，谢雁鸣．骨质疏松性骨折的危险因素及中医证候要素风险评估研究现状 [J]. 中国骨伤，2014，27 (3)：261-265.

[50] 朱再胜，章振林．骨折风险评估工具（FRAX）对绝经后低骨量女性骨折的预测价值 [J]. 中华骨质疏松和骨矿盐疾病杂志，2013，6 (3)：213-217.

[51] 李育红，章振林．骨折风险评估工具（FRAX）对男性骨折的预测价值 [J]. 中华骨质疏松和骨矿盐疾病杂志，2013，6 (4)：303-307.

[52] 中华医学会骨质疏松和骨矿盐疾病分会．原发性骨质疏松症诊治指南（2011 年）[J]. 中华骨质疏松和骨矿盐疾病杂志，2011；4 (1)：2-16.

[53] 卜石，邢小燕．老年骨质疏松症防治 [J]. 中华内分泌代谢杂志，2014，30 (10)：886-888.

[54] 李凤翱，汤绍芳，朱梅．炎性反应与骨骼健康 [J]. 中华骨质疏松和骨矿盐疾病杂志，2013，(3)：266-270.

[55] 黄公怡．跌倒与骨质疏松性骨折 [J]. 中华骨质疏松和骨矿盐疾病杂志，2011，4 (3)：149-154.

[56] 罗德军，周旭，董锡亮，等．跌倒致老年人骨质疏松性骨折的研究进展 [J]. 中国老年学杂志，2010，13 (7)：1917-1919.

[57] 杨海明，林华，徐天舒，等．绝经后骨质疏松跌倒风险的分析与评价 [J]. 中国骨质疏松杂志，2010，16 (5)：347-349.

[58] 于梅，马远征，唐雯．社区骨质疏松症老人预防跌倒研究进展 [J]. 中国骨质疏松杂志，2012，18 (12)：1157-1160.

[59] Schurer C, Wallaschofski H, Nauck M. Fracture risk and risk factors for osteoporosis [J]. Dtsch Arztebl Int, 2015, 25 (112): 365-371.

[60] Aspray T J. Fragility fracture: recent developments in risk assessment [J]. Ther Adv Musculoskel Dis, 2015, 7 (1): 17-25.

# 4 骨质疏松症的临床评价

骨质疏松症是一种“静悄悄的”全身性代谢性骨病，早期常无明显的特异性症状，因此进行详细的临床评价，如病史采集、收集临床症状和体征、开展辅助检查等，对于早期发现骨质疏松症和骨质疏松性骨折的高危人群，寻找骨质疏松症的病因，开展鉴别诊断和治疗方案的选择等都具有重要意义。

## 4.1 病史采集

与其他疾病的诊治一样，在骨质疏松症临床评价中，需要进行详细病史采集。由于早期常无明显症状，因此，在病史采集中，应特别注意这些风险因素和相关疾病及使用药物信息的采集，主要包括以下几方面。

4.1.1 年龄　骨质疏松症是中老年人的常见病，随着人口老龄化的加速，其患病率呈明显上升趋势，因此，老龄是重要的骨质疏松症危险因素。

4.1.2 性别　女性由于其特殊的生理情况，尤其是绝经后雌激素水平急剧下降，导致快速的骨丢失，发生骨质疏松症，女性不仅骨质疏松症患病率明显高于男性，骨质疏松症发生也明显早于男性。

4.1.3 种族　不同民族由于遗传背景和生活方式的差异，骨质疏松症患病率和骨质疏松性骨折风险也不同。就世界范围来看，白种人女性患病率最高，黑种人男性最低，其他有色人种居中。就国家间比较，我国骨质疏松性骨折的风险居于较低水平。但是，近年来，随着经济高速增长，城市化加速，环境污染和生活方式的变化及老龄化加速，我国骨质疏松症患病率呈明显上升趋势；

4.1.4 不良生活方式　吸烟、过量饮酒、过量饮用咖啡、摄入钠盐过多、蛋白质摄入过多或过少，无经常饮用牛奶和奶制品的习惯，缺少户外运动等。

4.1.5 月经史　是否绝经，是正常年龄绝经还是绝经较早（＜45 岁），是自然绝经还是人工绝经（如手术等）。绝经后骨丢失加速，而绝经较早者比正常绝经者骨量丢失更严重。

4.1.6 家族史　父母是否患骨质疏松症或有髋部骨折史，有家族史者骨质疏松症的风险增加。

4.1.7 跌倒史　导致跌倒的因素很多，既有环境因素，又有身体健康因素和心理因素（见表 4-1）。跌倒常常导致脆性骨折（如髋部、前臂骨折）。

**表 4-1　跌倒的危险因素**

| | |
|---|---|
| **环境因素** | |
| 浴室内缺少辅助设施 | 道路障碍物 |
| 地毯松动 | 地面湿滑 |
| 光线暗 | |
| **医学危险因素** | |
| 年龄 | 睡眠药物使用 |
| 焦虑 | 体位性低血压 |
| 心律失常 | 视力差 |
| 脱水 | 恐惧跌倒 |
| 抑郁症 | 维生素 D 缺乏 |
| 尿失禁 | |
| **神经和肌肉骨骼危险因素** | |
| 驼背 | 平衡能力差 |
| 肌肉无力/肌少症 | |

4.1.8 骨折史　骨质疏松症的后果是骨折，但并非所有的骨折均为骨质疏松症所致。了解骨折史不仅有助于诊断，也为及时的治疗提供了依据，还预示再次骨折发生风险增加。

4.1.9 影响骨代谢的相关疾病史　临床上有多种系统的疾病可导致骨骼受损或骨质疏松症，即骨质疏松症是这些原发病的后果之一，它们影响骨代谢的机制各不相同，但如长期未加控制最终可能导致骨质疏松症（见表 4-2）。

4.1.10 影响骨代谢的用药史　在病史采集中，除了要评估各种风险因素、疾病史，全面审查用药史必不可少，因为许多药物会导致骨骼受损或骨质疏松症。

**表 4-2 导致或加重骨质疏松症的生活方式、疾病及药物因素**

| | | |
|---|---|---|
| **生活方式因素** | | |
| 过量饮酒 | 低体重 | 经常跌倒 |
| 缺乏运动 | 低钙摄入 | 维生素 D 缺乏 |
| 吸烟（主动，被动） | 高盐摄入 | |
| **遗传性疾病** | | |
| 囊性纤维化 | 成骨不全 | 低磷酸酶血症 |
| 卟啉症 | 血色病 | 胱氨酸尿症 |
| 父母髋部骨折史 | | |
| **性腺功能减退症** | | |
| 雄激素不敏感 | 神经性厌食 | 高催乳素血症 |
| 全垂体功能低下 | 绝经早（＜45 岁） | 特纳综合征 |
| 克兰费尔特综合征 | | |
| **内分泌疾病** | | |
| 中心性肥胖 | 库欣综合征 | 1 型糖尿病 |
| 甲状旁腺功能亢进症 | 甲状腺功能亢进症 | 2 型糖尿病 |
| **胃肠道疾病** | | |
| 炎性肠病 | 胃肠手术 | 胃旁路术 |
| 原发性胆汁性肝硬化 | 胰腺疾病 | |
| **血液病** | | |
| 多发性骨髓瘤 | 白血病和恶性淋巴瘤 | 血友病 |
| 系统性肥大细胞增多症 | 镰状细胞病 | |
| **风湿性和自身免疫疾病** | | |
| 强直性脊柱炎 | 类风湿关节炎 | 系统性红斑狼疮 |
| **神经和肌肉骨骼因素** | | |
| 癫痫 | 多发性硬化 | 肌肉萎缩症 |
| 帕金森病 | 卒中 | |
| **导致或加重骨质疏松症的药物** | | |
| 糖皮质激素 | 抗凝血剂（如肝素） | 抗惊厥药物 |
| 芳香化酶抑制剂 | 抗癌化疗药物 | 促性腺激素释放激素激动剂 |
| 质子泵抑制剂 | 噻唑烷二酮类药物 | 过量补充甲状腺激素 |

基于上述病史采集，对患者个体进行骨质疏松症风险评估，能尽早发现疑似患者，为进一步确诊进行相关的检查提供依据，为尽早采取合适的防治措施提供帮助。临床上评估骨质疏松症风险的方法较多，中华医学会骨质疏松和骨矿盐疾病分会推荐了2种灵敏度较高又操作简便的评估方法作为初筛工具。

· 国际骨质疏松基金会（International Osteoporosis Foundation，IOF）骨质疏松症风险一分钟问卷。该测试包括10个问题，只要其中一题回答结果为“是”，即为阳性。

· OSTA工具，可根据年龄和体重进行评估。

上述两种初筛工具的具体方法可参考第3章骨质疏松症患病的风险评估部分。

（金小岚）

## 4.2 临床表现

### 4.2.1 症状和体征

骨质疏松症患者多数在早期无明显症状。部分患者于体检时行骨密度检查偶然发现，也有部分患者是在因其他疾病就诊时，医生发现其存在较多的骨质疏松症风险因素而行骨密度检查时发现，还有部分患者在行脊椎影像学检查发现已经存在脊椎压缩性骨折，或者在发生骨折后经X线或骨密度检测时发现已患骨质疏松症。骨质疏松症较重时可出现疼痛、脊椎变形（驼背），发生脆性骨折及其并发症的症状。

骨质疏松症的体格检查非常重要，检查中发现的体征不仅对诊断骨质疏松症、了解是否有骨折发生有提示作用，而且对了解是否有继发因素，发现原发病的体征也有重要意义。因此，应注意两方面的体征：骨质疏松症本身的体征和导致继发性骨质疏松症的原发病的体征。

4.2.1.1 疼痛　患者常有腰背疼痛或全身骨骼疼痛，负重增加时疼痛加重或活动受限。严重时有翻身、起坐时疼痛加重及行走困难，这些症状可能与骨转换加速、骨丢失加剧有关。总之，出现疼痛的情况比较复杂，其他一些代谢性骨病也可出现骨骼疼痛，因此，应注意鉴别。当有胸椎或腰椎压痛时，如同时有身高缩短要高度怀疑压缩性骨折发生。

4.2.1.2 骨折　发生脆性骨折是骨质疏松症所特有表现。脆性骨折也叫低能量或非暴力性骨折，一般是指从站立高度或低于此高度跌倒或其他日常活动时发生的骨折。发生脆性骨折最常见的部位是胸、腰椎、髋部、桡骨、尺骨远端和肱骨近端，也可发生在肋骨、骨盆和其他部位。但一般指骨、足趾、面骨和颅骨发生骨折与骨质疏松症关系不大。脆性骨折常常在很轻微的创伤后发生，四肢长骨的骨折多在跌倒后发生，且多在低于站高的位置跌倒；也有部分患者因咳嗽、打喷嚏后发生肋骨骨折，也有夜间睡觉翻身时出现剧烈疼痛而发现肋骨骨折；前臂、髋部和肱骨近端骨折多有跌倒诱因，疼痛剧烈，导致活动受限，容易发现。

4.2.1.3 脊柱变形　骨质疏松症患者最常见的体征是身高变矮、脊椎后突（驼背），常伴脊柱压痛、活动受限，较重者因胸廓畸形，影响肺功能，导致限制性肺病，可有呼吸困难。骨质疏松症发生脊椎压缩性骨折常见于第六胸椎以下。胸、腰椎压缩性骨折患者约有 1/3 因急性剧烈疼痛就诊，2/3 的患者常因症状不明显而未就诊，留下慢性腰背疼痛。有些患者腰椎压缩性骨折改变了腹腔的解剖结构导致便秘、腹痛、腹胀、食欲减退等症状。

4.2.1.4 继发性骨质疏松症的原发病的体征　当绝经前女性（有正常月经）、年轻男性发生脆性骨折或骨密度（BMD）检测值极低，或已经按骨质疏松症治疗时仍时有骨折发生，面对这些情况时，一定要特别警惕导致骨质疏松症的原发疾病和药物及其他因素存在。不仅在病史采集时要特别注意发现原发病的表现，全面审查用药史及其他可导致骨丢失的因素，更要注重体格检查时相关体征的发现，尤其要注意可导致骨质疏松症的内分泌代谢病、胃肠道疾病、血液系统疾病、风湿性疾病、肿瘤和遗传性疾病的相关体征，以便为选择有针对性的实验室检查提供“线索”或依据。

### 4.2.2 骨质疏松性骨折

骨质疏松性骨折是骨质疏松症最严重的危害。它不仅给患者造成了巨大的痛苦，而且完全限制了患者的活动，进一步加剧了骨质疏松症病情的发展，缩短了患者的寿命。骨质疏松性骨折的临床表现与普通骨折基本相同，表现为局部疼痛、畸形和骨擦音（感）。但值得一提的是，骨质疏松性骨折经常被忽视的原因在于其临床表现与骨骼病变程度的非一致性。并非所有的骨质疏松性骨折患者均会出现疼痛，如因非外力因素所致的骨质疏松性椎体压缩性骨折，患者通常无任何临床不适，无骨擦音（感），畸形也仅表现为驼背。

骨质疏松性骨折的主要特点是：①在身体变换体位或持物等动作时，没有明显的外力发生了骨折；②这种无明显外力作用的骨折通常发生在脊柱的胸腰段、髋部和桡骨远端；③这种骨折的发生与老年，尤其是绝经后妇女有密切的关系。

脊柱压缩性骨折是骨质疏松性骨折中最常见的，好发于绝经后妇女。骨质疏松症的脊椎压缩性骨折主要发生于胸、腰段，表现为椎体的变形，包括鱼尾状椎变形、楔状椎变形和扁平状椎变形，并伴有剧烈的腰、背痛，这种骨折因不伴有椎弓和椎弓根的变化，故即时出现的脊髓损伤极为罕见。但随着病情加重，脊柱前倾加剧，晚期出现脊髓受压而导致的下肢功能障碍将不可避免。因胸腰段椎体压缩性骨折，导致了脊柱弯曲、胸廓变形、胸腔脏器功能变化，临床上可出现胸闷、气短、呼吸困难及发绀等现象，但以肺功能下降、肺气肿的表现更为多见。由于胸腔的体积缩小，横膈相应下沉，继发出现腹腔及盆腔体积缩小，其中脏器功能受限，临床易出现腹痛、腹胀、消化功能紊乱、便秘等症状。

髋部骨折是骨质疏松性骨折中病情最重、治疗最难、预后最差的，在女性中多见于绝经后妇女，男性在 75 岁以后与女性的发病率相似。髋部骨折与年龄和骨质疏松症的病情有明显的正相关性。这类骨折患者多系高龄，身体情况较差，难以承受创伤较大的外科治疗。即使接受了相应的手术治疗，因骨质疏松，其术后也经常会出现内固定松动、骨折不愈合、股骨头无菌性坏死或假体下沉等现象。而且，这种骨折的患者无论是否手术，均需长期卧床，不仅加重了骨质疏松症的病情，且极易出现全身各系统的并发症，如肺炎、褥疮、泌尿系统感染、下肢静脉血栓，甚至老年性痴呆。流行病学统计资料表明：10％～20％髋部骨折患者在骨折后 1 年内死亡，死亡原因通常是肺部的脂肪栓塞，50%的患者将出现永久性的病残或衰竭。

桡骨远端骨折大多是由于老年人不慎滑倒，手掌撑地引起，它常会引起局部的剧烈疼痛和明显的腕关节畸形，关节功能部分或完全丧失。这种骨折的发生主要是因为桡骨远端以松质骨为主，明显地受骨质疏松病情的影响。桡骨远端骨折最严重的危害在于影响日后的日常生活功能，所以治疗时必须准确地复位，良好地固定，早期地活动，以防各种手部的并发症产生，导致今后的病残。以上可以看出骨质疏松性骨折给人体造成了极为严重的危害，明显地降低了生活质量。

（金小岚　林华）

## 4.3 辅助检查

### 4.3.1 骨质疏松症的实验室检查

骨质疏松症的实验室检查应包括反映骨代谢状态的指标和可以进行鉴别诊断以便发现原发病或其他危险因素的相关检查。具体地说，反映骨代谢状态的指标有钙、磷等一般生化指标，调节骨代谢的主要激素如甲状旁腺激素、维生素D、降钙素和成纤维细胞生长因子-23（FGF-23）以及反映骨组织本身代谢状态的骨转换生化标志物（biochemical markers of bone turnover）。而为发现原发病进行鉴别诊断需要的相关检查则需要根据临床上发现的“线索”，选择有针对性的检查，以便确诊。以下分别介绍这些实验室检查指标：

4.3.1.1 进行骨质疏松症鉴别诊断的相关实验室检查　为了发现或排除导致骨质疏松症的“原发病”、相关药物或其他危险因素，以便针对其进行治疗，有必要对骨质疏松症患者进行相关的实验室检查。临床表现或常规检查指标正常的通过年龄、性别不能解释的严重骨质疏松症患者（如青年男性、绝经前妇女、与年龄不符的低骨量）、频繁发生脆件骨折或已诊断的骨质疏松症患者，在抗骨质疏松治疗期间仍发生骨折，均应进行有针对性的实验室检查。以下基本检查（或一线检查）可在骨质疏松症患者中常规进行：血清总钙、白蛋白（用以计算白蛋白矫正钙）和磷水平的检查，以发现与高钙血症相关的疾病（如原发性甲状旁腺功能亢进）或低钙血症及继发性甲状旁腺功能亢进导致的骨量丢失。血清总碱性磷酸酶（ALP）检测足以发现骨形成显著增加的状况，如活动性 Paget 骨病、骨软化症、骨折愈合期和转移性骨病，但尚不足以发现无并发症的骨质疏松症患者骨再建的变化。因此，倘若需要敏感地发现骨形成的变化，可检测骨源性碱性磷酸酶（bALP）或Ⅰ型原胶原N-端前肽（amino-terminal procollagen of type Ⅰ collagen，PⅠNP）。

血清 25-(OH) D的检测对于评价患者维生素D的营养状况是十分必要的。需要注意的是，血清 25-(OH) D水平易受日照、地理位置、季节和肤色等因素影响。临床医师必须重视维生素D缺乏或不足的流行现状及其对骨质疏松症等代谢性骨病的影响。我国的多中心流行病学调查结果显示，55 岁以上女性血清 25-(OH) D的平均值为（18.0±8.4）ng/ml，维生素D缺乏（<20 ng/ml）的患病率为 43.8%，维生素D不足及缺乏（<30 ng/ml）的患病率高达 86.5%；表明我国维生素D缺乏或不足普遍存在。标化的液相色谱/质谱［standardized liquid chramotography（LC）/mass spectrometry (MS)］检测 25-(OH) D是目前公认的方法，但由于该法耗时大且费用高，不利于临床上的广泛应用。目前最常用的检测方法是免疫测定法。

对血清钙水平异常的患者，甲状旁腺激素（PTH）的检测是必要的，有助于查明血钙异常的原因（见表 4-3）。现在，普遍采用第三代检测方法，可检测具有生物活性的完整的 $PTH_{1-84}$ 分子，即有完全生物活性的 PTH (iPTH)。该方法可对绝大多数正常人的循环 PTH 进行测定，能够有效区分 PTH 与非 PTH 介导的高钙血症。PTH 易受生理节律和进餐状态的影响，推荐在过夜空腹状态下检测。建议的正常参考值范围是（2.0～8.6）pmol/L。

全血细胞计数和红细胞沉降率（血沉）检查有助于了解一般健康状况和发现炎性疾病和造血系统疾病，而这些疾病常使骨量丢失增加。在老年患者中，血清蛋白电泳和游离轻链的检测有助于发现或排除可引起大量骨丢失的多发性骨髓瘤。

表 4-3 某些骨病的生化指标异常的比较

| 疾病类型 | 血钙 | 血磷 | PTH | ALP |
|---|---|---|---|---|
| 骨质疏松症 | 不变 | 不变 | 不变 | 不变 |
| 原发性甲状旁腺功能亢进 | ↑ | ↓ | ↑ | ↑ |
| 恶性高钙血症 | ↑ | 不变 | ↓ | ↑ |
| 维生素 D 缺乏 | ↓或不变 | ↓或不变 | ↑或不变 | ↑或不变 |
| 骨软化症 | ↓ | ↓ | ↑ | ↑ |

骨质疏松症的其他继发原因如甲状腺毒症可通过检测甲状腺功能予以排除，而男性性腺功能减退症应进行血清睾酮的筛查；疑似库欣综合征的患者，应行24 小时尿游离皮质醇检测或过夜地塞米松抑制试验，予以确诊或排除；对于一些少见病，一旦临床上高度怀疑时，则应行更加有针对性的、更特异性的检查，以便确诊。如怀疑乳糜泻（celiac disease），应检测血清组织转谷氨酰胺酶抗体；而疑似系统性肥大细胞增多症时，应检测血清类胰蛋白酶和（或）尿甲基组胺，必要时，还需进行侵入性检查如骨活检或骨髓活检，帮助确诊（见表 4-4）。

通常，骨转换生化标志物（BTMs）检测可作为继发性骨质疏松鉴别诊断的检查项目。当要进行骨折风险预测、骨质疏松症治疗疗效监测和患者治疗依从性评估时，则应进行 BTMs 检查。

4.3.1.2 钙、磷代谢相关的一般生化检查

· 血钙：血钙分为血清总钙和游离钙，是反映钙和磷稳态变化的基本指标。血液中约 50%的总钙与白蛋白及球蛋白结合，因此，血清总钙受人血白蛋白的影响，而未与蛋白质结合的钙称为游离钙。游离钙受钙调节激素（如甲状旁腺素、维生素 D 和降钙素）的严密调控，能更准确地反映钙代谢状态。成年人血清总钙的正常参考值范围为（2.2～2.7）mmol/L，临床上发现血钙异常时，应考虑人血白蛋白、血液稀释或浓缩以及其他因素的影响，并进行校正。校正公式是：血清总钙校正值（mmol/L）＝血钙测量值（mmol/L）＋0.02×[40－人血白蛋白浓度（g/L）]。血游离钙一般情况下可估算为血清总钙的一半，也可用游离钙测定仪直接检测，其正常水平为 1.18±0.05 mmol/L。

**表 4-4　发现继发性骨质疏松症的诊断试验**

| 诊断试验 | 目的 |
|---|---|
| 病史和体格检查 | 发现骨折的风险因素、基础疾病和潜在的用药史 |
| 双能 X 线吸收法检测骨密度（腰椎和髋部） | 检测骨密度 |
| 脊椎的 X 线检查 | 发现脊椎骨折，排除溶骨性病变或肿瘤 |
| 全血细胞计数 | 用于鉴别诊断贫血的骨髓瘤/乳糜泻、表现为白细胞增多的白血病 |
| 肾和肝功能实验 | 用于鉴别诊断肝功能衰竭或肾衰竭、酒精滥用 |
| 血清钙、磷 | 用于鉴别诊断原发性甲状旁腺功能亢进、多发性骨髓瘤 |
| 血清 C 反应蛋白 | 用于鉴别诊断慢性感染/炎性疾病 |
| 血清总碱性磷酸酶或骨源性碱性磷酸酶 | 用于鉴别诊断 Paget 骨病、骨软化症 |
| 血清 25（OH）D 水平 | 用于鉴别诊断维生素 D 缺乏、骨软化症 |
| 血清促甲状腺素（TSH） | 用于鉴别诊断甲状腺功能亢进 |
| 血清游离睾酮（男性） | 用于鉴别诊断男性性腺功能减退症 |
| 空腹血糖 | 用于鉴别诊断糖尿病 |
| 整分子甲状旁腺激素（PTH） | 用于鉴别诊断原发性甲状旁腺功能亢进 |
| 血清蛋白电泳 | 用于鉴别诊断多发性骨髓瘤、γ-球蛋白血症 |
| 24 小时尿钙 | 用于鉴别诊断高尿钙症 |
| HIV 抗体 | 用于鉴别诊断艾滋病 |
| 地塞米松抑制后血清皮质醇 | 用于鉴别诊断库欣综合征 |
| 血清类胰蛋白酶水平、尿组胺排泄 | 用于鉴别诊断系统性肥大细胞增多症 |
| 髂骨骨活检 | 系统性肥大细胞增多症、γ-球蛋白血症、骨髓瘤、骨软化症、淋巴瘤和白血病 |

· 血磷：血清中的无机磷约 12%与蛋白结合，绝大多数都是以 $H_2PO_4^-$ 或 $HPO_4^{2-}$ 的离子状态存在，成年人的正常参考范围是 0.97～1.45 mmol/L，儿童为 1.29～2.10 mmol/L。引起血磷升高的主要原因包括慢性肾衰竭等肾滤过磷出现障碍的疾病、维生素 D 中毒和甲状旁腺功能减退症等。引起血磷

降低的常见原因有维生素 D 缺乏症、原发性或三发性甲状旁腺功能亢进、范科尼综合征、肾小管性酸中毒或其他肾小管病变等。需要注意的是，血磷易受饮食因素（特别是磷摄入量）的影响。

· 尿钙：临床上常用 24 小时尿钙排出量或尿钙/尿肌酐比值来反映尿钙的排泄水平。在饮食基本不变的情况下，24 小时尿钙检测较为稳定。通常情况下，24 小时尿钙排出量大于 7.5 mmol（300 mg）为高钙尿症；低钙尿症的判断需要同时考虑钙摄入量、尿钙排出量和血钙水平等因素，目前尚无公认的诊断标准。

引起尿钙增加的常见因素有：①钙摄入过多；②骨矿物质动员增强（如高 PTH 血症、高糖皮质激素血症、高甲状腺激素血症、肾小管酸中毒、肿瘤骨转移或恶性骨肿瘤等）；③长期制动；④慢性代谢性酸中毒；⑤维生素 D 过量或中毒；⑥结节病（1α-羟化酶活性增强，血清 1,25（OH）$_2$D$_3$ 和血钙升高）。引起尿钙减少的主要因素有：①维生素 D 缺乏症；②代谢性碱中毒；③佝偻病/骨软化症等。

· 尿磷：临床上常用 24 小时尿磷排出量、尿磷/尿肌酐比值来反映尿磷排泄水平。尿磷排出量受多种因素的影响，主要因素包括来源于肠道、骨骼和软组织的磷含量、肾小球磷滤过率和肾小管磷重吸收率等。若低磷血症患者的尿磷不降低，则意味着其不适当性尿磷排泄增加，多见于 PTH 分泌过多、高 FGF-23 血症、范科尼综合征、低磷血症性骨软化症等。

4.3.1.3 骨转换生化标志物　骨转换生化标志物主要反映骨再建（remodeling）状态，分为骨形成标志物和骨吸收标志物。前者是反映成骨细胞活动的骨形成的代谢产物，后者是反映破骨细胞活性的骨吸收的代谢产物，特别是骨基质降解产物。不同年龄段的正常人或各种代谢性骨病的患者中，骨转换标志物在血液和尿液中的水平会有不同程度的变化，它代表着全身骨骼代谢的动态变化。精确检测和科学评价这种变化，可为骨骼的生长发育及相关代谢性骨病的诊断、骨折风险的预测和治疗疗效的评价提供有用的信息。

人的一生中，骨再建在不断发生以修复骨的疲劳性损伤和微骨折，维持骨骼的更新和力学完整性，调节钙稳态。在骨再建过程中，破骨细胞通过骨吸收清除旧骨，继而被成骨细胞形成的新骨所替代。骨再建发生在骨多细胞单位（bone multi-cellular units，BMU）或骨再建单位中，在其中骨吸收与骨形成是紧密的。在骨吸收相，破骨细胞吸收骨形成吸收坑，继而被成骨细胞形成的新骨填平。随着旧的 BMU 完成这个骨再建周期，新的 BMU 正在形成。通常情况下，BMU 的数量和骨转换率处于稳定状态。然而，随着衰老发生，骨再建失衡，骨吸收大于骨形成，会导致增龄相关的骨量丢失。代谢性骨病可增加 BMU 的数量和（或）改变它们的活性。如破骨细胞活性或数量显著增加而伴随成骨细胞功能少量增加，则骨吸收明显大于骨形成，导致骨量净丢失（如绝经后骨质疏松症）；同样，如成骨细胞功能下降而无伴随发生的骨吸收的下降也可导致骨量丢失，如糖皮质激素所致的骨质疏松症。

骨转换生化标志物（bone turn-over markers，BTMs）为评估骨骼的生理和病理提供了一种无创性的方法。分为骨形成标志物和骨吸收标志物（见表 4-5）。尽管 BTMs 水平的变化反映骨代谢的变化，但这些变化并不都是骨特异的。骨基质重量占骨干重的 35%，而约 90%骨有机基质（类骨质）是Ⅰ型胶原，因此，许多骨转换生化标志物与Ⅰ型胶原的合成与降解有关。其他 BTMs 包括骨细胞的某些酶和其他骨基质成分，它们在骨转换时释放入血循环中。以下简要介绍主要的 BTMs 在临床上的应用。

**表 4-5　骨转换生化标志物分类**

| 骨形成标志物 | 骨吸收标志物 |
|---|---|
| 血清碱性磷酸酶（ALP） | 空腹 2 小时的尿钙/肌酐比值 |
| 骨钙素（OC） | 血清抗酒石酸酸性磷酸酶（TRACP） |
| 骨碱性磷酸酶（BALP） | 血清Ⅰ型胶原交联 C-末端肽（S-CTX） |
| Ⅰ型原胶原 C-端前肽（PⅠCP） | 尿吡啶啉（Pyr） |
| Ⅰ型原胶原 N-端前肽（PⅠNP） | 尿脱氧吡啶啉（D-Pyr） |
| | 尿Ⅰ型胶原交联 C-末端肽（U-CTX） |
| | 尿Ⅰ型胶原交联 N-末端肽（U-NTX） |

4.3.1.3.1 骨转换生化标志物（BTMs）的测定

·骨吸收生化标志物：骨吸收生化标志物包括Ⅰ型胶原降解产物、与破骨细胞活动相关的非胶原蛋白及破骨细胞酶。

羟脯氨酸

羟脯氨酸是存在于胶原中的一种氨基酸，作为骨吸收的一种标志物，于 20 世纪 60 年代首先被用于临床和研究中。不过，羟脯氨酸对骨吸收不是特异的，因为它也见于皮肤和其他含有各种胶原的组织中，且其在血中的水平还受进食富含胶原的食物的影响，故这种测定方法在 80、90 年代逐渐被胶原交联物测定所取代。

吡啶啉和脱氧吡啶啉

胶原原纤维通过在原纤维之间以氨基酸形成的交联物得以加固。吡啶交联物（吡啶啉和脱氧吡啶啉）见于原纤维形成型胶原（Ⅰ、Ⅱ和Ⅲ型胶原），并被作为成熟胶原的降解产物释放入循环中。骨组织中脱氧吡啶啉与吡啶啉之比明显高于其他组织。因此，很有可能骨是循环中脱氧吡啶啉的主要来源。这些交联物的检测方法开发于 80 年代，在 90 年代被广泛应用。尿胶原交联物的浓度可用高压液相色谱法非常精确地测定，而游离脱氧吡啶啉也可用酶联免疫法（ELISA）测定。尿胶原交联物的测定结果表达为其与肌酐的浓度比。

Ⅰ型胶原交联 N-末端肽（NTX-Ⅰ）和Ⅰ型胶原交联 C-末端肽（CTX-Ⅰ）

当骨吸收发生时，胶原的肽段被释放入血循环中，90 年代Ⅰ型胶原的氨基末端肽和羧基末端肽被开发作为骨吸收标志物，这些肽是Ⅰ型胶原非螺旋段，含有交联区。Ⅰ型胶原交联 N-末端肽（NTX-Ⅰ），采用对 N-末端肽抗原表位特异的单克隆抗体检测。而它相对应的 C-末端肽（CTX-Ⅰ）的测定则基于对一种合成的八肽的免疫识别来测定。天然的 α 型 CTX-Ⅰ因蛋白质的老化而自发地成为 β 型异构体。在健康或疾病状态时 α 型 CTX-Ⅰ比 β 型更丰富（此时有新合成的胶原存在），如生长期的儿童、恶性骨骼疾病、Paget 骨病和对 PTH 治疗有反应时。目前 NTX-Ⅰ和 CTX-Ⅰ均可用自动分析仪进行检测，两者检测的费用和检测的变异性是类似的，血样本的检查结果较尿检测更稳定一些。国际骨质疏松基金会（IOF）推荐将血清 CTX-Ⅰ作为骨吸收的标志物。血样本的采集要求过夜禁食。

吡啶交联物作为骨吸收标志物有如下优点：吡啶交联物只来源于细胞外胶原纤维，并非新合成的胶原分子，故只能是胶原降解的产物；交联物在血中不被降解，由肾排出，能直接反映骨基质胶原降解情况；骨胶原含量远高于其他组织，转换也较其他结缔组织快，所以更具代表性；有的食物中虽含吡啶交联物，但不被肠道吸收，不会干扰测定。临床上，骨质疏松症、原发性甲状旁腺功能亢进、Paget 骨病和甲状腺功能亢进等多种代谢性骨病可见尿吡啶啉、尿脱氧吡啶啉、NTX 和 CTX 的升高。

Ⅰ型胶原交联羧基端肽（crosslinked carboxyterminal telopeptide of type Ⅰ collagen，ⅠCTP ）

C-末端肽序列的一个变种已经被特化：Ⅰ型胶原交联羧基端肽（ⅠCTP)。这个标志物可用酶免疫测定法测定，且可通过胰蛋白酶消化将其与人的骨胶原分离。C 末端肽的两个变种（CTX-Ⅰ，ⅠCTP）对不同的疾病状态和治疗的反应不同。不同的蛋白酶类型涉及不同的Ⅰ型胶原片段，有研究发现组织蛋白酶 K（一种胱氨酸蛋白酶，在酸性 pH 起作用）会产生 CTX-Ⅰ，而基质金属蛋白酶（在中性 PH 起作用）则产生ⅠCTP。

各种破骨细胞酶

骨吸收标志物还包括破骨细胞产生的各种酶。5 型抗酒石酸酸性磷酸酶（tartrate resistant acid phosphatase，TRAP）表达于几种细胞类型，TRAP 有两型，5a 型表达于巨噬细胞和树突状细胞；而 5b 型则表达于破骨细胞，可用免疫测定法测定。这种酶的表达反映破骨细胞的数量，是一个有用的标志物。

血清组织蛋白酶 K，一种与破骨细胞骨吸收有关的蛋白水解酶，也可以用免疫测定法测定。已有研究显示组织蛋白酶 K 是一个对测定骨吸收有用的标志物，但还需要进一步临床评估。

· 骨形成生化标志物

Ⅰ型胶原和类骨质的其他基质成分由成骨细胞产生，成骨细胞还产生类骨质矿化所必需的酶。骨形成标志物存在于血清中而被检测，反映骨形成的不同阶段，但它们对成骨细胞也不都是特异的。

Ⅰ型原胶原前肽(*propeptides of type Ⅰ procollagen*)

在骨形成早期，类骨质形成。类骨质中约90%是Ⅰ型胶原，由成骨细胞表达。Ⅰ型胶原的形成需要将Ⅰ型原胶原分子两端的前肽切除，产生N-端前肽（amino-terminal procollagen of type Ⅰ collagen，PⅠNP）和C-端前肽（carboxy-terminal procollagen of typeⅠ collagen，PⅠCP）。被切下的前肽，除少量沉积于骨基质中，大部分进入血循环。它们在血中的半衰期短，PⅠNP是1 min，PⅠCP是6～9 min，都由肝代谢清除，由于分子量大，都不能由肾清除。因此，肝病会影响PⅠNP和PⅠCP在血中的浓度，但这不受肾功能的影响。原胶原前肽除骨组织来源外，其他有Ⅰ型胶原的组织如皮肤、肌腱和血管等均可产生。但因骨组织中Ⅰ型胶原含量最多，且其转换率较其他组织为高，因此检测循环中PⅠNP和PⅠCP的含量能反映成骨细胞的活性和骨形成情况。当成骨细胞活性增强，原胶原合成增加，上述前肽产物在血中的浓度就升高，而对于影响胶原合成的代谢性骨病如成骨不全症更具直接意义。由于它们的良好稳定性和对治疗的动态反应，IOF已将PⅠNP选为骨形成的参考标志物。临床上原发性甲状旁腺功能亢进、Paget骨病、骨软化症和肾性骨营养不良可见PⅠNP和PⅠCP升高。

骨非胶原蛋白

类骨质形成后约两周，基质矿化发生。矿化所必需的是组织非特异性碱性磷酸酶（tissue non-specific alkaline phosphatase，TNAP）的骨亚型（bone ALP)，而骨钙素则是一种结合于羟磷灰石沉积于基质中的蛋白质。

血清中碱性磷酸酶活性的测定首先于20年代引入肝病和骨病的研究中，碱性磷酸酶（ALP）是第一个用于临床和研究的骨转换标志物，某些ALP同工酶由不同的基因产生，涵盖组织非特异性的肠道、胎盘和生殖细胞。几个ALP同工酶（骨、肝、肾和胎盘）来自组织非特异性ALP同工酶的翻译后修饰，大部分循环中的ALP是肝亚型，但循环中总ALP的约一半来源于骨。

骨碱性磷酸酶（bALP）由成骨细胞合成分泌，循环中的ALP是以二聚体的形式存在，而在分泌入血前则以四聚体形式存在于成骨细胞表面。临床上通过测定BALP来评价成骨细胞活性及骨形成更具特异性。目前，已建立多种方法将bALP从总ALP分开测定，如热灭活法、电泳法、麦胚凝集素凝集法和HPLC等。肝和骨的ALP有很高的同源性，因此，在多数临床情况中测定总ALP仍能提供足够的信息协助临床诊断，如Paget骨病患者血中总ALP显著升高，这时没必要再测bALP。但对肝病患者（尤其胆道梗阻患者）或骨转换仅轻度升高者测bALP是必要的。临床上骨软化症、骨质疏松症、原发性甲状旁腺功能亢进、Paget骨病和肿瘤骨转移可见bALP升高。

骨钙素（osteocalcin，OC）是体内最丰富的非胶原蛋白，由成骨细胞、成牙质细胞和软骨细胞产生。OC基因编码蛋白首先翻译成骨钙素原（proosteocalcin），它由88个氨基酸组成，骨钙素原向成熟OC转变时会经历一些分子内的变化，首先移去信号肽，接着骨钙素原分子前肽中的γ-羧基化识别位点与维生素K依赖的羧基化酶结合，催化第17、21和24位的谷氨酸残基羧基化，变成γ-羧基化谷氨酸（gamma-carboxyglutamic acid，Gla），此后移去分子中的前肽，形成有49个氨基酸组成的成熟的OC分子，OC又称为BGP（bone Gla-protein，BGP），成熟的OC分泌出成骨细胞后，大部分沉积于骨基质，小部分入血循环，当骨基质降解时，沉积于其中的OC便释放入血。因此，血OC实际上既反映成骨细胞活性，也反映骨吸收活性，即是反映骨转换。骨钙素是一种维生素K依赖蛋白，维生素K对于骨钙素矿盐结合能力所需的3个谷氨酸残基的γ-羧基化有重要影响，羧化不全骨钙素（undercarboxylation osteocalcin，UcOC）的测定可反映维生素K缺乏或不足，通常，UcOC的含量随增龄而升高，儿童OC水平高于成人，在青春期达到高峰。女性绝经后最初5～8年处于高转换状态，血OC水平增加。

临床上检查OC时，应注意以下问题：①血中OC分子的非均一性，整分子OC、中间段、N端、C端等分子各占一定比例，为使检测结果更好地反映临床实际，最好选用能同时测定整分子和N端-中段的方法。②整分子OC在血清中不稳定。在室温放置几小时，其免疫活性明显下降；反复冻融 2～3 次，其检测结果明显降低；溶血标本的 OC 浓度会下降 90%；不同抗凝剂也会造成结果的变异。③OC 半衰期短（5 min），有明显的昼夜和季节节律（夜间高峰，午后低谷，冬春高于夏秋），无性别差异。临床上骨质疏松症、原发性甲状旁腺功能亢进、Paget 骨病、肾性骨营养不良和肿瘤骨转移可见 OC 升高，而库欣综合征和甲状旁腺功能减退时 OC 水平明显低于正常人。

4.3.1.3.2 骨转换生化标志物检测的临床应用

骨转换生化标志物检测可用于以下几方面。

- 对未经治疗的患者，可不依赖骨密度预测骨折风险。
- 对未经治疗的患者，预测骨量丢失的速率。
- 经药物治疗 3～6 个月后，重复检测可预测骨折风险下降的程度。
- 经药物治疗后，预测骨密度增加的幅度。
- 有助于评定患者对治疗的依从性。
- 有助于确定实行“药物假期”的长度，何时和是否应重启药物治疗。
- 有鉴别诊断的价值。

4.3.1.3.3 测定的变异和结果的判读

骨转换生化标志物测定的标本来源为血、尿。其中骨形成标志物全部用血样，而骨吸收标志物则部分为尿样。骨转换生化标志物检测的变异较大，一般骨吸收标志物的变异大于骨形成标志物。在判读检测结果时，一定要充分考虑到影响这些变异的因素，方能作出正确判断。影响这种变异的因素可分为分析前变异和分析变异。分析前变异主要包括影响固有生物学变异的诸多因素，如昼夜节律、天-天变异、季节影响、生长和年龄、月经周期、肝肾功能和各种疾病状态及药物影响等。多数 BTMs 的释放有明显的昼夜节律，一般峰值出现在凌晨，低谷在下午至夜间，变化幅度达 15%～30%；天-天变异在不同的标志物大小不一，TRAP 为 10%～12%，而 CTX 或 NTX 为 13%～35%；bALP 在冬季能明显升高，季节变异达 12%；儿童至青春期 bALP 明显升高，与身高生长和体重增加相关；男性 PⅠNP 随增龄而下降，但女性在 60 岁前无明显改变；月经周期的影响可使变异达 10%～20%，这对绝经前女性样本留取时间的选择有所影响。另外，肝、肾功能对 BTMs 会有影响，如PⅠNP和PⅠCP由肝代谢清除，肝病可致其明显升高，而肾功能受损并不影响其血浓度。

关于分析前样本的收集、贮存是否规范会直接影响检测结果：由于存在昼夜节律，标本收集时间应标准化；不同标志物对温度的敏感性也不一样，如TRAP在室温，甚至－20℃存放，其活性也会迅速下降；而尿吡啶啉和尿脱氧吡啶啉在室温下可稳定数月，在－20℃可稳定数年。有报道称，检测尿吡啶啉和尿脱氧吡啶啉的样本经反复冻融10次其浓度未见明显变化，但对于检测BTMs的样本原则上还是应尽量减少反复冻融，并在一定的低温下保存。

在对检测结果的判读时，需要有数据的参考区间（reference interval），这个参考区间最好由实验室建立，参照35～45岁绝经前健康女性的BTMs建立本地的成人或年轻健康男性的参考范围。建立参考范围时，需注意受试者的维生素D状态应在正常范围，且应避免疾病和药物的影响，并有足够的样本量。不同实验室间结果比较需谨慎。我国研究者基于35～45岁女性的BTMs得出的参考范围为（采用罗氏点化学发光系统检测）：N-MID为4.91～22.31 ng/ml，PⅠNP为13.72～58.67 ng/ml，β-CTX为0.112～0.497 ng/ml。另一个国内研究选择的是30岁至绝经前的女性，采用同样的实验室检测方法得出的参考范围如下：PⅠNP为17.10～102.15 ng/ml，β-CTX为0.08～0.72 ng/ml。在诊断疾病时，如BTMs超过参考范围上限的1.5倍，可认为骨转换率明显升高。常见于新发骨折、甲状旁腺功能亢进、多发性骨髓瘤或骨软化症等疾病。由于BTMs检测值即使用同一种方法在不同实验室间也有较大变异，为了检测结果的可靠性，应加入外部质量保证体系。国际上，英国外部质量评估服务（United Kingdom External Quality Assessment Service）已将BTMs纳入其质控体系中。

由于BTMs的变异较大，且影响因素多，故在结果的判读时应紧密结合临床表现来解释，迄今为止，任何一项或多项联合的标志物测定均不能作为诊断标准，将其意义定位为各种代谢性骨病临床诊断的重要辅助手段是合理的。

### 4.3.2 骨骼测量及影像学检查

骨质疏松症起病隐匿，早期多无明显症状，许多患者到已发生脆性骨折时方知罹患骨质疏松症。事实上，在骨测量技术发明以前，骨质疏松症是缺乏早期诊断方法的。骨折发生前没有预兆，就更谈不上早期干预。随着各种骨测量技术的开发和临床应用，骨质疏松症的预防、诊治和疗效监测进入了一个新时期。目前，最常用的骨测量技术是基于骨骼的X线吸收测量，尤其是对双能X线的吸收测量学。双能X线吸收法（dual energy X-ray absorptiometry，DXA）自1987年问世以来，已成为应用最广的骨测量技术。1994年WHO提出的骨质疏松症定义便是依据DXA的检测结果。因此，DXA检测的骨密度值已被公认为骨质疏松症诊断的金标准。除了用于诊断外，还用于预测骨折风险和监测骨质疏松症自然病程（治疗或未经治疗者）。

其他常用的骨测量技术还有定量CT（quantitative computed tomography，QCT）和定量超声（quantitative ultrasound，QUS），这两种方法主要用于四肢骨和椎体的测定。QCT检测的是体积骨密度（volumetric density），可较好地反映骨强度，而且可分别测定小梁骨和皮质骨的骨密度。在绝经后妇女，QCT脊椎小梁骨骨密度测定可预测其骨折风险，缺点是辐射剂量较大；而QUS并非直接测量骨密度，而是测量跟骨、胫骨或髌骨等外周骨的声速（speed of sound，SOS）和超声波幅衰减（broadband ultrasound attenuation，BUA），临床上联合应用这两个参数可预测绝经后妇女（脊椎、髋部和全身）的骨折风险和65岁以上男性（髋部、非椎体）的骨折风险。QUS的优点是无辐射，便于携带，尤其适用于社区人群筛查，但检测结果不能简单地等同于DXA检测值或T值，当其检测结果异常时，应通过体检、风险评估和DXA检测确诊。

4.3.2.1 DXA骨密度检测及结果的判读　虽然有各种骨测量方法和仪器不断开发并用于临床，但迄今国内、外公认的作为骨质疏松症诊断金标准的骨测量方法是双能X线吸收法（DXA）。目前它的生产厂家较多，但因各家仪器的双能产生方式不同、感兴趣的测量区的差异、分析软件版本不同及所用参考数据库的差异等，因此，在测量分析时，操作者应严格按照生产厂家的仪器操作手册，并考虑上述不同厂家仪器的差异或特点进行测量分析。临床上，常规测量部位选取腰椎和股骨近端；腰椎测量结果取腰椎 $L_1$-$L_4$（或 $L_2$-$L_4$）的平均值，股骨近端则取股骨颈和全髋测量值。当对受检者的腰椎和股骨近端的测量不能满足诊断要求时（如腰椎多发性骨折、股骨近端骨折、畸形或有内植物等），或受检者的体型异常肥胖不能检测，或某些以皮质骨丢失为主的代谢性骨病（如甲状旁腺功能亢进等），可考虑选取桡骨远端 1/3 处的测量值来诊断。

DXA 骨密度检测结果不仅受骨关节退行性变（如骨关节炎等）、损伤、软组织（包括血管）异位钙化及受检者体位变异等因素的影响，也受仪器精确度和操作者的规范程度的影响。因此，在分析骨密度检测报告时，首先应借助报告中的影像评估其扫描测量是否规范（如扫描时受检者体位是否合适，感兴趣区定位是否恰当等）。在确认扫描符合要求后，开始分析测量数值。DXA 对感兴趣区的扫描是二维的，故为面积骨密度（areal BMD），测定结果表达为每平方厘米扫描区的骨矿绝对值（g）和同种族、同性别参考值的比较：与年龄、性别和种族相匹配的参考人群的骨密度（BMD）比较为 Z 值，而与同性别的年轻成人参考人群的 BMD 比较为 T 值。Z 值和 T 值的计算如下。

Z 值＝(受检者的 BMD－健康同年龄同性别人群 BMD 均值）/同年龄同性别人群 BMD 的标准差

T 值＝(受检者的 BMD－同性别正常人群峰值 BMD 均值）/同性别正常人群峰值 BMD 的标准差

骨质疏松症的诊断常规选用腰椎正位（$L_1-L_4$ 或 $L_2-L_4$）股骨近端的股骨颈或全髋的 T 值。如加测前臂时，应选桡骨近端 1/3 处的 T 值。多部位检测结果应选取 T 值最低者作为诊断依据。而疗效评估时则应选用上述测量部位的骨密度值进行比较。中华医学会骨质疏松和骨矿盐疾病分会在原发性骨质疏松症诊治指南（2011 年）中建议参照 WHO 推荐的诊断标准，即基于骨密度测量：骨密度值不低于同性别、同种族健康成人的骨峰值均值 1 个标准差为正常，降低在 1～2.5 个标准差之间者为骨量减少（osteopenia）；降低程度等于或大于 2.5 个标准差为骨质疏松症；骨密度降低程度达到骨质疏松症诊断标准并伴有一处或多处骨折时为严重骨质疏松症。通常用 T-Score（T 值）表示：即 T 值≥－1.0 为正常，T 值为－2.5～－1.0 为骨量低下，T 值≤－2.5为骨质疏松症。在临床上应特别注意 DXA 骨密度检测的质量控制工作，如操作人员应掌握生产厂家提供的操作说明接受岗前培训，定期测量厂家提供的体模、不同人群各测量部位的精确性评估和最小有意义变化值的计算等。

4.3.2.2 影像学检查　在骨质疏松症的诊治中，骨骼的影像学检查非常重要，它有骨密度检测不能替代的作用。主要体现在发现和确认骨折的发生，明确骨病变的性质和帮助骨质疏松症的鉴别诊断。

尽管现代影像学技术发展迅速（如 CT、MRI 和核素扫描等），但 X 线检查仍是骨关节疾病判断骨结构是否受累的最常用的影像学方法，也是骨质疏松症影像学评估的重要组成部分。骨质疏松症的 X 线征象是密度弥漫性减低，严重者与周围软组织密度相似；骨皮质变薄和皮质骨松质化；非承重力方向的骨小梁减少或消失，承重力方向的骨小梁代偿性增粗等。依靠 X 线征象诊断骨质疏松症常不敏感或不可靠，因为只有当骨量减少至 30%以上时才会出现上述骨质疏松症的 X 线征象；此外，X 线片的密度与摄片的曝光条件和受检部位软组织的多寡有关；而读片医师的主观性或经验也不同程度地影响骨质疏松症异常 X 线征象的辨认。X 线征象评估的另一局限性是不能进行量化评估。由于骨质疏松症 X 线征象的局限性，使其不能满足早期诊断及随访观察的需要。

脊椎椎体骨折是骨质疏松症最常见的并发症。并发症的存在，即使在无骨密度诊断的情况下，也可诊断骨质疏松症，而且它还是进行药物治疗的指征，表明骨质量和骨强度已明显受损，预示着再次发生椎体或其他部位骨折的风险增加。据报道，一处椎体骨折的存在使再次发生椎体骨折的风险增加 5 倍，髋部或其他部位的骨折风险增加 2～3 倍。脊椎影像学检查可做胸椎和腰椎侧位片或用 DXA 配有的脊椎骨折评估（vertebral fracture assessment，VFA）软件进行评估。多数椎体骨折首次发生时常无明显症状，且多年未被诊断，脊椎影像学检查是发现这些骨折的主要途径。发现椎体骨折常能改变诊断分类，改变未来骨折风险的预测和影响治疗的决策。由于椎体骨折在老年人常见，且多数无明显症状，美国国家骨质疏松基金会（National Osteoporosis Foundation，NOF）推荐符合以下条件者应行脊椎影像学检查，以便及早发现椎体骨折：所有 70 岁以上的女性和 80 岁以上的男性，腰椎、全髋或股骨颈 T 值≤−1.0 者；65～69 岁的女性和 70～79 岁的男性，腰椎、全髋或股骨颈 T 值≤−1.5 者；绝经后妇女和 50 岁以上的男性，有以下危险因素者：a. 50 岁或以上发生低创伤性骨折；b. 比年轻时身高缩短 4 cm 以上；c. 与近期身高相比缩短 2 cm 以上；d. 近期或长期服用糖皮质激素。首次椎体影像学检查后，若再发现身高缩短、背痛或体形的变化，需再次进行影像学检查。在进行药物治疗的患者考虑实行“药物假期”（drug holiday）时，推荐进行脊椎影像学检查，因为当有新发椎体骨折时，不推荐停药。

胸、腰椎椎体骨折X线片形态判定方法常用的主要有两种：一种是胸、腰椎椎体骨折X线片目测判定及其分度又称为X线半定量法（semiquantitative，SQ)，也叫Genant半定量法。此法将椎体骨折按程度分为Ⅰ、Ⅱ、Ⅲ度或轻、中和重度。骨折程度判定是椎体降低最明显处的上下高度与同一椎体后高之比，若全椎体压缩时，则压缩最明显之处的上下高度与其相邻的上一椎体后高之比。第二种是胸、腰椎椎体骨折X线片椎体形态定量判定法（quantitative morphometry，QM)，此法是对胸、腰椎等椎体高度的直接测量，在椎体上下前、中、后6点定位后，由计算机软件测量分析。被测椎体高度降低水平在正常椎体高度的2.5～3.0个标准差以上视为椎体骨折。

以上椎体影像学检查只是判定是否有椎体骨折及其程度，但尚不足以进行椎体骨折的疾病性质诊断。虽然骨质疏松性椎体骨折是老年人常见病，大部分椎体骨折为骨质疏松症所致的原发性骨折，但不能忽视同时合并其他疾病（如恶性肿瘤骨转移或恶性血液疾病等）或其他继发性骨质疏松症所致的椎体骨折，因此，除观察椎体的形态变化外，还应注意是否有骨质破坏等其他继发性椎体压缩性骨折的可疑征象，如有，则应视具体情况选择行CT或MRI或核素扫描等影像学检查，以便明确诊断。临床上，老年患者椎体继发性骨折多为转移性骨病或多发性骨髓瘤所致，应注意鉴别；脊椎结核也可导致椎体形态学变化，但脊椎结核多伴有椎体终板破坏和椎间隙狭窄等变化，常规X线影像结合临床表现与骨质疏松性椎体骨折不难鉴别；骨软化症可使骨组织密度普遍减低、椎体呈双凹变形，与骨质疏松症的X线表现相似。但仔细观察骨软化症受累骨结构模糊不清，似毛玻璃状，与骨质疏松症的改变有区别，如同时发现骨骼变形（如骨盆畸形）和（或）假骨折等骨软化征象时，则鉴别不难；原发性甲状旁腺功能亢进有其以皮质骨吸收为特征的骨骼影像学表现可帮助鉴别。

（金小岚）

## 4.4 骨质疏松症的诊断和鉴别诊断

骨质疏松症的诊断应建立在详细、系统的病史采集、体格检查和全面的骨质疏松症及其骨折风险评估的基础上，发现高危者，应行 DXA 骨密度检测或骨骼影像学检查以明确诊断。在作出原发性骨质疏松症诊断前，还必须进行鉴别诊断以排除各种原因所致的继发性骨质疏松症或其他骨骼疾病。

### 4.4.1 骨质疏松症的诊断

目前，公认的骨质疏松症诊断标准主要依据以下几方面。

4.4.1.1 脆性骨折　脆性骨折的发生是骨强度下降的明确征象，预示未来发生骨折风险明显增加，也提示抗骨质疏松治疗应该启动。对脆性骨折的认定是在站立高度或低于此高度跌倒所致的骨折，这种描述一般指肢体长骨或脊椎发生的骨折，也有因咳嗽、打喷嚏或睡眠翻身导致肋骨骨折，以及手持重物时发生的脊椎压缩性骨折，甚至在无任何外伤的情况下发生自发性脊椎骨折。这些情况下发生的骨折（又称低创伤性骨折）不会发生在健康骨骼上，因此，当其发生即可作出骨质疏松症的诊断。

4.4.1.2 基于 DXA 骨密度测定　骨密度与骨强度有很好的相关性，能反映 70％的骨强度，也是未来骨折风险预测的极佳指标，随着 BMD 下降，骨折风险呈指数级增加。尽管现有的各种测定中轴骨（腰椎、髋部）骨密度或周围骨（前臂、跟骨和指骨）骨密度的技术可对特定部位和全身骨骼进行未来骨折风险的评估，但是，髋部 DXA 骨密度测定值是未来髋部骨折风险最好的预测指标。目前双能 X 线吸收法（DXA）测定骨密度是公认的诊断骨质疏松症的金标准，也是预测骨折风险、监测自然病程和评价药物干预疗效最佳定量指标。1994 年世界卫生组织（World Health Organization，WHO）推荐的白人女性的诊断标准即基于 DXA 骨密度测定。该标准的 T 值和 Z 值是选用美国第三次健康和营养调查（Third National Health and Nutrition Examination Survey，NHANESⅢ）中 20～29 岁的白人女性股骨颈的测定值为参考数据库进行计算。

4.4.1.3 应用 WHO 推荐的骨折风险预测工具（FRAX®）

尽管 DXA 骨密度检测是诊断骨质疏松症的金标准，但由于骨密度检测具有高特异度、低灵敏度的特点，且在很多不发达地区仍无骨密度检测设备，无法进行检测；加之骨密度并不能反映全部骨强度和骨质量，事实上，相当数量的骨质疏松性骨折发生在 BMD 处于骨量减少（osteopenia）的患者，且许多增加骨折风险的因素并不依赖于 BMD。鉴于此，WHO 推荐的骨折风险预测工具（FRAX®）可用于计算未来 10 年发生髋部骨折和主要部位骨质疏松性骨折的概率。该骨折预测工具可通过以下网址获得：http：//www.shef.ac.uk/FRAX/。具体见第 3 章中骨质疏松性骨折的风险评估部分。骨质疏松症的诊治流程见图 4-1。

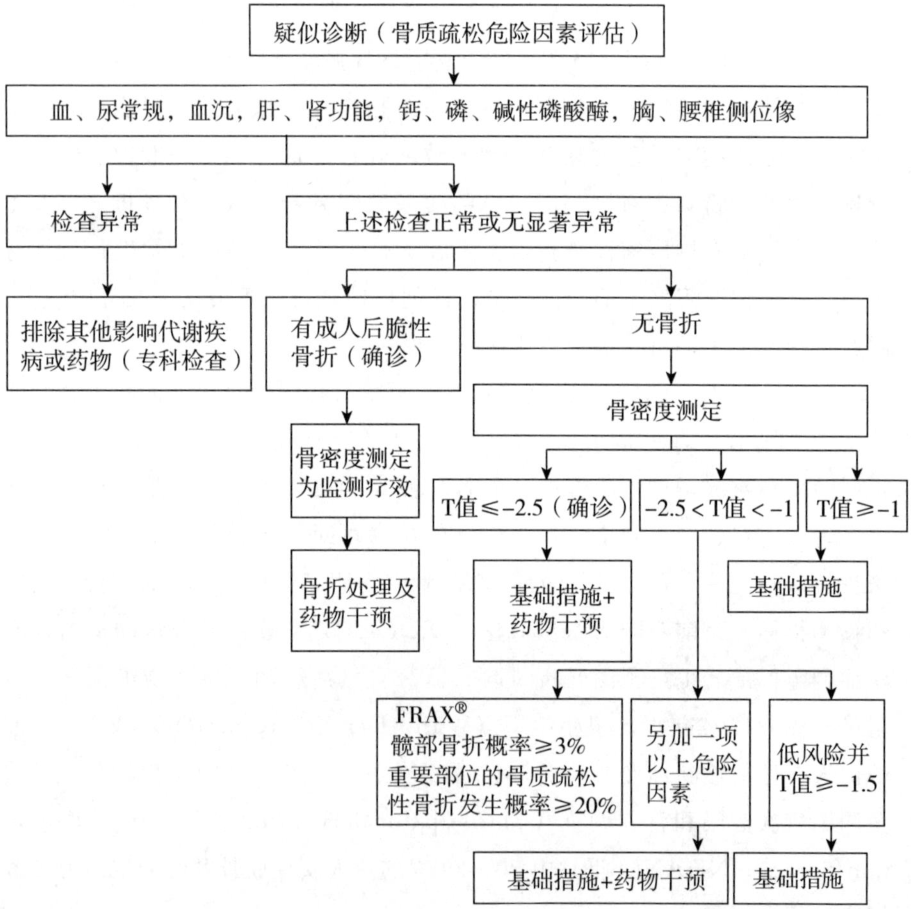


**图 4-1　骨质疏松症的诊治流程**

### 4.4.2 骨质疏松症的鉴别诊断

从骨质疏松症的定义和诊断标准可以看出，骨质疏松症是一种疾病状态，其特征是骨量丢失、骨微结构破坏、骨质量受损导致骨强度下降，骨折风险增加的疾病状态。原发性骨质疏松症是指与衰老和女性绝经有关的骨质疏松症。然而，有多种因素（疾病、药物和不良生活方式等）（见表 4-2）可导致骨质疏松症，而这些因素有些可以得到控制。由这些因素引起或加重的骨质疏松症叫继发性骨质疏松症。在骨质疏松症的诊治中，一定不要忘记对继发因素的鉴别，否则不仅会影响治疗效果，甚至会漏诊重要的原发疾病，导致严重后果。

继发性骨质疏松症的初始评估应包括骨折风险因素，导致骨丢失的基础疾病或药物、详细病史的采集，全面、系统的体格检查和相关的实验室检查（见表 4-4）。遇有以下情况者应高度怀疑有继发因素：年轻男性和绝经前女性发生脆性骨折；BMD 值极低；骨密度检测时 Z 值很低（＜2.0）；在进行抗骨质疏松药物治疗时，仍然发生骨折或骨密度进一步下降。发现骨质疏松症的继发因素并非易事，需要在病史采集和体格检查发现的线索的指引下，选择有针对性的实验室检查、影像学检查，必要时考虑侵入性检查帮助确诊。首先，全面评估所有使用的药物（见表 4-2）是必要的环节，正如评估患者的烟酒嗜好、骨质疏松症或骨折的遗传倾向一样。此外，对以下疾病应给予特别注意：1 型糖尿病、神经性厌食、持续的性激素缺乏状态和其他内分泌疾病（表 4-2）。对反复发生跌倒的骨质疏松性骨折的患者应进行跌倒风险评估，推荐的评估方面是高危药物（如睡眠药物、抗抑郁药和抗惊厥药）、视力、平衡能力和步态及肌力和肌肉强度。具体参见第 3 章跌倒部分。大动脉钙化和骨赘可干扰脊椎的 BMD 的检测，建议采用髋部的 BMD 来诊断。当有基础性疾病存在时，骨折风险会增加而不依赖于 BMD，如在慢性肾衰竭时，即便 BMD 值在正常范围，骨脆性也会增加。此外，使用糖皮质激素的患者的 BMD 骨折的阈值也会升高，故多数学者支持在其 BMD 处于骨量减少水平（T 值为－2.5～－1）时即应开始治疗。对有局限性背痛、新近发生脊椎畸形和身高缩短 3 cm 以上的患者，应行脊椎的 X 线检查，以发现新发的脊椎骨折、溶骨性病变和肿瘤。也可用 DXA 配置的脊椎骨折评估工具软件（VFA）提供的脊椎侧位形态测量进行评估，此法辐射较低且简便，是一种有用的脊椎骨折筛查方法。

为发现和确诊骨质疏松症的继发因素，需要进行必要的实验室检查，目前尚无公认的基于成本效益的检查方案，但多数学者或机构对基本检查（又叫一线检查）项目有一定共识，具体检查项目包括肝、肾功能，血清钙、磷水平，全血细胞计数，C 反应蛋白，骨源性（或总）碱性磷酸酶，游离血清 25-(OH) D 水平，血清促甲状腺素（TSH），血清游离睾酮水平（男性）（见表 4-4）。有报道称，通过上述基本检查项目可发现 90%的继发性因素（疾病或状况）。如有必要还可选择更有针对性的检查项目，如血清 PTH，以发现原发性甲状旁腺功能亢进，血清蛋白电泳以发现多发性骨髓瘤，24 小时尿钙测定以发现高尿钙症，但应同时测定尿肌酐的排泄作为内部质控，测定尿钠的排泄以排除因限钠导致的假性低尿钙排泄。为了筛查乳糜泻（celiac disease），应检测血清抗组织转谷氨酰胺酶抗体，尤其是当患者有缺铁性贫血和低 25-(OH) D 水平时。如抗体呈阳性，应取十二指肠活检确诊。为了排除库欣综合征（Cushing syndrome），可行地塞米松抑制试验；当怀疑患者患系统性肥大细胞增多症时，应检测肥大细胞产物、血清类胰蛋白酶或 24 小时尿组胺排泄，必要时可检测尿 N-甲基组胺或前列腺素 F2$\alpha$。当怀疑患成骨不全时，可行 COL1a 等基因的检测，但一般临床上根据阳性家族史，反复发生脆性骨折，蓝巩膜和听力丧失可作出诊断，有时需要遗传学检查确诊。

当上述实验室检查得到不能解释的结果或仍不能确诊时，或年轻成人有多发性骨折或在抗骨质疏松治疗期间仍反复发生骨折时，建议实施髂骨骨活检。骨活检的目的是鉴别骨软化症与骨质疏松症，建立系统性肥大细胞增多症的诊断，帮助诊断恶性浸润性疾病如多发性骨髓瘤、淋巴瘤、白血病或恶性肿瘤骨转移。

骨转换生化标志物（bone turnover markers，BTMs）对发现骨质疏松症的继发因素的作用有限，但有助于理解代谢性骨病（如 Paget 病、甲状旁腺功能亢进和骨质疏松症）的病理生理作用。

总之，对骨质疏松症的诊断和鉴别诊断应遵循以下路径或流程：根据病史和体检发现骨质疏松症或骨折的危险因素如骨痛、体型改变、脆性骨折和其他基础性疾病；对高危个体行 DXA 骨密度检测，再对低骨密度者进行鉴别诊断，发现继发性骨质疏松症的原发疾病或药物；另外，发现有骨密度低下表现的其他遗传性或代谢性骨病，以便对原发病进行治疗。骨质疏松症的鉴别诊断流程见图 4-2。

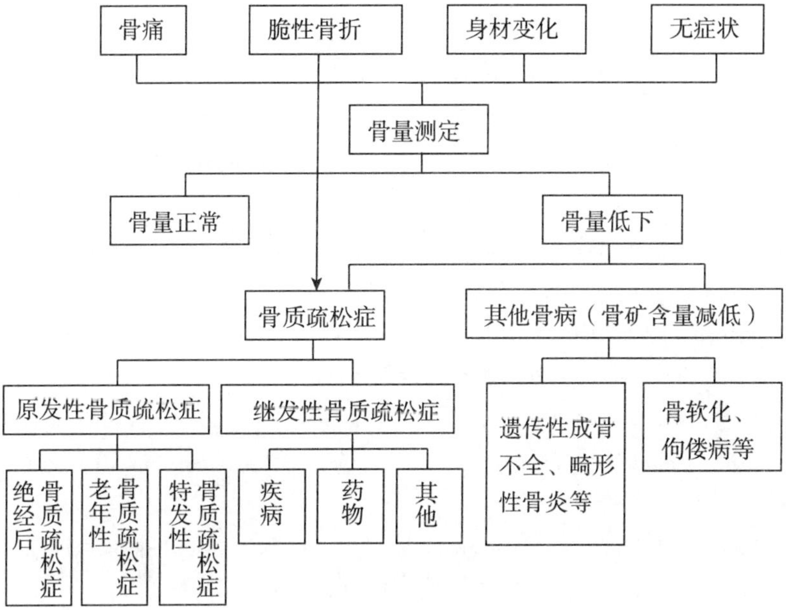


**图 4-2 骨质疏松症鉴别诊断流程图**

（金小岚 林华）

## 参考文献


[1] 中华医学会骨质疏松和骨矿盐疾病分会．原发性骨质疏松症诊治指南（2011 年）[J]. 中华骨质疏松和骨矿盐疾病杂志，2011，4（1）：2-17.

[2] 徐苓．骨质疏松症 [M]. 上海：上海科学技术出版社，2011.

[3] 中华医学会骨质疏松和骨矿盐疾病分会．骨代谢生化标志物临床应用指南 [J]. 中华骨质疏松和骨矿盐疾病杂志，2015，8（4）：283-293.

[4] Kanis JA，McCloskey EV，Johansson H，et al. European guidance for the diagnosis and management of osteoporosis in postmenopausal women [M]. Osteoporos Int. 2013，24（1）：23-57.

[5] National Osteoporosis Foundation. Clinician' s Guide to Prevention and Treatment of Osteoporosis [M]. Washington，DC：National Osteoporosis Foundation，2014.

[6] Hofbauer LC, Hamann C, Ebeling PR. Approach to the patient with secondary osteoporosis [J]. Eur J Endocrinol, 2010, 162 (6): 1009-1020.

[7] Robert A. Laboratory testing for secondary osteoporosis evaluation [J]. Clin Biochem, 2012, 45 (12): 894-900.

[8] Naylor K, Eastell R. Bone turnover markers: use in osteoporosis [J]. Nat Rev Rheumatol, 2012, 8 (7): 379-389.

[9] Walker-Bone K. Recognizing and treating secondary osteoporosis [J]. Nat Rev Rheumatol, 2012, 8 (8): 480-492.

[10] Miller PD. Unrecognized and unappreciated secondary causes of osteoporosis [J]. Endocrin Metab Clin, 2012, 41 (3): 613-628.

[11] Diab DL, Watts NB. Secondary osteoporosis: Differential diagnosis and workup [J]. Clin Obstet Gynecol, 2013, 56 (4): 686-693.

[12] Lee J, Vasikaran S. Current recommendations for laboratory testing and use of bone turnover markers in management of osteoporosis [J]. Ann Lab Med, 2012, 32 (2): 105-112.

[13] Rosen CJ. Primer on the metabolic bone diseases and disorders of mineral metabolism [M/OL]. 8th ed. [S. l. ]: Wiley-Blackwell, 2013.

[14] 林华，徐又佳．骨质疏松性骨折围手术期干预 [J]. 中华骨科杂志，2015，35 (10): 1022-1026.

[15] 中华医学会骨科学分会．骨质疏松骨折诊疗指南 [J]. 中华骨肿瘤骨病，2009，8 (5): 287-291.

[16] Lin H, Bao LH, Zhu XF, et al. Analysis for recurrent fracture of a new vertebral body after precutaneousvertebroplasty in patients with osteoporosis [J]. Orthop Surg, 2010, 2 (2): 119-123.

[17] Akesson K, Marsh D, Mitchell PJ, et al. Capture the fracture: a best practice framework and global campaign to break the fragility fracture cycle [J], Osteoporosis Int, 2013, 24 (8): 2135-2152.

# 5 骨质疏松症的三级预防和实施

目前，全球大约有2亿人患有骨质疏松症。随着人口老龄化，骨质疏松症患病率呈继续上升趋势，因其高发病率、死亡率和治疗费用而成为全球性公共卫生问题。骨质疏松症可导致骨折，是骨质疏松症患者致死和致残的重要原因，严重的骨折如髋部骨折后患者可能面临终生残疾，一年内病死率高达20%，致残率近半，患者的直接医疗负担和护理费用巨大，不仅影响个人生活质量，而且给社会及家庭造成沉重的负担。因此，预防骨质疏松症的发生尤为重要，做好骨质疏松症三级预防，对降低骨质疏松症发病率，减少骨质疏松性骨折的发生意义重大。

## 5.1 骨质疏松症人群防控总体策略

为有效开展骨质疏松症三级预防，降低人群骨质疏松症疾病负担，总体策略需要考虑公共政策、防控体系建设、健康教育、大众预防、高危人群策略和患者策略等几个方面。

### 5.1.1 公共政策

制定促进健康的公共政策是基于人群的防控在国家层面所需要采取的重要策略，它影响了个人日常生活和工作环境，并深刻地影响着个人行为选择。制定和实施有利于预防和控制骨质疏松症的公共政策，不仅仅只涉及卫生部门，而应该把促进健康融入所有政策，国家各相关部门均应承担相应职责。公共政策切入点包括制定有利于减少骨质疏松症危险因素的相关政策、降低骨质疏松症高危人群易感性、针对骨质疏松症高危人群提供额外保护、促进骨质疏松症患者健康公平等，从而为预防和控制人群中骨质疏松症流行提供政策保障。

### 5.1.2 防控体系建设

在卫生系统内部应该建立多方合作、上下联动的骨质疏松症防控体系。

探索建立疾病预防控制中心、综合医院和专科医院、基层医疗卫生机构、患者相结合的骨质疏松症防控体系。以政府为主导，疾病预防控制机构和临床机构为技术中坚，以患者自我管理为着力点，以社区卫生服务机构为依托，改善临床与疾控系统相互割裂的工作模式，探索有效的骨质疏松症管理模式；注重骨质疏松症防控人才培养；整合骨质疏松症卫生服务提供，为骨质疏松症高危人群和患者提供预防、筛查、诊断、治疗、监测、康复、管理的连续性服务，实现骨质疏松症防控的“关口前移、重心下沉、分级诊疗、上下联动”，充分发挥各级各类机构优势，使整个骨质疏松症防控体系效能最大化。

### 5.1.3 健康教育

健康教育（health education）是通过信息传播和行为干预，帮助个人和群体掌握卫生保健知识、树立健康观念、自愿采纳有利于健康行为和生活方式的教育活动与过程。其目的是消除或减轻影响健康的危险因素，预防疾病，促进健康和提高生活质量。健康教育通过有计划、有组织、有系统的教育活动，以促进个人或群体改变不良行为与生活方式为着眼点的一种干预措施。健康教育是骨质疏松症防控的重要策略。通过建立骨质疏松症信息和知识权威发布平台，充分利用大众媒体，大力开展骨质疏松症健康教育、广泛宣传骨质疏松症防治知识，寓预防于日常生活之中，促使人们自觉养成良好的预防和控制骨质疏松症的行为和生活方式。

### 5.1.4 大众预防

通过采取针对全人群的干预措施，在一般人群中实施以健康教育和健康促进为主导、以骨质疏松症防控为重点的干预措施，改变人群骨质疏松症相关的知识结构和信念，进而降低整个人群骨质疏松症的危险因素。

在大众预防策略中，需要针对全人群开展骨质疏松症防控工作，即从生命全过程的角度防控骨质疏松症。骨质疏松症是影响老年人群的重要健康问题，虽然多在老年人群中发病，但其发生、发展通常经历了漫长的过程。人体骨骼在不断进行新陈代谢。骨形成与骨吸收同时进行，成骨细胞形成新骨，而破骨细胞则吸收旧骨。在儿童和青春期，骨形成大于骨吸收，骨量快速增加；中年时期，骨量保持稳定；而在老年时期，骨吸收大于骨形成，骨量减少。骨量低下是诊断骨质疏松症的重要依据。老年人的骨量取决于骨发育成熟期达到的骨峰值、中年期骨量的维持以及之后的骨丢失速率。青年时期获得的骨峰值高低对老年时期骨量产生重要影响。因此，预防骨质疏松症需要从儿童时期开始。

研究表明，从婴儿期到儿童期，骨钙含量大幅增加。从儿童到青年，骨量增长数倍，大约50%的骨钙增加量在青春期获得。在达到骨峰值随后的十年中，骨量基本维持稳定。中年之后，骨量开始流失，此阶段，需要控制和减少骨量流失，维持骨骼健康。因此，预防和减少骨质疏松症的人群防控不应只针对老年人，而应关注生命的整个过程，从儿童和青少年时期开始。

· 从青少年时期开始预防骨质疏松症，获得最佳骨峰值：从婴儿到青少年时期是形成骨骼、建立骨骼健康良好习惯的关键阶段，不仅有助于获得较高的骨峰值，该阶段建立起的习惯对于一生维持骨骼健康同样具有重要影响。

骨峰值主要受遗传因素影响，但是，达到遗传因素决定的骨峰值主要受生活方式的影响，包括足够钙、维生素 D 和优质蛋白质摄入、体育锻炼以及避免吸烟和过度饮酒；同时，还应关注儿童期常见的可导致骨质疏松症的疾病和药物的情况。

· 维持骨量、减少骨量流失：摄入足量钙，并坚持适量室外活动和体育锻炼，也是维持最佳骨量、延缓骨丢失的重要措施。所有个体都应进行危险因素评估，并避免各种促使骨量丢失的因素。

### 5.1.5 高危人群策略

5.1.5.1 降低高危人群危险因素暴露　该策略主要是对疾病风险高的人群，针对致病危险因素采取干预措施，降低其未来发病风险。女性中，围绝经期和绝经后的前十年，是骨量快速丢失的阶段。此阶段为减少骨丢失可采取雌激素替代治疗（ERT/HRT），出于安全性考虑，应权衡利弊。

5.1.5.2 针对高危人群进行骨质疏松症筛查　定期检查骨密度是早期发现骨质疏松症高危人群的有效方法，可以尽早发现骨量低下，及时采取应对措施，预防用药。对于 40 岁以后的妇女尤其应尽早和定期进行骨密度测量。以居住或工作社区为基础，开展骨密度筛查和定期检查，是人群防控的重要措施。

针对一般人群，及特定的目标人群（如绝经后妇女、过度饮酒的男性等），定期开展骨质疏松症筛查。

### 5.1.6 患者策略

5.1.6.1 针对骨质疏松症患者开展规范化治疗　针对骨质疏松症患者，早诊断、早治疗是骨质疏松症防控的重要策略。DXA是诊断骨质疏松症的金标准，并且，有研究显示，进行骨密度检测可以大大提高骨质疏松症患者接受治疗的概率。在65岁以上髋部或腕部骨折的女性患者中，进行骨密度检测组有40%接受了抗骨质疏松症治疗，而没有接受骨密度测量组中仅有6%接受抗骨质疏松症治疗，进行了骨密度检测的患者更倾向于坚持治疗。由此可见，进行骨密度测量对于骨质疏松症的防控具有重要意义。同时，需要提高患者的治疗依从性，以保证治疗达到效果。

5.1.6.2 预防跌倒，减少骨折和再次骨折发生　针对患者开展预防跌倒、减少骨折和再次骨折发生是针对骨质疏松症重要策略。骨折风险随着年龄以指数方式增加，这不仅是由于骨量减少，也与老年人跌倒率增加有关。

改善骨质疏松症状况、评估骨折风险、预防跌倒是减少骨折发生的重要措施。

（汤淑女　尹香君　王临虹）

## 5.2 骨质疏松症的三级预防

在骨质疏松症的防控中，预防比治疗更为现实和重要，早期预防是延缓骨质疏松症最好方法。

骨质疏松症有效控制应该包括三级预防，以提高骨峰值，减缓绝经后妇女和老年人的骨量流失速度，从而预防或延缓骨质疏松症发生，减少骨折。

### 5.2.1 一级预防

一级预防为病因预防。是在骨质疏松症尚未发生之前，通过减少和控制骨质疏松症的危险因素，增加保护因素来提高骨峰值和减缓其后骨量流失速度来预防骨质疏松症及其骨折。一级预防是最基本、最经济、最有效的手段。

5.2.1.1 骨质疏松症一级预防内容

· 健康促进：通过创造促进健康的环境使人们避免或减少对致病因子的暴露，改变机体易感性，保护健康人群免于发病。可采取健康教育、自我保健、环境保护等方式达到健康促进的目的。

健康教育可以通过信息传播和行为干预，帮助个体和群体掌握骨质疏松症相关知识，树立健康观念，采纳有益于健康的行为和生活方式，避免或减少骨质疏松症的危险因素，预防疾病，促进健康，提高生活质量。研究显示，骨质疏松症发生和发展与人们知识、行为方式有着密切关系，不良的认知行为方式能加速其发生发展。近年来，骨质疏松症健康教育正日益受到关注，国内陆续展开了骨质疏松症健康教育干预研究，取得了一定成效。多项研究显示，有针对性地开展有关骨质疏松症防治的健康教育指导，可提高干预对象骨质疏松症防治知识的知晓率，并使他们建立有利于骨健康的生活方式。

自我保健是指个体在骨质疏松症发病前就进行干预以促进健康，增强机体的生理、心理素质和社会适应能力。一般来说，自我保健是个人为其本人或家庭利益所采取的大量有利于健康的行为。长期以来，人们比较重视生物、物理、化学等致病因素，却忽略了人类自身活动，即生活方式对健康的巨大影响。自我保健学应运而生，强调公众建立良好健康意识和生活习惯，强化对不良行为的干预，削弱危险因素的作用，使人们逐步建立起健康生活方式，由过去对疾病消极应对转向积极自我保健和预防。

环境保护是健康促进的重要措施，通过环境保护和监测，避免环境污染和职业暴露对健康造成危害，如环境污染物中含有对骨骼有害的铅、铝、镉等重金属，可影响骨骼对钙、磷的吸收，增加骨质疏松症发病风险或加重骨质疏松症。

· 健康保护：针对骨质疏松症危险因素和预防手段所采取的措施，在预防和消除病因上起主要作用。如知晓相关危险因素；进行骨骼检测，定期到医院检查骨骼健康状况，请医生评估骨折风险；纠正不良生活方式如吸烟、酗酒等；营养平衡，摄入充足的钙和维生素 D；增加体力活动，加强锻炼，适当接受日光照射等。

5.2.1.2 骨质疏松症一级预防策略　开展一级预防常采用双向策略，即把对整个人群的普遍预防和对高危人群的重点预防结合起来，二者互相补充，提高效率。

· 全人群策略：对整个人群的普遍骨质疏松症预防，旨在降低整个人群对骨质疏松症危险因素的暴露水平，通过健康促进实现。

· 高危人群策略：对高危人群的骨质疏松症预防，旨在消除具有骨质疏松症危险因素人群的特殊暴露，通过健康保护实现。

5.2.1.3 骨质疏松症一级预防具体措施　一级预防，需要人群尽量在儿童期、青春期、孕乳期、成人期获得理想的峰值骨量；绝经期、绝经期后的妇女和老年人应该减少骨量丢失，减少骨质疏松症的发病率。积极预防继发性骨质疏松症，除积极治疗原发性疾病外，在必须使用可能引起骨质疏松症不良反应的药物时，应慎重使用，用最小的有效治疗剂量，同时采取相应骨骼保护措施，防止骨质疏松症发生。

5.2.1.3.1 针对全人群开展的骨质疏松症预防：对人群进行有关骨质疏松症及其并发症基础知识普及，倡导健康生活方式如合理膳食、适当运动、戒烟限酒、心理平衡。

·合理膳食：膳食结构对维持骨骼生长、发育、代谢方面起着重要作用，合理膳食有助于预防和控制骨质疏松症的发生和发展。骨质疏松症膳食危险因素指膳食中存在的可能导致骨量低下的相关因素。目前认为，低钙、低维生素D、高蛋白、高磷、微量元素缺乏的饮食均能导致骨量减少，增加骨质疏松症发病风险。在饮食方面以钙、磷及蛋白质摄入量的影响为主。

钙是构成骨骼的主要矿物元素，也是最重要的营养因素之一，缺钙不仅是在绝经后，而是在整个生命期都是骨质疏松症重要原因之一，足够钙摄入对预防骨质疏松症有重要作用。增加钙摄入可以纠正钙失衡，抑制骨吸收和降低骨转换。在儿童期、青春期和成年早期，足量钙摄入有助于获得最佳峰值骨量，减少生命后期发生骨质疏松症危险；绝经后妇女增加钙摄入能减缓骨钙丢失，抑制因继发性甲状旁腺功能亢进所致的高骨转换，进而延缓骨密度减低，降低骨质疏松症风险。人们应该从生命早期，如儿童、青少年时期开始，即注重合理膳食，增加钙摄入以预防骨质疏松症。

需要重视的是，骨密度不仅与饮食中的钙摄入量有关，还与摄入钙的吸收率相关，如老年人、绝经后妇女、维生素D缺乏者钙吸收率较低。因此膳食总钙摄入高并不能完全代表机体钙营养状况好坏。膳食中蛋白质、磷及钙磷比值也是骨质疏松症影响因素，膳食蛋白过低和过高均不利于骨健康。蛋白质代谢产物如尿素、尿酸等增加，肾排泄时会增加负担，同时也可使钙排出增加，因此长期的高蛋白饮食会加速体内钙的流失，增加骨质疏松症风险。磷的供给量应与钙保持一定比例，一般成人膳食钙磷比值应在1～1.5为宜。另外，维生素D也是一个重要的营养成分。钙的良好吸收，必须有正常量维生素D的参与，就目前我国居民膳食结构看，人们普遍缺少维生素D摄入。维生素D的主要来源是充足的日照，人们在日照不足的季节（如冬季和早春），在冬季较长的北方以及多用防晒霜的人群，易患维生素D缺乏症。故在补充适量钙的同时补充适量维生素D，或增加户外活动，多接触阳光，这样有利于钙吸收和骨骼健康。另外，还应注意合理烹调，减少钙流失。

在饮食方面，指导居民平衡膳食，选择低热量、低胆固醇、低糖、高纤维膳食。膳食平衡的个体实施详见第9章适宜技术部分。

· 适量运动：运动是预防骨质疏松症有效方法之一。适量运动可以增加对骨的刺激，改善骨骼血液循环、促进骨代谢，对维护和提高骨量和骨强度、延缓骨量丢失有积极作用。运动还可提高雌激素和睾酮水平，使钙吸收和利用增加，并能改善神经肌肉协调能力，减少老年人跌倒风险，从而预防骨折发生。有研究显示，老年人坚持运动可使骨量流失减少，预防骨折。缺少体力活动，则可使肌肉强度减弱，机械刺激减少，最终导致骨量减少。随着肌肉强度减弱和协调障碍，老年人容易跌倒而诱发骨折。绝对卧床会使尿钙排量增多达3倍左右，卧床2周者即有明显的骨量减少。

不同运动项目对骨密度影响不同。力量性项目运动员骨密度较高，耐力性项目运动员骨密度最低，说明在改善骨密度方面，运动的应变大小比负荷频率大小更为重要。防治骨质疏松症的主要运动方式为抗阻力练习和有氧耐力运动，如慢跑、快走、太极拳、踏车和登台阶等。研究发现运动可增加骨量、提升骨密度，但在运动停止一段时间后，随年龄增长又会重新出现骨量丢失加速、骨密度降低的情况。因此需要长期坚持运动以预防骨质疏松症。

运动行为干预方法，提倡个体化，根据情况选择合适的运动方式。倡导中、小强度的抗阻力练习，遵循有氧运动锻炼四原则，即循序渐进、因人而异、量力而行、持之以恒。根据体质选择合适的运动方式，身体健壮的中青年人宜选用运动强度较大的项目，如游泳、跑步等；体弱的中老年人宜选用强度小的项目，如步行、健身操等。合理安排运动强度、次数与持续时间。合理的锻炼量应同时符合下列3项条件：锻炼频度（每周不少于3次）、锻炼时间（每次不少于30 min）、锻炼强度（运动时稍出汗，轻度呼吸加快，但不影响交谈）。

另外户外锻炼可以得到足够的阳光照射，能够促使皮肤7-脱氢胆固醇转化为维生素$D_3$，维生素D可增加肠道钙吸收，促进成骨细胞功能。因此，应该坚持户外运动，接受阳光照射，有助于合成体内所需的维生素D。

科学运动具体见第9章适宜技术相关部分。

·戒烟限酒：吸烟和过量饮酒是骨质疏松症发病的两大危险因子。男女吸烟者均可导致椎体骨折和髋骨骨折的危险性增加。吸烟者骨量丢失为不吸烟者的1.5～2倍。吸烟可使肠钙吸收减少。女性吸烟者常过早停经，导致性激素水平下降、骨吸收增加、骨量丢失。特别是吸烟可使妇女绝经年龄提前，并加速雌激素灭活和分解，引起器官损害，抑制钙与维生素D的吸收。大量研究发现，吸烟可以通过6条途径导致骨质疏松症发生：①烟草对骨细胞产生直接毒性作用，可直接或间接对破骨细胞产生刺激，增强其溶骨作用，增加骨吸收，致使骨量减少。②干扰人体内钙离子代谢。③打破人体性激素平衡，如可促进雌激素分解，而机体内雌激素降低是致骨质疏松症的重要因素。④引起一些细胞因子改变，很多细胞因子，如白细胞介素、前列腺素、转化生长因子、肿瘤坏死因子、胰岛素样生长因子1、表皮生长因子等在骨组织代谢中也起到重要调节作用。吸烟也可以影响某些细胞因子生成和正常生理作用发挥，进一步导致骨代谢调节失衡，引起骨质疏松症。⑤吸烟导致骨骼肌肉的广泛损伤。肌力和骨量成正相关，如果肌力停止增加，骨量增加将明显受到限制。⑥吸烟相关疾病的间接影响等。由于长期吸烟，许多患者还有慢性支气管炎、慢性阻塞性肺疾病（COPD）、肺气肿等疾病，据报道大约有

68%的 COPD 患者有骨质疏松症。慢性肺部疾病导致的营养不良、运动能力下降以及糖皮质激素的长时间应用，都会不同程度地减少骨形成，增加骨吸收。另外慢性肺部疾病的病理过程是慢性炎症反应，疾病本身引起的炎性介质和细胞因子，如白细胞介素、前列腺素、肿瘤坏死因子等都是破骨细胞的刺激因子，可进一步促进骨吸收。研究显示，无论是男性还是女性，每天饮酒超过 2 IU（20 g 纯酒精），会增加骨质疏松和髋部骨折风险。每天饮酒超过 4 IU 会导致骨折风险加倍。长期饮酒可以抑制成骨细胞活动，而成骨细胞是骨重建及骨形成的重要的功能细胞，酒精能够从多方面影响成骨细胞蛋白质分泌及信号表达，引起成骨细胞数量减少，降低骨形成率。酗酒者易并发肝硬化，影响血 25-(OH) D 生成，导致血 25-(OH) D 和 1，25-$(OH)_2$D 均有下降，影响肠钙吸收。过多饮酒可减少成骨细胞增殖和活性，降低骨形成。骨组织计量学研究可见皮质骨和松质骨厚度均减少，骨形成率和矿盐沉积率都降低。另外，长期饮酒能够造成机体营养不良，使维生素、微量元素等摄入量不足，导致骨量进一步丢失。总之由于酒精会影响成骨细胞，长期大量饮酒，会增加骨折风险，同时，过量饮酒也会增加跌倒风险，并与钙、维生素 D、蛋白质等的营养不良相关。

• 心理平衡：心理平衡是保证健康的前提和基础。不同的情绪和行为会对人体健康造成不同影响，良好的心理状态利于维持人体免疫和康复功能，利于疾病预防，如负面情绪会影响体内营养素的吸收，导致营养素缺乏，增加骨质疏松症的风险。

5.2.1.3.2 针对高危人群开展的骨质疏松症预防：骨质疏松症的危险因素包括可控因素和不可控因素。不可控因素是人本身不可改变的因素，如增龄、性别、种族（白人、黄种人、黑人）、遗传因素（家族史、基因）、初潮推迟、早期闭经等；可控因素是通过自身努力可以改变或控制的因素，如膳食营养因素、体重、吸烟、过度饮酒、过度摄取咖啡、运动不足、长期卧床、日照不足、药物和疾病等。

骨质疏松症高危人群可通过 IOF 骨质疏松症风险一分钟问卷进行判定，问卷中 10 道题中有 1 题的回答为“是”，即为阳性，受访者则为高危人群（详见第 3 章骨质疏松症的风险评估相关内容），应当到骨质疏松专科门诊就诊。除此以外，高龄、低体重女性尤其需要注意骨质疏松症。此外，缺乏运动、缺乏光照对年轻人来讲同样是骨质疏松症的危险因素。

针对高危人群，需要开展有针对性的危险因素控制，具体预防措施如均衡膳食、适量运动、戒烟、限酒、减少碳酸饮料及咖啡的摄入、改变不良的生活习惯等，详见一级预防具体措施和适宜技术相关部分。另外需要注意的是，许多药物都可以引起骨质疏松症，骨丢失的程度与用药剂量和用药时间长短成正比。糖皮质激素是引起药物性骨质疏松症的最常见原因。糖皮质激素通过多种机制减少骨量，抑制骨胶原合成和增加骨吸收。此外，一些抗凝药如华法林、抗癫痫药苯妥英钠等药物也可能影响骨代谢，长期使用可能增加骨质疏松症风险。因此需要在医生指导下合理用药，并适当应用抗骨丢失药物。

### 5.2.2 二级预防

二级预防为“三早”预防。即早发现、早诊断和早治疗。对高危人群进行风险评估以及风险预测，加强对骨质疏松症易患人群的健康指导，尽早对低骨量人群进行控制，进而减少骨质疏松性骨折的发生是二级预防的重要内容。二级预防的主要方法分为普查、筛检、定期健康检查。另外设置、设立专门的骨质疏松症防治机构对于二级预防的具体实施至关重要。

5.2.2.1 二级预防的主要措施

· 骨质疏松症二级预防关键在于早期发现，并给予积极治疗：对骨质疏松症高危人群进行筛查，开展风险评估以及风险预测，加强对骨质疏松症易患人群的健康指导。这是二级预防的主要内容。临床上评估骨质疏松症风险的方法较多，国际骨质疏松症基金会（IOF）“骨质疏松症风险一分钟问卷”以及“亚洲人骨质疏松自我筛查工具（OSTA）”两种简易评估方法可作为初筛工具，灵敏度高且操作简便，有利于发现骨质疏松症或者骨折高风险人群，以便尽早明确诊断与治疗，对预防骨质疏松性骨折有重要意义（具体评估方法参照第 3 章）。建议 50 岁以上的人群，尤其是低体重人群，每年都可以通过 OSTA 自我筛查公式进行骨质疏松症风险自测，如果发现自己是高危人群，应该及时去医院进行双能 X 线吸收法骨密度检查，有利于骨质疏松症早期防治。

· 对骨质疏松症高危人群进行监测：对高危人群，很重要的一点是通过骨密度和骨测量，早期筛查出骨量降低者，以便及时治疗，并进行骨折危险评估，确定防治措施，防止骨折等并发症发生。对快速骨量减少的人群，应及早采取防治对策。中年以后的人群，尤其是绝经后妇女，骨量丢失加速，为预防骨质疏松症，对于围绝经期和绝经期妇女、老年人群、容易引起骨质疏松症的患者以及长期应用皮质激素等高危人群，应该定期检查骨密度，以达到早发现、早诊断和早治疗。

美国国家骨质疏松基金会，国际临床骨测量学会（the International Society for Clinical Densitometry，ISCD），美国骨折预防工作组与美国临床骨质疏松协会提出，对以下骨质疏松高风险人群进行骨密度筛查：①年龄 65 岁以上的女性，以及 70 岁以上的男性；②65 岁以下有 1 个或多个骨折风险因素的绝经后女性 ；③50～70 岁有 1 个或多个临床骨折风险因素的男性；④围绝经期妇女，有低骨量或骨量丢失加速的骨折高风险因素，如低体重、此前骨折史或正在使用高风险药物；⑤准备中断雌激素治疗的女性；⑥40 岁以上有低创伤和脆性骨折的人群；⑦准备或正在进行抗骨质疏松治疗的人群；⑧正在服用某些药物或与继发性骨质疏松相关的某些疾病的人群；⑨有骨丢失加速的证据但不愿意接受治疗的人群；⑩监测抗骨质疏松药物治疗效果的人群。

· 开展骨折风险评估：骨质疏松症主要危害是骨折风险增加。骨密度测定能够反映骨折风险概率，但是受到很多其他风险因素影响。2007 年 WHO 提出骨折风险因子的概念，即骨折风险因子越多，发生骨折风险就越大。因此推荐应用骨折风险评估工具（fracture risk assessment tool，FRAX®）联合骨密度测量值，预测未来 10 年发生骨折的概率。FRAX® 具体应用参照第 3 章及第 9 章的相关内容。

· 开展自我保健：开展骨质疏松症危险度自我测定，是做好自我保健，预防骨质疏松症的重要环节。如女性更年期前后、身材矮小、有骨质疏松症家族史，则属于高危人群，应该采取一级预防的各种措施，防止骨质疏松症发生和发展。

· 预防继发性骨质疏松症：骨质疏松症二级预防中需要积极治疗引起继发性骨质疏松症的疾病，包括性功能减退、器官移植、糖尿病、风湿性关节炎、甲状旁腺功能亢进、甲状腺功能亢进、慢性肝病、慢性阻塞性肺疾病和胃肠道疾病等。另外，有些疾病如系统性红斑狼疮、皮肤病、类风湿关节炎、肾病、哮喘患者等常用糖皮质激素治疗，骨质疏松症是长期使用糖皮质激素的副作用之一。积极治疗原发病可有效预防骨质疏松症的发生。

另外，可通过药物干预预防骨质疏松症及骨折的发生，提高居民的生活质量。药物干预包括基础措施如钙剂补充和维生素 D 及其类似物的应用，以及抗骨质疏松药物的应用。

5.2.2.2 社区人群骨质疏松症的早诊断和早治疗　为有效降低人群骨质疏松症疾病负担，开展社区人群二级预防是重要手段。需要做好宣传和提高医务人员的诊断、治疗水平；通过普查、筛检和定期健康检查以及群众自我监护，及早发现骨质疏松症初期患者，并使之得到及时合理治疗。在社区人群开展骨质疏松症早诊早治如下：

· 明确目标：以早诊早治工作为载体，提高骨质疏松症的早期诊断率、早期治疗率；提高技术队伍水平，加强基层能力建设；建立合理、可行的费用分担机制，保证绝大部分患者得到及时治疗；逐步全面开展骨质疏松症综合防控工作。

· 确定内容和方法：制订早诊早治工作计划和实施方案。各地卫生行政部门应当根据当地骨质疏松症流行特点，组织制订适合本地情况的早诊早治工作计划和具体实施方案。科学确定开展早诊早治工作的人群范围、技术指导及工作承担单位，建立、健全包括流行病学、临床检查及辅助检查如实验室检查、骨骼测量和相关的影像学检查等多学科协作的早诊早治技术队伍。

规范早诊早治工作。根据国家相关诊疗规范，结合本地区卫生资源状况，统一辖区内医疗卫生机构骨质疏松症早诊早治工作流程，统一培训医疗卫生人员，落实骨质疏松症规范化诊疗，切实保证患者有效早诊早治，降低骨质疏松症发病率和骨折发生率，提高治疗效果和生存质量。

· 不同的疾病防控和诊疗机构明确相关职责和主要任务

疾控机构及专业防治机构的主要职责

a. 依据国家相关规划、计划及方案，制订辖区骨质疏松症筛查及早诊早治的技术方案，发展和推广骨质疏松症早诊早治的适宜技术。

b. 组织发动早诊早治工作，开展流行病学调查，收集筛查对象信息，建立骨质疏松症综合防控示范区，逐步推动骨质疏松症综合防控工作。

c. 开展骨质疏松症健康知识普及工作，提高人群对骨质疏松症防控知识的知晓程度及在骨质疏松症防控工作中的主动参与意识。

d. 承担对开展骨质疏松症筛查和早诊早治工作的各级各类机构的技术指导和相关人员培训；

e. 组织和参与早诊早治工作质量和效果的评估考核。

基层医疗卫生机构的主要职责

a. 做好健康教育，动员辖区居民参与骨质疏松症筛查工作，协助上级医院开展骨质疏松症筛查工作。

b. 在上级医院指导下，参与骨质疏松症的筛查和早诊早治工作。

综合医院的主要职责

a. 执行骨质疏松症筛查及早诊早治技术方案，按照分地区、分阶段、有计划、有重点的原则逐步开展骨质疏松症筛查和早诊早治工作。

b. 指导基层医疗卫生机构开展骨质疏松症筛查和早诊早治，培养基层医疗卫生机构技术队伍。

- 在社区人群开展二级预防的流程和步骤。

  a. 制订筛查技术路线。

  b. 确定筛查对象范围。

  c. 明确参与机构的职责和任务。

  d. 时间进度安排。

  e. 早诊早治的保障措施。

  f. 参与早诊早治人员的技能培训。

  g. 确定质量控制措施与评价指标。

- 做好质量控制。

  a. 广泛开展健康教育和宣传动员，提高群众的参与程度和依从性。

  b. 开展人员培训，提高技术水平，提高早诊率。

  c. 政策保障措施到位，提高治疗率。

### 5.2.3 三级预防

三级预防为临床预防，需要根据临床危险因素的评估与骨密度测定相结合，制订具体防治方案。预防对象为骨质疏松症患者或已经发生脆性骨折的患者，重点是综合治疗和预防骨折及再骨折。通过药物干预和康复治疗，积极治疗和护理严重的骨质疏松症患者及合并骨折的患者，减少骨折和再骨折的发生，延缓和减少骨质疏松性骨折引起的残疾和死亡，促进功能恢复，降低病死率，提高生活质量，延长寿命。三级预防的主要措施包括以下几方面。

5.2.3.1 基础措施　包括适量运动、调整生活方式、补充钙剂和维生素D等。运动刺激可以增大峰值骨量并减慢随着年龄增长的骨量流失的速度，这是预防骨质疏松性骨折发生的重要措施之一。调整生活方式如均衡膳食，适当增加饮食中钙摄入，多食用含钙丰富食物，避免过量饮用咖啡及碳酸饮料，增加户外活动等。基础措施具体见本章一、二级预防部分以及第9章适宜技术相关部分。

5.2.3.2 药物治疗　当发现骨密度低下或患有骨质疏松症时，可在医生指导下选择适当的药物治疗，减缓骨量继续丢失，并降低骨折风险。已发生骨折的患者，除对骨折及时处理外，抗骨质疏松的药物治疗不容迟疑，还需要开展康复治疗等预防再骨折和残疾。目前有多种抗骨质疏松药物，作用机制各有不同，或以抑制骨吸收为主，或以促进骨形成为主，也有一些多重作用机制的药物。临床上抗骨质疏松症药物的疗效判断包括是否能提高骨量和骨质量，最终降低骨折风险等。药物治疗具体见第6章药物治疗相关部分。

5.2.3.3 预防跌倒　骨质疏松症三级预防很重要的一点是预防骨折和再骨折。鉴于骨质疏松性骨折的严重后果，预防其发生更为重要。骨密度下降并不是骨质疏松性骨折的唯一危险因素。机体的反应性、平衡能力对于预防骨质疏松性骨折的发生也很重要。Belinda等发现跌倒导致了90%的髋骨骨折和50%椎骨骨折，故对跌倒进行预防是预防骨质疏松相关性骨折最主要措施。具体的预防措施实施如下。

· 适量运动：体力活动，可改善肌肉力量和平衡能力。运动以抗阻力练习和有氧运动为主。近年来，太极拳被认为是预防跌倒的有效方法而得到关注。另外，运动应因人而异、量力而行，选择适当的锻炼方式和强度。具体见本章一级预防部分和第9章适宜技术相关部分。

· 调整生活方式：均衡膳食、增加户外活动。户外活动可以改善维生素D缺乏情况。维生素D的缺乏与肌无力、肌肉疼痛有一定关系，而跌倒与老年人肌肉功能减退和平衡能力欠佳有关。适当的维生素D，可以减少跌倒风险。具体措施详见本章一级预防和第9章适宜技术相关部分。

· 改善生活与居住环境：老年人群是骨质疏松症的高发人群，改善老年人的生活与居住环境，降低居家危险因素对预防老年人跌倒至关重要。创造适合老年人特点的居家环境，避免因居家环境因素引起跌倒。建议保持室内灯光明亮，光线分布均匀，保留夜间照明灯；地面平整防滑，在浴室中放置防滑垫；物品摆放不宜过高，方便取放；卫浴设施和楼梯安全实用，卫生间设坐厕并安装扶手；床铺和座椅高低要考虑到方便老年人。

在日常家居生活中，行走和转移过程中老年人应衣着简洁，鞋子舒适得当。选择合适的平跟防滑鞋，最好不穿拖鞋。上厕所、起床和洗漱等要站稳后才移步，上下楼梯要扶扶手，避免站着穿裤子及登高取物、突然起床及夜间醒后立即如厕，走路突然回头。步态不稳，腿力差的老年人应备拐杖和相应辅具，加强陪护。避免容易导致骨折的活动与动作，采取保护性措施。外出活动应结伴而行，避免外出走得太远及雨雪等不良天气户外活动。外出时选择适宜的交通工具，避开交通高峰，最好有人陪同扶持，上下公共汽车要扶扶手，不到拥挤的公共场所。

· 心理疏导：研究显示，有跌倒史的老年人中，因为害怕跌倒而避免活动，形成“跌倒—失去信心—回避活动—更易跌倒”的恶性循环。通过心理疏导，增强老年人自信心，使其认识到跌倒的许多危险因素是可控的，消除抑郁、焦虑等不良情绪，使其积极地参加锻炼，增强身体平衡力和灵活性，减少跌倒发生。

· 积极治疗常见老年病：帕金森病、脑血管疾病后遗症等中枢神经系统疾病以及下肢肌肉、骨与关节的病变或发作性晕厥、眩晕症等，均可使老年人步态不稳，发生跌倒而骨折，应积极治疗这些常见老年病，尤其是脑血管病及心血管病。

· 健康教育：为了有效地预防跌倒发生，提高老年人群对跌倒预防认知是一个重要前提。健康教育是跌倒预防策略中基本而重要的环节，健康教育对象不仅包括老年人，还包括医护人员、家庭成员、社区工作人员、老年照顾与陪护人员等。健康教育有助于老年人保持良好生活习惯，减少跌倒危险。

（尹香君　汤淑女　王临虹）

## 5.3　社区骨质疏松症防控体系的建立与管理

骨质疏松症可防可治，在骨质疏松症防控工作中，各级政府应提供完善的组织保障，各级医疗卫生部门明确工作职责，并逐步建立信息收集管理体系，加强督导评估工作。

### 5.3.1　组织保障

5.3.1.1 制定骨质疏松症防控规划，出台相关政策　各级政府将骨质疏松症的防控纳入区域卫生规划，明确骨质疏松症防控工作目标及指标。在区域卫生资源配置、经费配置等方面满足骨质疏松症防控工作需要。

出台骨质疏松症防控相关政策，如将骨质疏松症防控措施纳入医保范畴；在健康体检工作中设立相应的骨密度检查项目；在疾病预防健康教育工作中设置骨质疏松症防控内容；增加各级预防人员培训以及预防技术推广的经费投入；将骨质疏松症防控工作开展情况作为医疗机构的绩效考核内容，将规范的骨质疏松症教学纳入医学院校课程内容等。

5.3.1.2 建立健全骨质疏松症防控体系　在卫生系统内部，建立以疾病预防控制机构、基层医疗卫生服务机构、综合医疗机构、骨质疏松症专科门诊和健康管理门诊为主干梯队的骨质疏松症防控体系。按照骨质疏松症三级预防内容明确各级各类机构工作职责，配置相应人员及基础设备。

5.3.1.3 加强倡导与动员　充分动员媒体、教育、相关企业、社会团体等机构的力量，落实各项骨质疏松症防控措施。

### 5.3.2　组织机构与职责

5.3.2.1 疾病预防控制机构

5.3.2.1.1 省级疾病预防控制机构

· 组织制订本省社区骨质疏松症防控工作计划和技术方案。

· 对市（地区）疾病预防控制机构进行业务指导和培训。

· 在卫生行政部门的组织领导下，负责组织实施全省社区骨质疏松症防控工作，并进行质量控制、督导、考核和评估。

· 及时收集、整理、分析本省骨质疏松症防控工作实施情况，研究防控策略，为制定相关政策提供依据。

5.3.2.1 .2 市（地区）疾病预防控制机构

· 负责本市（地区）的社区骨质疏松症防控工作，根据全省计划安排，制定本市（地区）年度工作计划并组织实施。

· 对区（县）疾病预防控制机构进行业务指导和培训。

· 负责全市（地区）社区骨质疏松症防控工作的实施，并进行质量控制、督导、考核及评估。

· 及时收集、整理、分析本市（地区）骨质疏松症防控工作实施情况，研究防控策略，为制定相关政策提供依据。

5.3.2.1.3 区（县）疾病预防控制机构

· 负责本区（县）的社区骨质疏松症防控工作，根据全市计划安排，制订本区（县）年度工作计划并组织实施。

· 对社区卫生服务机构（乡镇卫生院）进行业务指导和培训，为社区提供适宜的防控方法和技术。

· 掌握社区骨质疏松症及相关疾病、危险因素分布状况及趋势，及时与相关部门进行信息沟通，制定或调整骨质疏松症防控策略。

· 对辖区内社区骨质疏松症防控工作进行质量控制、督导、考核及评估。

· 收集、整理和分析本区（县）骨质疏松症防控工作实施情况，发现问题及时反馈，及时调整防控方案，协调解决防控方案执行过程中的具体问题。

5.3.2.2 社区卫生服务机构

负责组织实施社区骨质疏松症患者的筛查、初步诊断、登记、常规治疗、随访管理和转诊等。

· 掌握社区骨质疏松症及相关疾病、危险因素分布的基本情况，根据全区（县）计划安排，制定和落实本社区骨质疏松症防控的实施计划。

· 开展社区人群健康教育，为社区人群提供预防控制骨质疏松症危险因素的知识和技能，促进社区人群普遍掌握骨质疏松症防控知识，转变对骨质疏松症防控态度及形成良好行为习惯。

· 通过建立居民健康档案和组织本社区居民健康检查等多种方式检出社区骨质疏松症患者和高危人群。

· 建立骨质疏松症患者管理信息库，并及时更新骨质疏松症患者信息。

· 对骨质疏松症患者实施分级分层随访管理，为患者开具健康处方，同时对病情及管理效果进行评估。

· 督促骨质疏松症患者规律服药，提高治疗依从性，采取合理膳食、运动等非药物治疗措施，密切注意患者病情发展及药物治疗可能出现的副作用，发现异常情况及时向患者预警，督促患者到医院做进一步治疗。

· 早期发现骨质疏松症患者的危急和疑难情况，并及时转诊到上级医院。

· 对社区骨质疏松症防控工作进行质量控制及效果评价。

5.3.2.3 综合医院

· 加强综合医院发现和检出高危或现症患者的能力，承担骨质疏松症确诊工作，并为确诊的骨质疏松症患者制定个体化治疗方案。

· 接受社区卫生服务机构（乡镇卫生院）骨质疏松症转诊患者，对转诊患者进行诊断和救治，并将已确诊且病情稳定的患者转回社区，进行规范化的社区管理。

· 为社区卫生服务机构提供医务人员技术指导和培训。

· 与疾病预防控制机构和社区卫生服务机构协调开展工作。

5.3.2.4 健康教育部门

· 为开展社区骨质疏松症防控的组织机构和人员提供健康教育和健康促进理论、技能的培训及技术指导。

· 探索社区骨质疏松症防控健康教育方法，研究、开发、制作健康教育资料。

· 组织开展骨质疏松症防控健康教育与健康促进活动。

· 为社区人群提供骨质疏松症防控知识和技能指导。

### 5.3.3 信息管理

信息收集与管理是掌握区域骨质疏松症防控工作具体实施情况和开展防控效果评估的基础，是卫生行政部门制定骨质疏松症防控相关政策的重要依据。

5.3.3.1 信息收集的主要内容

· 辖区内基本信息，包括人口信息、辖区卫生资源信息等内容。

· 辖区人群骨质疏松症健康知识知晓情况，辖区内不同性别、年龄的人群对骨质疏松症健康关键信息知晓率分布及变化趋势。

· 辖区人群骨质疏松症保健行为情况，辖区内不同性别、年龄的人群合理膳食、生活习惯及方式等骨健康保健行为的分布及变化趋势。

· 辖区人群骨质疏松症健康状况，辖区内不同性别、年龄的人群骨质疏松症、骨质疏松性骨折的分布及变化趋势。

· 辖区人群骨质疏松症治疗需求和开展治疗情况，辖区内不同性别、年龄的人群骨质疏松症、骨质疏松性骨折接受规范治疗情况。

5.3.3.2 信息收集方法

· 开展常规骨质疏松症防控数据信息收集与管理：开展常规的数据信息收集与管理工作，是骨质疏松症防控的基础性工作，可以使开展骨质疏松症工作所涉及的各个相关部门，及时得到骨质疏松症防控工作开展情况及各项措施落实情况的信息，也可以对防控措施实施后的效果进行评估。应建立健全数据信息收集、管理及逐级上报制度和工作网络。

基层医疗卫生服务机构，应在居民健康档案基础上，建立居民骨质疏松症健康档案，以个案表形式，收集辖区所有居民骨质疏松症保健知识、行为、治疗、骨健康状况信息。进行骨质疏松症高危人群初筛并记录工作信息，对采取的预防和治疗措施进行记录。

骨质疏松症专科门诊和健康管理门诊应收集初筛的骨质疏松症高危人群信息，并进行高危人群评估，做好评估记录。

· 开展流行病学专题调查：除了常规开展医疗机构数据信息报告工作外，还需要有针对性地开展各种专题调查。专题调查是获取辖区一般居民骨质疏松症健康知识、行为及健康水平的手段。区域性流行病学调查由政府卫生行政部门制订工作方案后实施，应由各利益相关者共同参与，科学筛选专题调查内容，讨论确定调查方法。有条件的地区，建立骨质疏松症监测系统，长期、连续、系统地收集、整理人群骨质疏松症的相关信息。

5.3.3.3 数据利用与信息发布　以医疗机构常规报告为来源的信息应在疾病预防控制机构、基层医疗卫生服务机构、医疗机构之间实现共享。区域性流行病学调查来源的信息，应在疾病预防控制机构、流行病学调查具体承担机构之间实现共享。疾病预防控制机构负责数据整理与分析。

根据不同目的，发布和利用数据信息。数据使用对象可能包括卫生行政部门、医疗卫生机构、政策制定者、各利益相关团体、社会公众等。根据数据使用对象的目的、需求、使用频率等信息，确保信息使用的合理性和科学性。

### 5.3.4　评估与评价

5.3.4.1 评估与评价的作用与方式　骨质疏松症防控工作评估是指定期对正在开展的工作或已经完成的工作进行系统、客观的深度分析。确定服务实用性、效率、效果、影响和可持续性等。通过评估确定问题和产生问题的原因，为解决问题提供建议，并提出与策略有关的问题；帮助了解工作进展以及如何取得相应进展；并推动人们采取行动，促进工作或服务取得积极和正面的进展。

评估可在常规工作收集的数据基础上开展，也可通过其他途径如科学研究、专项调查、深入访谈、专题小组讨论等方式收集信息。定期评估主要是为了评估工作进展、是否达到预期效果以及是否需要对工作计划进行必要的调整。终末评估在项目结束时开展，对项目的整体情况、效果、影响、目标达成情况以及可持续性等进行全面评价。

5.3.4.2 评估指标　居民骨质疏松症健康知识知晓率、居民骨质疏松症患病率、居民骨质疏松性骨折率、居民接受预防措施情况、居民接受骨密度检查情况、骨质疏松症危险因素情况等。

（尹香君　汤淑女　王临虹）

## 5.4 骨质疏松症健康管理

### 5.4.1 定义和主要措施

健康管理是对个体或群体的健康进行全面监测、分析和评估，提供健康咨询和指导，并对健康危险因素进行干预、管理的全过程。

骨质疏松症健康管理是对健康人群、骨质疏松症高危人群和骨质疏松症患病人群的健康危险因素以及疾病病情进行全面监测、分析、评估、预测、预防和治疗的全过程。如对骨质疏松症危险因素的监测（发现健康问题）、评价（认识健康问题）、干预（解决健康问题）、再监测、再评价和再干预。在骨质疏松症的健康管理中健康评价是关键，健康干预是手段，健康促进是目的。

骨质疏松症健康管理的核心是对骨质疏松症危险因素的管理，即对健康危险因素的识别、评估、预测以及干预，其理念是把健康纳入科学的管理之中，主动地监测、预测、计划和维护健康，而不是被动等待疾病发生后治疗。具体措施包括维持骨的正常生长和发育，保证达到合理的峰值骨量，减少因年龄和其他继发因素所致的骨量丢失，保证骨骼结构的完整和预防骨折。所以，骨质疏松症的健康管理对象具有普遍性，在所有人群中开展营养和生活方式干预等措施，强调落实三级预防。三级预防包括进行骨质疏松症的健康教育，减少骨质疏松性骨折的危险因素和改变不健康的生活方式。实施防控管理的最终目的是变被动的骨质疏松症治疗为主动的骨骼健康干预管理，达到节约医疗费用支出、维护骨骼健康的目的。骨质疏松症防控管理的宗旨是调动个体和群体及整个社会的积极性，有效地利用有限的资源来达到最大的骨骼健康维护的效果。

### 5.4.2 基本内容

5.4.2.1 了解个体健康状况，建立健康档案　通过问卷和健康体检收集个体健康信息，从中找出骨质疏松症危险因素。个体健康信息包括个人一般情况（性别、年龄等），目前健康状况和疾病家族史、生活方式（膳食、体力活动、吸烟、饮酒等)，病史采集、体格检查和实验室辅助检查、骨测量及骨密度检查等。具体方法可通过普查、筛查等检出骨质疏松症状高危或患者，登记、注册建卡，建立相关健康档案。形成一套资料齐全、管理结构和功能较完善的社区骨质疏松症健康管理体系。

5.4.2.2 进行骨质疏松症风险评估　根据所收集的个人健康信息，对个人目前的骨质疏松症相关健康状况开展评估（健康状况的好坏，存在哪些骨质疏松症相关危险因素或不健康生活习惯)，同时对未来患骨质疏松症或骨质疏松性骨折的危险性进行预测，主要目的是综合认识骨质疏松症风险，鼓励和帮助人们纠正不健康的行为和习惯，制订个性化的健康干预措施并对其效果进行评估。根据风险评估，可以将人群分为一般人群、骨质疏松症高危人群，骨质疏松症患者和骨质疏松性骨折人群。

5.4.2.3 开展骨质疏松症健康咨询与指导，并且有计划地干预、管理健康

以多种形式控制骨质疏松症危险因素，帮助个体采取行动纠正不良的生活方式，实现个体骨质疏松症健康管理计划与目标。与一般健康教育和健康促进不同的是，健康管理过程中的健康干预是个性化的，即根据个体的骨质疏松症危险因素，进行个体指导，设定目标并动态追踪效果。对于具有多个危险因素的高危个体或人群，开展进一步骨密度检查，及早发现问题并采取预防和治疗措施，同时进行密切医学监测，注意高危人群健康动态，避免或减少骨折发生。

### 5.4.3　骨质疏松症健康管理的流程

5.4.3.1 健康调查和健康体检　骨质疏松症健康管理体检是以人群的健康需求为基础，按照早发现、早干预的原则来选择体格检查的项目。检查结果对后期的健康干预活动具有明确指导意义，体检项目可以根据个人年龄、性别等特点进行调整。

5.4.3.2 健康评估　通过分析个人健康史、家族史、生活方式、膳食结构等问卷获取资料，结合体格检查、实验室检测、辅助检查、骨测量及骨密度测定等，为个体提供评估报告，包括用来反映各项检查指标状况的个人健康体检报告、个人总体健康评估报告，以及骨质疏松症风险评估报告等。

5.4.3.3 个人健康管理咨询　根据个人健康评估情况，可以到健康管理服务中心接受咨询，也可以电话进行沟通。咨询内容包括：解释个人健康信息及骨质疏松症评估结果及其对健康的影响、制订个人健康管理计划、提供健康指导、制订随访跟踪计划等。

5.4.3.4 骨质疏松症个人健康管理后续服务　个人健康管理后续服务可以根据个人及人群的需求提供不同的服务。后续服务形式可以是通过互联网查询个人健康信息和接受健康指导，定期寄送健康管理通讯和健康提示，以及提供个性化的健康改善行动计划。监督随访是后续服务的一个常用手段。随访主要内容是检查健康管理计划的实施状况和主要危险因素变化情况。健康教育课堂也是后续服务的重要措施，在营养改善、生活方式改变与疾病控制方面有很好的效果。

5.4.3.5 专项的健康及骨质疏松症管理服务　除了常规健康管理服务外，还可根据具体情况为个体和群体提供专项健康管理服务。这些服务设计通常会按患者及健康人群进行划分。对骨质疏松症患者，可针对骨质疏松症类别或特定危险因素来服务；对健康的个人，可选择个人健康教育、生活方式改善咨询、骨质疏松症高危人群教育项目等。

### 5.4.4　骨质疏松症健康管理的基本策略

骨质疏松症的发生、发展呈现“一般人群—高危人群（亚临床状态）—疾病—并发症”的一般自然规律。对任何一个阶段实施干预，都将产生明显的干预效果，干预越早，效果越好。健康管理工作所面对的可以是没有疾病、但可能有一些不健康的生活习惯的健康人，更多的是高危人群，也可能是已经有明确诊断的骨质疏松症患者。健康管理工作主要采用非临床手段，对一般人群、高危人群和骨质疏松症患者进行健康评估和分层管理，主要是生活方式管理，如管理饮食、运动以及心理。针对高危人群，应强调以预防为主的生活方式干预措施；针对患者，应在强调骨质疏松症治疗的同时辅以行为干预。将就医和治疗纳入管理，同时管理生活方式，以配合、辅助临床治疗，提高患者依从性，加强治疗效果，后一项内容也称之为疾病管理。骨质疏松症治疗的目的包括疼痛缓解、提高骨量和预防骨折。针对骨质疏松性骨折患者的治疗，应在处理骨折的同时治疗骨质疏松症，即使骨折愈合后骨质疏松症治疗亦要坚持。骨质疏松症防控的管理应依据疾病的不同人群、不同干预目的而选择不同干预方法，并强调预防跌倒，否则骨折将随时再次发生。健康管理的基本策略根据对象不同分为生活方式管理和疾病管理。

5.4.4.1 生活方式管理　具体措施可见三级预防。在实践中，主要有四种方法常用于促进人们改变生活方式。①教育：传递知识，确立态度，改变行为。②激励：通过正面强化、反面强化、反馈促进、惩罚等措施进行行为矫正。③训练：通过一系列的参与式训练与体验，培训个体掌握行为矫正技术。④营销：利用社会营销技术推广健康行为，营造健康的大环境，促进个体改变不健康行为。单独应用或联合应用这些方法，可以帮助人们朝着有利于健康的方向改变生活方式。

生活方式管理的目的是降低行为危险因素。随着社会转型，人们生活方式发生了很大变化：谷类食物摄入量下降，动物类食品摄入量增加，职业人群久坐少动，精神压力增加和社会交往频繁导致烟酒过度，多种行为危险因素并存。如何对骨质疏松症行为危险因素进行有效干预与管理，帮助高危人群和骨质疏松症患者建立和重塑健康生活方式是防控管理的重点和难点。

行为危险因素管理重点是提高知信行水平。健康知识知晓率和健康信念持有率与多种行为危险因素高暴露率存在明显相关性。健康信念模式（知信行模式）是人们改变不健康生活行为的重要基础，构建知识改变意识、意识改变行为、行为促进健康的良性循环是骨质疏松症防控过程中行为危险因素管理的核心。

行为危险因素的干预管理通常采取多种形式的健康教育与行为指导，并将教育与指导贯穿在各个环节中，包括健康信息调查采集、危险因素与健康风险的分析评价、个人健康计划的制订、人群骨骼健康管理跟踪与实施以及定期动态的效果评估。人们通过这些管理与干预，了解自身存在的骨质疏松症可控危险因素（行为因素），知晓和掌握一定的骨质疏松症防控管理知识，认识到采取预防措施后的效果，从而提高对骨骼健康的认知，并由此产生改变不健康行为的主动愿望和行动。这种综合性、多环节的干预能够有效减少骨质疏松症高危人群中的行为危险因素。行为改变与年龄、性别、文化程度有一定关系，但更重要的是管理的时间长短、干预强度大小以及使用的方法。

5.4.4.2 疾病管理　疾病管理是指针对疾病发生发展的各个阶段采取不同干预管理措施，提供不同服务，也就是对疾病采取“全程的管理”，以从根本上控制医疗保健成本，节约有限的卫生资源的医学行为与过程。作为健康管理的主要策略和方法之一，疾病管理是一个协调医疗保健干预和与患者沟通的系统。它强调患者自我保健的重要性，强调运用循证医学和增强个人能力的策略来预防疾病恶化。应用这种方法可为患者提供最有效的个体卫生保健实践。相对于传统的医疗模式，它更有利于发现和消除影响患者健康的危险因素，有利于患者认识自身存在的问题和配合治疗，而且有利于改善医患关系。

骨质疏松症疾病管理旨在通过综合运用多种健康保健干预方式与患者沟通，调动患者自我管理与保健的积极性，增强与提高患者自我保健能力；通过对骨质疏松症病情和危险因素的有效控制和高效的资源利用，实现患者健康改善效果的最大化。骨质疏松症疾病管理其主要内涵包括：疾病危险性和分期评估、标准化疾病控制流程、与医生协调、教育患者自我管理、疾病管理效果评估、多方动态信息沟通。通过疾病管理可提高骨质疏松症患者的自我管理意识，提高患者的依从性和自觉性，在骨质疏松性骨折防控中有积极作用。总之，骨质疏松症的疾病管理不仅包括药物干预，还包括生活方式调节、患者的自我管理教育等。生活方式调节具体见本章一级预防及二级预防的相关措施。在生活方式调整的基础上，合理的用药管理也非常重要，需要在医生指导下，制订治疗计划，并定期反馈给骨质疏松症患者。

疾病管理必须包含人群识别、循证医学的指导、医生与服务提供者协调运作、患者自我管理教育、过程与结果的预测和管理，以及定期的报告和反馈。

骨质疏松症疾病管理的实施包括以下几点。

· 制订诊治计划：首先，根据病史采集、体格检查和实验室辅助检查、骨骼测量等，确定骨质疏松症的诊断与分型；其次，评估患者的骨折风险。结合患者社会心理、经济文化的状况和嗜好，制订详尽的个体化治疗计划。同时，与患者保持长期联系，谋求在治疗方案上达成共识，以保证治疗的依从性。制订治疗计划应注意以下几点：①治疗方案个体化，由于患者危险因素的差异，不可能选择单一的、固定的或“标准化”的治疗计划，而应遵循个体化原则制订；②药物与非药物治疗措施结合；③有长期和近期治疗目标和方案；④患者对长期治疗经济负担的可承受性等。

· 健康教育和行为干预：骨质疏松症发生在一定程度上与人们不良生活方式和行为习惯有关，同时骨质疏松症目前无“特效”方法根治，大多数患者只有坚持正规、合理和有效的药物与非药物治疗及必要的预防措施，方能得到长期和有效控制，防止并发症的发生。实现这一目标的关键在于患者对该病要有正确、充分、科学的认识，积极配合医生治疗和指导。这源于临床医生和卫生保健人员对患者实施良好的健康教育。通过健康教育及行为干预，指导患者改变不健康行为和生活方式是骨质疏松症管理的重要一环。常见的行为干预措施见三级预防措施。

· 成本效益：收益包括控制骨质疏松症对于预防骨折发生，减轻症状以及对患者生活质量的提高等。提高生活质量通过避免住院、康复治疗以及减少功能丧失性后遗症等环节获得。而所取得的这些收益均是以就医、进行辅助检查、服药以及处理与治疗相关的副作用的支出为经济代价的，另外还要加上调整生活方式所付出的代价。因此，成本效益是骨质疏松症系统管理不可忽视的问题。规范化、规模化和信息化的患者管理可以增加社区医疗机构就诊人数，减少患者误工、陪护、交通等费用，是一种投资少，社会效益和经济效益均可明显提高的防控模式。

· 监测与随访：需要持续、稳定地对患者进行定期监测和随访。随访期间，医务人员主要任务是确保患者骨密度达到且维持预期目标值，并控制其他危险因素。随访内容包括病情监测及健康教育，检查患者治疗进展和治疗计划的效果。如危险因素控制情况、健康教育认识程度、生活方式及行为改变情况、骨密度控制情况、服药及药物反应情况、骨折发生情况等。

· 医患交流：医患交流贯穿骨质疏松症系统管理全过程，是实施诊断与治疗不可缺少并决定患者治疗效果的重要一环。通过交流，医生可以掌握患者身心状况、经济条件、用药心理等，可以增加患者治疗的信心和用药依从性，从而提高治疗效果。

· 管理效果评估与方案调整：当一个健康管理疗程结束时，从健康管理目标的达成度、行为管理的医疗效果、健康管理的经济效果等方面对患者的健康变化情况、健康管理服务质量、医疗费用支出控制情况进行评估，专家再根据评估结果，对下一个疗程的健康管理方案进行调整。对于未达成目标者，需要与患者及时进行讨论，找出原因，修改当前方案，并对下一个周期的方案执行过程进行严格跟踪和定期审查。

作为一种慢性病，骨质疏松症管理与治疗依从性非常重要，对绝大多数患者来说抗骨质疏松症治疗应当维持下去。因而，无论是生活方式的改变还是药物治疗，长期治疗的依从性是提高患者管理效果的关键。促进治疗依从性的策略包括加强医患交流，促进健康教育；促进治疗方案个体化；提供细化治疗、随访措施；促进家庭和社会的支持。

综上所述，骨质疏松症健康管理以及它的特色内容健康风险评估技术，不仅在一定程度上能够预防骨质疏松症的风险，而且注重平时的健康监测、维护和疾病预防，对一些骨质疏松症高危人群的健康问题也可以通过生活方式管理开展个性化干预和治疗，以达到提高健康水平、降低疾病风险的目的。因此，了解和掌握骨质疏松症健康管理的理念、方法以及健康风险评估技术，对于骨质疏松症的早期发现和有效控制非常重要。尤其对于提供基本医疗卫生服务的社区医院、职工医院以及健康体检机构的医护人员，他们如果掌握了这些技术，可以在提供临床医疗服务的同时，开展长期的健康教育、健康监测、健康维护和健康管理，对个体和人群，通过积极实施健康风险预测、评估和分层干预、管理，将疾病的风险控制在发病之前或早期，为提高居民健康水平、早期发现健康隐患、预防骨质疏松性骨折发生提供高质量的健康管理服务。

（尹香君　汤淑女　王临虹）

## 5.5 骨质疏松症防控的实施保障

在骨质疏松症防控实践中，应强化政府在社区卫生服务中的职责，由各级政府领导、卫生行政部门牵头，疾病预防控制机构、医疗和社区卫生服务机构负责实施，并联合教育、社会保障、社会团体、新闻媒体等相关部门共同参与。

### 5.5.1 将健康融入所有社会政策理念下的骨质疏松症防控

健康的社会决定因素是指在那些直接导致疾病的因素之外，由人们居住和工作环境中社会分层的基本结构和社会条件所产生的影响健康的因素，它们是导致疾病的“原因的原因”。健康的社会决定因素对慢病的影响举足轻重，并通过生理、行为方式途径、精神因素途径、卫生服务利用和保障水平的不同发挥作用。社会决定因素对慢病的影响涉及方方面面，因此慢病综合防控不应仅仅停留在个人危险行为干预层面，而应从健康的社会决定因素角度出发，将提高人们健康水平、促进慢病防控的目标融入社会所有政策之中，促进多部门协作，保持政策一致性，从而更好地对慢性病进行防控。防控的具体措施包括以下几点。

· 凝聚维护健康是共同责任的社会共识。健康的生活方式是保证骨骼健康的重要基础措施，号召民众唤起对骨骼健康的重视，形成良好的预防骨质疏松症意识。

· 建立高规格多部门协调机制。建立多部门协调机制，定期组织相关部门及时解决职能交叉和技术发展的系统性问题，协调制定国家总体健康战略和行动计划，促进各部门健康相关的行动整合和资金投入，确保健康融入所有政策的可持续性。

· 不断推动健康城市为代表的实践探索。开展骨质疏松症防控宣传教育、骨质疏松症及其危险因素流行病学调查、骨质疏松症防控干预试点及适宜技术推广等工作，通过实践探索总结经验，达到促进和改善中国居民骨骼健康的目标。

### 5.5.2 疾病预防控制机构在防控骨质疏松症中的作用

疾病预防控制机构在骨质疏松症防控中的作用主要体现在动员社会参与和多部门合作，提高全社会对骨质疏松症防控工作的认识；制订骨质疏松症防控工作计划和技术方案；对社区卫生服务机构提供业务指导和培训，为社区提供适宜的防控方法和技术；开展健康教育与健康促进；收集、整理、分析所在地区骨质疏松症防控工作的现状，研究防控策略，为制定相关政策提供依据；对骨质疏松症防控工作的实施，进行质量控制、督导、考核及评估等。

### 5.5.3 医疗卫生机构在防控骨质疏松症中的作用

医疗卫生机构在防控骨质疏松症中的作用主要体现在宣传指导、诊断和治疗方面。在医疗卫生系统内部，建立以疾病预防控制机构、基层医疗卫生服务机构、综合医疗机构为主干梯队的骨质疏松症防控体系。按照骨质疏松症三级预防的内容明确各级各类机构工作职责，配置相应的人员及基础设施，并逐步建立起信息收集管理体系，加强监督评估工作。具体开展以下工作。

第一，承担骨质疏松症三级预防工作。

第二，研究推广实施骨质疏松症防控服务包，进行试点跟踪研究。

第三，综合医院和医疗机构建立骨质疏松症专病门诊，医院和社区组织形成骨质疏松症信息共享和双向转诊机制。

第四，社区卫生部门和疾病控制部门合作，实现骨质疏松症防控结合。

第五，骨质疏松症干预的临床路径和自我管理模式结合。

### 5.5.4 学术团体在骨质疏松症防控实施中的作用

学术团体通过继续医学教育的形式对各地专业医务人员进行培训，并通过各级卫生行政系统对社区医院和卫生站医务人员进行培训，提高各级预防、管理、治疗骨质疏松症的能力和水平。在全国建立信息联络网，定期组织对骨质疏松症防控需求和实施情况的调查，收集和骨质疏松症防控相关信息，利用媒体如报刊、杂志、广播、电视等科学宣传骨质疏松症防控知识，发布有关信息和文章，促进骨质疏松症防控领域的科研和学术交流。

### 5.5.5 国际合作与协作在骨质疏松症防控中的作用

开展国际合作与协作项目，不仅可为骨质疏松症防控研究增加资金投入，还可以引进国际先进的防控理念、方法，并在本土化过程中创新、建立更为有效的骨质疏松症防控机制和模式，对推动我国骨质疏松症防控工作水平的提高发挥积极作用。具体开展工作如下：

第一，增加资金投入，建立试点开展骨质疏松症调查研究工作。

第二，开展相关机制、模式创新研究，探索可供示范的有效模式。

第三，促进能力建设，开展系列培训、交流活动，提高骨质疏松症防控水平。

第四，引进国际先进经验，结合实际工作，探索适合本国情况的经验和模式。

（尹香君　汤淑女　王临虹）

## 参考文献


[1] Ansari H, Farajzadegan Z, Hajigholami A, et al. A randomized field trial for the primary prevention of osteoporosis among adolescent females: Comparison of two methods, mother centered and daughter centered [J]. Res Med Sci, 2014, 19 (8): 746-752.

[2] Zhang J, Delzell E, Curtis JR, et al. Use of pharmacologic agents for the primary prevention of osteoporosis among older women with low bone mass [J]. Osteoporos Int, 2014, 25 (1): 317-324.

[3] Morales-Torres J. Strategies for the prevention and control of osteoporosis in developing countries [J]. Clin Rheumatol, 2007, 26 (2): 139-143.

[4] Ryan P, Schlidt A, Ryan C. The impact of osteoporosis prevention programs on calcium intake: a systematic review [J]. Osteoporos Int, 2013, 24 (6): 1791-1801.

[5] Mueller D, Gandjour A. Cost effectiveness of secondary vs tertiary prevention for postmenopausal osteoporosis [J]. Appl Health Econ Health Pol, 2011, 9 (4): 259-273.

[6] Karen MF, Bart CL. Diagnosis, screening, prevention, and treatment of osteoporosis [J]. Mayo Clin Proc, 2006, 81 (5): 662-672.

[7] Rossignol M, Moride Y, perreault S, et al. Recommendations for the prevention of osteoporosis and fragility fractures [J]. Int J Technol Assess, 2002, 18 (3): 597-610.

[8] Liberman D, Cheung A. A practical approach to osteoporosis management in the geriatric population [J]. C G J, 2005, 18 (1): 29-35.

[9] Mettyas T, Carpenter C. Secondary prevention of osteoporosis in non-neck of femur fragility fractures: isitvalueformoney? Aretrospective, prospective and cross-sectional cohortstudy [J]. J Orthop Surg Res, 2013, 1 (8): 44.

[10] Liu LK, Lee WJ, Chen LY, et al. Association between frailty, osteoporosis, falls and hip fractures among community-dwelling people aged 50 years and older in Taiwan: results from I-Lan longitudinal aging study [J]. PLoSONE, 2015, 10 (9):

e0136968. doi：10. 1371/journal. pone. 0136968.

[11] Zha XY，Hu Y，Pang XN，et al. Diagnostic value of Osteoporosis Self-Assessment Tool for Asians（OSTA）and quantitative bone ultrasound（QUS）in detecting high-risk populations for osteoporosis among elderly Chinese men [J]. Bone Miner Metab，2015，33（2）：230-238.

[12] Chan T，Lusignan S，Cooper A，et al. Improving osteoporosis management in primary care：an audit of the impact of a community based fracture liaison nurse [J/OL]. PLoSONE，2015，10（8）. e0132146.

[13] Thorpe BM. Integrating osteoporosis prevention and treatment into clinical practice [J/OL]. JNP-J Nurse Pract，2009，5（6）：S21-33.

[14] 李森，夏维波，姜亚芳．预防骨质疏松健康教育的研究进展 [J]．护理管理杂志，2009，9（5）：24-26.

[15] 张媛．骨质疏松症防治指南 [M]．武汉：湖北科学技术出版社，2012.

[16] 李立明．流行病学（第6版）[M]．6版．北京：人民卫生出版社，2007.

[17] 中国营养学会编著．中国居民膳食营养素参考摄入量（2013版）[M]．2013版．北京：科学出版社，2014.

[18] 中国营养学会编著．中国居民膳食指南 [M]．拉萨：西藏人民出版社，2010.

[19] 孟迅吾．原发性骨质疏松症的危险因素和风险评估 [J]．诊断学理论与实践，2012，11（1）：1-4.

[20] 中华医学会骨质疏松和骨矿盐疾病分会．原发性骨质疏松诊疗指南 [J]．中华骨质疏松和骨矿盐疾病杂志，2011，4（1）：2-17.

[21] 柏基芳，王忆梅．日常生活中老年人如何预防骨折 [J]．中国保健营养，2013.12（上）：7141-7142.

[22] 薛延．骨质疏松症防治指南 [M]．北京：人民卫生出版社，2008，39-40.

[23] 卫生部疾病预防控制局．全国慢性病预防控制工作规范（试行）[M/OL]，北京：卫生部疾病预防控制局，2011.

[24] 孟焕新．中国牙周病防治指南 [M]．北京：人民卫生出版社，2013.

[25] 王培玉，刘爱萍．健康管理学 [M]．北京：北京大学医学出版社，2012.

# 6 骨质疏松症的治疗

完整的骨质疏松症防治策略包括基础措施、药物干预和康复治疗。

## 6.1 基础措施

### 6.1.1 调整生活方式和预防跌倒

· 富含钙、低盐和适量蛋白质的均衡膳食。

· 适当户外活动和日照，有助于骨健康的体育锻炼和康复治疗。

· 避免嗜烟、酗酒，慎用影响骨代谢的药物。

· 采取防止跌倒的各种措施，注意是否有增加跌倒危险的疾病和药物使用。

· 加强自身和环境的保护措施等。

### 6.1.2 钙补充

作为构成人体骨骼最重要的元素，足量钙的摄入是预防和治疗骨质疏松最基础有效的措施。但是大众对于钙剂量和种类的挑选，补钙是否会产生肾结石，钙摄入与心血管疾病的关系还存在一些误区，下面就这几点进行阐述。

6.1.2.1 补钙与骨健康　钙是人体内含量最丰富的矿物质元素，约占体重的1.5%～2.0%，总重达1200～1300 g，其中99%存在于骨骼和牙齿中，构成人体支架，并作为机体的钙储备库；其余的分布在血液、细胞外液和软组织细胞中，与骨钙维持着动态平衡。机体所有的生命过程均需要钙的参与，钙代谢平衡是维持生命和健康的重要因素。

补钙是防治骨质疏松症的基础措施。多项研究表明，补钙可有助于全身骨密度的增加，延缓绝经后妇女骨丢失。Johnston 等对 22 对青春前期单卵双生子和 23 对青春期单卵双生子中的一人补充元素钙 1000 mg/d，另一人给予安慰剂，观察 3 年，结果发现青春前期补钙组峰值骨密度明显提高，而青春期补钙组峰值骨密度未见明显升高；Lloyd 等对年龄（11.9±0.5）岁的 94 名女孩每日补充 350 mg 元素钙 18 个月后，腰椎骨密度有明显升高；Krupa 也发现高钙饮食可以增强体质性生长发育和提高生长迟缓的男孩的骨密度；Peacock 等对 316 名女性（平均年龄 73.1 岁）及 122 名男性（平均年龄 75.9 岁）观察 4 年，发现补钙 750 mg/d 对延缓老年人骨密度下降、预防继发性甲状旁腺功能亢进和抑制骨转换有效；一项包括了 15 个临床研究的 meta 分析中，累计有 1806 人，平均观察 1.4 年，结果表明补钙后髋骨、桡骨远端 1/3、全身骨密度均明显增加（$P=0.03$），骨折相对危险性有降低趋势，但结果无统计学意义。

我国健康营养调查表明，国民钙摄入量普遍偏低，每天约为 400～500 mg，仅达到推荐量的 50%左右。因此日常膳食应多食用富含钙的食物，满足钙的摄入量。尤其是儿童青少年、孕妇、处于哺乳期的妇女更应增加钙的摄入。奶和奶制品是钙的最好食物来源，其含量与吸收率都高。虾皮、鱼、海带、硬果类及芝麻酱含钙量也高。豆类和某些蔬菜如甘蓝菜、花椰菜，含钙多而含草酸少，也是钙的较好食物来源。如无法通过饮食途径获得所需要的元素钙含量，需要考虑通过食物添加的方法补充。

钙剂的选择和使用应在医师指导下进行，少量多次的分剂量补钙可以增加钙吸收和利用。胃酸分泌正常者的服钙时间，可在两餐之间，而胃酸分泌减少的人群，宜在进餐的同时服钙。

目前常用的钙剂有碳酸钙、柠檬酸钙、乳酸钙、磷酸钙、葡萄糖酸钙等。不能认为补钙越多越好，过多的钙也会产生副作用，会出现便秘、结石，并影响铁的吸收。在选用钙制剂时，要注意钙元素含量及其吸收率。

6.1.2.2 补钙与肾结石　肾结石的发生受到遗传、环境和营养因素的影响。1992 年 Coe 等研究报道，肾结石的成分约 80%是草酸钙结晶，一半以上的肾结石患者有高钙尿症。后续越来越多的研究表明钙摄入量越高，尿草酸盐的浓度越低，肾结石的形成就越少。所以减少钙摄入量来降低肾结石形成的传统观点并不恰当，相反，适当补钙能预防肾结石发生。

1978 年 Sierakowski 等和 1991 年 Borsatti 等的研究显示：尿草酸盐的轻微增加会引起尿草酸钙饱和度迅速增加，因此对于增加肾结石的可能性来说，尿草酸盐的轻微增加远比尿钙的大量增加重要得多，而适量的钙摄入对草酸盐消耗有益。1988 年 Goldfarb 等指出对正常人和肾结石患者限制钙摄入会增加胃肠道草酸盐的吸收，使得尿草酸盐排出增加 16%～56%，所以低钙饮食反而促进肾结石的形成；1997 年 Messa 等观察报道，34 例肾结石患者低钙饮食 30 天，导致尿草酸盐明显增加和尿草酸钙超饱和的有害效应；Nishiura 等对 65 例肾功能正常的钙性肾结石患者给予 7 天的口服钙制剂（含元素钙 500 mg，2 次/日），正常尿钙者尿草酸盐排出从补钙前的（26.4±7）mg/d 下降到（20±12）mg/d（$P<0.05$）；膳食不依赖的高钙尿症患者同样从补钙前的（32±15）mg/d 下降到（27±18）mg/d（$P<0.05$），但是膳食依赖的高钙尿症患者补钙前后无明显变化，分别为（23±5）mg/d 和（22±10）mg/d；Hess 等的研究发现健康人群钙摄入量的增加能完全纠正草酸盐摄入量增加引起的高草酸盐尿症；Takei 等的对肠源性高草酸盐尿症患者补钙的试验结果证实，摄入充足的钙量能使尿草酸盐排泄减少。可见适当补钙有利于降低尿草酸盐排泄，预防肾结石发生。

1993 年 Curhan 等对补钙剂量与肾结石的关系进行了深入研究，研究纳入了 45 619 例男性和 91 731 例女性，结果显示男性受试者中，与平均每日钙摄入量 605 mg 相比，平均每日钙摄入量 1050 mg 的人群肾结石发生的相对危险度为 0.66；而女性受试者中，与平均每日钙摄入量 488 mg 的女性相比，平均每日钙摄入量 1098 mg 的女性肾结石发生的相对危险度为 0.65。美国“妇女健康倡议”研究发现补钙后肾结石发生率增加，因该研究钙剂补充组摄入了超大剂量的钙［（2148±654）mg/d］，其摄入量远远超出推荐剂量，所以对于过高剂量的钙补充必须考虑其安全性问题。

以上研究均证实，高尿草酸盐比高尿钙更易引起肾结石，而适当补钙可以减少尿草酸盐浓度，提高尿钙/尿草酸盐的比例，预防草酸钙性肾结石的发生，但补钙剂量应当适合，每天 800～1200 mg 的元素钙补充是可以有效预防肾结石发生的。

6.1.2.3 补钙与心血管疾病　自 1979 年有研究报道长期高钙膳食能够延缓自发性高血压大鼠的高血压发生时间以来，钙与高血压的关系引起了人们越来越多的重视。通过对钙深入、广泛的研究，发现钙与心血管疾病如动脉粥样硬化、冠心病、心绞痛、高血压、心肌病等之间有密切关系。

但近几年的研究发现，大量补钙后，血钙浓度骤变，会加速动脉中沉积物的形成，使血管硬化，成为冠心病的病因。为此，国内外的学者进行了大量临床研究。美国国家癌症研究所的研究人员对一项大型研究包含近39万名50～71岁中老年人的数据进行分析，其中51％的男性和70％的女性服用钙补充剂，研究起始于1995年，平均随访12年，结果显示，与不服用钙补充剂的人相比，服用1000 mg/d以上钙补充剂的男性死于心血管疾病的风险升高20％，对于女性以及通过膳食摄入钙的人而言，类似关联不存在；而瑞典的一项研究，对61 433例女性中位随访19年，分别于基线时和10年后进行饮食情况问卷调查，并估计钙摄入量，以入组至发生全因、心血管疾病、缺血性心脏病及卒中死亡时间为主要终点，结果显示，与每日摄入钙600～1000 mg者相比，每日钙摄入＞1400 mg者的全因（HR＝1.40）、心血管疾病（HR＝1.49）和缺血性心脏病（HR＝2.14）死亡率较高，但两者卒中死亡率无差异（HR＝0.73）；服用钙片（元素钙500 mg/d）与全因和特定原因死亡无关，但若同时每日饮食钙摄入总量＞1400mg，则全因死亡率增加（HR＝2.57）。所以，补钙剂量不宜过大，每日服用600～1000 mg钙相对安全，而每日服用剂量大于1400 mg钙有引起心血管疾病的风险。

### 6.1.3 维生素D补充

维生素D是钙吸收的主要调节因素。足够钙剂和充分的维生素D是防治骨质疏松症的基础，是抗骨质疏松药物达到最佳效果的必要条件，两者联用可增强老年患者肌力，有助于维持身体平衡，防止因跌倒引起的骨折。

维生素D是一种脂溶性维生素，也是激素的前体，包括5种化合物，其中与健康关系较密切的是维生素$D_2$和维生素$D_3$，其均为不同的维生素D原经紫外线照射后的衍生物。维生素$D_2$是由紫外线照射植物中的麦角固化醇产生，但其在自然界存量很少。维生素$D_3$则由人体表皮和真皮内的7-脱氢胆固醇经日光中紫外线照射后通过非酶促反应转化而成。

维生素$D_2$或维生素$D_3$均无显著生物活性，在皮肤合成或从胃肠道吸收后，经血液进入各组织，包括肝、脂肪组织和肌肉，其生物半衰期约为60

天，需通过肝的25-羟化酶作用转化为25-羟基维生素D［25-(OH)D］。然后在肾的1α羟化酶的作用下转化为1,25-$(OH)_2D$（1,25-羟基维生素D），后者为维生素D的生物活性形式。

维生素$D_2$和维生素$D_3$都可转化为1,25-$(OH)_2D$活性形式，但维生素$D_2$的效率较维生素$D_3$差。1,25-$(OH)_2D$的受体为核受体，存在于小肠、肾、骨骼和其他组织。维生素D可促进肠道钙的吸收，在没有维生素D的作用下，肠道中钙的吸收率仅为10%～15%，而磷的吸收率为60%，充足的维生素D使肠道钙和磷的吸收分别增加30%～40%和80%。在骨组织中，1,25-$(OH)_2D$与成骨细胞上的受体结合，可刺激NF-κB激活受体配体表达；与单核细胞NF-κB激活受体结合可诱导其向破骨细胞分化，并促进破骨细胞成熟。在肾中，1,25-$(OH)_2D$可促进肾小管钙磷的重吸收。1,25-$(OH)_2D$受体在体内许多组织表达。1,25-$(OH)_2D$有广泛的生物学活性，包括抑制细胞增殖、血管发生，抑制肾素产生，刺激胰岛素分泌，激活巨噬细胞活性。另外，存在于组织局部的1α-羟化酶能将组织内的25-(OH) D转化为1,25-$(OH)_2D$，调节200多种基因的表达，与多种疾病相关。

多种因素会影响维生素D的合成，包括居住地区纬度、季节、年龄、性别、种族、肤色、服装、文化习俗、户外活动、膳食营养和生活条件等。如北纬35°以上地区冬季的太阳光入射角太小，以至于大多数紫外线被臭氧层吸收，使该地区人群皮肤合成维生素$D_3$的能力降低；深色皮肤合成维生素$D_3$较少；使用防晒霜亦可减少维生素D合成等。

对于成年人来说，维生素D主要来源于皮肤暴露在自然阳光下而合成，而天然食物中的维生素D含量很少，所以，维生素D缺乏的主要原因为阳光下暴露不足。防晒霜或防晒防护可使得皮肤维生素D合成效率下降95%；皮肤色素深的人较皮肤白皙者需要太阳暴露时间增加3～5倍才能合成等量的维生素D；血25-(OH) D水平与体重指数呈负相关，肥胖者（BMI≥30 $kg/m^2$）更易发生维生素D缺乏；居住地区纬度对维生素D合成的影响与人群骨折发生亦有关，每离开赤道10°，人群发生髋部骨折的风险增加0.6%。

40%～100%的老人存在维生素D缺乏。主要原因为年龄增大引起皮肤中7-脱氢胆固醇浓度下降。此外，脂肪吸收障碍综合征患者常因不能吸收脂溶性维生素 D 而出现维生素 D 缺乏；肾病综合征患者因维生素 D 结合蛋白丢失而出现血 25-(OH) D 降低；服用抗惊厥药物的患者因维生素 D 分解代谢增强而出现血 25-(OH) D 缺乏；慢性肉芽肿、淋巴瘤和原发性甲状旁腺功能亢进的患者，因 25-(OH) D 向 $1,25\text{-}(OH)_2D$ 代谢增加，使得血 25-(OH) D 降低；同时，儿童、青少年和妊娠期、哺乳期妇女也是维生素 D 缺乏的高危人群。

维生素 D 缺乏可导致钙、磷和骨代谢异常，尤其是体内钙、磷水平降低后可引起继发性甲状旁腺功能亢进，代偿性骨钙释放增加，同时肾磷排泄增加，PTH 介导的破骨细胞活性增强，骨吸收病灶增多，骨强度下降、骨密度降低，血磷降低又导致骨骼矿化受损。维生素 D 缺乏还可引起肌肉乏力，儿童出现行走和站立困难，老人平衡力下降，容易跌倒，从而导致骨折风险增加。

流行病学研究显示，维生素 D 不足的发生率为 30%～50%，全球近 10 亿人维生素 D 缺乏或不足。户外活动的减少、维生素 D 摄入减少及肾合成能力下降所导致的维生素 D 缺乏是老年人原发性骨质疏松症的重要原因。Daniele 等观察了 120 名围绝经期妇女（≥45 岁），发现同时补充钙和维生素 D 组比对照组全身骨密度高，差异有统计学意义（$P<0.05$）；Dhesi 等观察了 139 例 65 岁以上曾经在活动中发生过跌倒致骨折的患者，发现补充维生素 D 6 个月可以明显改善患者的动作协调力、反应力及平衡能力；Papadimitropoulos 等总结了 25 个临床试验，累计 4017 例患者，观察了 1～5 年，发现补充维生素 D 使得全身骨密度增加，椎体骨折发生的相对危险度减少 37%（$P<0.01$），非椎体骨折发生的相对危险度有减少趋势，但无统计学意义（$P>0.05$）；Ken 等对北欧社区的 9605 名老年居民（>66 岁）进行了观察，发现补充元素钙（1000 mg/d）和维生素 D（400 IU/d）组较安慰剂组骨折事件发生率下降 16%（$P<0.025$），该结果在冬季更明显。

老年人血维生素 D 水平常低于年轻人，meta 分析评价了老年人补充维生素 D 对骨密度及跌倒的影响，结果提示每天至少补充 800 IU 维生素 D 才能有效降低老年人跌倒的发生，所以中华医学会骨质疏松与骨矿盐疾病分会提出老年人维生素 D 的每日推荐摄入量为 800 IU。中老年人均应多进行户外活动，多晒太阳，以增加体内维生素D的合成，老年人可在医师的指导下适量补充维生素D。含维生素D丰富的食物有鱼肝油、海鱼、动物肝、蛋黄、奶油和奶酪等，必要时可服用维生素D强化食品或在医师的指导下补充维生素D制剂。

### 6.1.4 磷

磷是构成骨骼和牙齿的重要原料。血中钙、磷浓度之间有一定关系。正常人钙磷乘积在30～40之间，如小于30即反映骨质钙化停滞，可能发生骨骼矿化障碍。磷摄入过多时，会影响钙的有效吸收，从而对骨骼造成不利影响，所以，理论上膳食中的钙磷比值宜在1～1.5之间。

目前，中国营养学会提出的膳食磷的适宜摄入量为700 mg/d，磷的可耐受最高摄入量是3500 mg/d。含磷丰富的食物有瘦肉、蛋、奶、动物的肝、肾以及海带、紫菜、芝麻酱、花生、干豆类、坚果、粗粮等。

### 6.1.5 蛋白质

保持营养的平衡必须摄取优质的蛋白质，但过多摄取蛋白质将增加尿钙排泄，所以应控制高蛋白饮食。另外，由于蛋白质是构成骨基质的重要原料，长期蛋白质缺乏，也会造成骨基质合成不足，新骨生成落后。如在蛋白质缺乏的同时缺钙，可加快骨量流失，增加骨质疏松症的风险。

研究表明，低蛋白、高蛋白饮食均是骨质疏松症的风险因素。低蛋白饮食对骨代谢的影响表现为骨形成能力受抑制，骨吸收虽增加但变化不明显。总体表现为低转化，骨骼更新减少，易于骨折。高蛋白饮食对骨代谢的影响，是蛋白质分解生成的硫酸盐、含硫氨基酸可使肾小管中钙重吸收受到抑制，尿钙升高，骨吸收增加。所以，蛋白质的摄入量宜适中，一般认为健康成年人每日按体重摄入1.0～1.2 g/kg蛋白质比较合适。处于生理特殊时期（生长期、妊娠期、哺乳期）则应酌量增加。注意动物性和植物性蛋白质合理搭配（其中优质蛋白质约占1/2～1/3）。建议食用一些富含胶原蛋白和弹性蛋白的食物。

（程群 章振林）

## 6.2 药物治疗

### 6.2.1 需要治疗的人群

美国骨质疏松基金会推荐，对≥50 岁的绝经后妇女或男性，具有如下一项就需药物治疗：①髋部或脊柱骨折（包括临床或形态学骨折）；②骨质疏松症，即使用双能 X 线吸收法（dual energy X-ray absorptiometry，DXA）检测股骨颈、全髋或 $L_1$-$L_4$ 的 T 值≤－2.5；③低骨量，即 DXA 检测股骨颈的 T 值为－2.5～－1；④骨折风险评估（fracture risk assessment，FRAX®）的 10 年髋部骨折风险≥3％或主要骨折风险≥20％。中华医学会骨质疏松和骨矿盐疾病分会发布的《原发性骨质疏松诊治指南》与上述意见基本相同。但是，很多研究表明，约 50％的脆性骨折发生于骨量减少的绝经后妇女。仅以骨密度检测腰椎或股骨近端的 T 值达到－2.5 为骨质疏松干预阈值，忽视了对骨量减少人群的干预。因此，临床上也应评估骨量减少患者的骨折风险，对高风险者应及早进行药物治疗。根据国际骨质疏松基金会的建议，可对骨量减少患者评估如下危险因素：① 50 岁以后发生过脆性骨折；②曾使用或正在使用糖皮质激素治疗；③类风湿关节炎患者；④父母有髋部骨折史；⑤抽烟；⑥酗酒。同时伴有一项上述危险因素的骨量减少患者即需使用抗骨质疏松药物治疗。

### 6.2.2 骨质疏松防治药物

防治骨质疏松症的药物可根据主要作用机制分为抑制骨吸收为主、促进骨形成为主或同时具有多重作用机制的药物。下面介绍国内已批准上市的骨质疏松症防治药物的有效性和安全性。

6.2.2.1 双膦酸盐类药物　双膦酸盐类药物是焦磷酸盐的稳定类似物，是一类与含钙结晶体有高度亲和力并主要浓集于骨骼的化合物，它能与骨骼羟磷灰石亲和，能特异性地结合到骨转换活跃的骨表面，抑制破骨细胞的功能、降低骨吸收、影响骨代谢的合成。它是目前应用最广泛、最重要的抗骨质疏松症和代谢性骨病的治疗药物。双膦酸盐的 P-C-P 结构使碳原子的另外二键能连接各种基因，形成带有氮原子和不含氮原子基团的两类双膦酸盐，现已应用于临床的非氮原子双膦酸盐主要有羟乙基膦酸盐、双氯膦酸盐、替洛膦酸盐等；带有氮原子基团的双膦酸盐，主要有阿伦膦酸盐、帕米膦酸盐、依班膦酸盐、利塞膦酸盐和唑来膦酸等。由于双膦酸盐碳键 P-C-P 代替了酐键 P-O-P，不受温度和代谢影响，化学性质稳定，完全不被酶解，不同双膦酸盐类药物抑制骨吸收的效力及毒性差别很大，故临床使用时的剂量及用法也有所差异。

双膦酸盐的作用特点包括以下方面。①物理化学作用：与磷酸钙牢固结合，抑制其形成结晶，延缓晶体的凝集，成为抑制钙化和矿化的理化基础；同时对固相磷酸钙表面有强烈的亲和力，成为阻抑骨溶解的理化基础。②生物活性作用：抑制骨的吸收作用，双膦酸盐抑制破骨细胞活性，促进其凋亡，从而发挥抑制骨的吸收作用，同时改善骨的机械强度，临床效果表现为提高骨密度，降低骨折率。各种双膦酸盐抗骨吸收能力的差异很大，一般含氮原子的双膦酸盐的生物作用强于不含氮原子的。③作用机制：含氮原子的双膦酸盐通过甲羟戊酸代谢途径抑制破骨细胞发育所需的法尼基焦磷酸盐（farnesy/phophosphate）的合成。类异戊二烯脂质和双香叶基焦磷酸盐的合成减少，对细胞有重要功能的蛋白（包括 GTP 连接蛋白 Ras、Rho、Rac 和 Rab）在转录后进行甲羟戊酸化，从而影响细胞骨架的组合、细胞内信号转导等，引起破骨细胞活性下降，细胞凋亡。不含氮原子的双膦酸盐的结构与焦磷酸盐极其类似，抑制破骨细胞的活性主要通过 ATP 结构的磷原子与 ATP 结合，形成不能水解的 P-C-P 结构的 ATP 结合物，使细胞无法获得能量、细胞功能受阻，甚至导致细胞凋亡和死亡。④抑制异位矿化，许多双膦酸盐的物理化学性能与焦磷酸盐类似，既抑制磷酸钙晶体的形成、凝聚，又阻止磷酸钙结晶的溶解。

双膦酸盐是人工合成药，在生物体内不能自然合成，由于 P-C-P 结构，不能被酶分解，在体内不会被代谢而改变其结果，即不被生物降解。它的药代动力学特点包括以下方面。①吸收：口服后生物利用率低，吸收不到摄入量的 1%，吸收在胃部开始，大部分在小肠吸收，主要通过被动弥散方式吸收，食物中尤其是含钙、铁的食品阻碍药物的吸收。②分布：吸收入血的双膦酸盐不足 1/2 甚至更少，血含量的 50%～80%从肾超滤排出，吸收量的 20%～50%被骨组织所吸收。双膦酸盐在血中的半衰期很短，在体内的半衰期很大程度取决于骨转换本身的速率，沉积在骨骼中与羟磷灰石结合的双膦酸盐只有骨转换发生时才会释放出来。③肾清除率：双膦酸盐吸收量的 50%～80%（即被骨吸收后的量）很快从肾排泄。需注意的是双膦酸盐亦可沉积在肝、脾等其他器官，剂量越大，沉积越多，尤其在大剂量或快速静脉输注后，与金属离子形成复合物或自凝集，随后被网状系统巨噬细胞所吞噬，因此双膦酸盐不应快速大量输注，否则可因凝聚形成导致肾衰竭。

【阿仑膦酸钠】

阿仑膦酸钠是新型双膦酸盐临床应用比较成熟的品种，它是含氮的双膦酸盐，对骨吸收和骨矿化的抑制比为 1000：1，它对骨吸收的抑制更高效，几乎不影响骨矿化，可以连续使用。临床研究证明阿仑膦酸钠可显著提高骨密度（包括腰椎和髋部），是最有效的抗骨吸收类骨质疏松治疗药物之一。

一项 meta 分析包含了 11 项阿仑膦酸钠治疗绝经后骨质疏松症的临床研究，均为随机、安慰剂对照研究，疗程至少 1 年。结果表明阿仑膦酸钠使腰椎、股骨颈及全身的骨密度增加，骨密度的增加呈剂量相关性，10 mg/d 的剂量较 5 mg/d 对骨密度的增加更为显著。与安慰剂相比，阿仑膦酸钠 10 mg/d 治疗 3 年之后，腰椎骨密度增加了 7.48%，髋部为 5.6%，前臂为 2.08%。

阿仑膦酸钠的临床实验提示，它可使骨质疏松患者的脊椎、髋部和手腕部骨折的发生率降低 50%。阿仑膦酸钠治疗也能降低绝经后妇女椎体和非椎体骨折（包括髋部骨折）的危险性，一项包含 8 个临床研究的 meta 分析表明使用阿仑膦酸钠（5 mg）使椎骨骨折的相对危险度降低，RR 为 0.52（95% CI 为 0.43～0.65），但阿仑膦酸钠 5 mg/d 与大于 10 mg/d 两种剂量对椎体骨折危险性的降低无显著差异。当阿仑膦酸钠的使用剂量为 10mg/d 时，非椎体骨折的相对危险度为 0.51（95%CI 为 0.38～0.69）。因阿仑膦酸钠可增加骨质疏松症患者的腰椎和髋部骨密度、降低发生椎体及非椎体骨折的风险，目前临床上主要应用阿仑膦酸钠治疗绝经后骨质疏松症、男性骨质疏松症和糖皮质激素诱发的骨质疏松症。

阿仑膦酸钠为口服片剂，70 毫克/片、每周 1 次或 10 毫克/片、每日 1

次；如为阿仑膦酸钠 70 mg 和维生素 $D_3$ 2800 IU 的复合片剂，则每周口服 1 次。须空腹服药，用 200～300 ml 白开水送服，且服药后 30 min 内及当天再次进食之前保持直立（站立或坐直）体位而不能平卧。此外，在此期间避免进食牛奶、果汁等饮料以及任何食品和药品。

注意事项：阿仑膦酸钠对上消化道黏膜有刺激作用并有可能加重潜在的疾病，故应慎用于患有活动性上消化道疾病如吞咽困难、食管疾病、胃炎、十二指肠炎、溃疡或近期有胃肠道病史（近 1 年内），如消化道溃疡或活动性胃肠道出血或消化道手术（除外幽门成形术）的患者。

为了便于将阿仑膦酸钠送至胃部从而降低对食管的刺激，应指导患者用水吞服药物，并注意不要躺卧。患者不应该咀嚼或吮吸药片，以防口咽部溃疡。应该特别指导患者在就寝前或清早起床前不要服用阿仑膦酸钠。

【伊班膦酸钠】

依班膦酸钠是含氮的第三代双膦酸盐类药物，它可强效抑制破骨细胞活性，甚至诱导破骨细胞凋亡，从而抑制骨吸收过程，已广泛用于预防和治疗恶性肿瘤骨转移；又因依班膦酸钠能通过对骨的二次矿化作用有效地增加骨密度，用于预防和治疗骨质疏松症。

国内依班膦酸钠治疗绝经后骨质疏松症Ⅲ期临床试验结果显示，患者接受依班膦酸钠 2 mg，每 3 个月注射 1 次。1 年后，腰椎、股骨颈和大转子骨密度分别增加 4.27%、3.48%和 2.03%，对照组（阿仑膦酸钠口服，每周 70 mg）分别为 4.24%、2.72%和 2.99%（$P>0.05$），两组患者的不良反应发生率相当。为此，中国食品药品监督管理局于 2009 年 1 月批准国内使用依班膦酸钠 2 mg 静脉滴注，每 3 个月 1 次，治疗绝经后骨质疏松症。

随着人口老龄化进展，增龄性男性骨质疏松症的发病率也逐年上升，依班膦酸钠对男性原发性骨质疏松症患者的研究发现，依班膦酸钠 2 mg，每 3 个月静脉注射 1 次，治疗 2 年后，腰椎、大转子骨密度分别增加（6.7±1.5）%（$P<0.01$）和（3.2±0.8）%（$P<0.01$）。这表明依班膦酸钠 2 mg，每 3 个月静脉注射 1 次是治疗男性骨质疏松症很好的治疗方案。

此外，还有研究证实，依班膦酸钠可显著提高糖皮质激素导致的骨质疏松症患者腰椎、股骨颈的骨密度，也可以显著降低该类患者新发椎体骨折的发生率，明显改善疼痛症状。

适应证：治疗绝经后骨质疏松症。

用法：静脉注射剂，每 3 个月经静脉输注 1 次，一次 2 mg（加至 250 ml 生理盐水中，滴注 2 h 以上）。

注意事项：急性期反应是依班膦酸钠静脉使用后最常见的不良反应，但发生率不高，主要表现为低热、流感样症状，如疲乏、不适、骨痛、肌痛、关节痛等，多在首次给药后 28～36 h 后出现，18～36 h 后消失，一般症状较轻，无需特殊处理可自行缓解，症状较重的患者可给予解热镇痛药物对症治疗，再次给予依班膦酸钠静脉治疗一般不再出现该类不良反应。依班膦酸钠的肾毒性较其他双膦酸盐类小，只有在严重肾功能不全时禁用，肌酐清除率＜35 ml/min 者慎用。

【利塞膦酸钠】

利塞膦酸钠为第三代双膦酸盐类药物，在结构上它和阿仑膦酸钠类似，也含有氮元素，循证医学研究表明，利塞膦酸钠是一种安全有效的骨质疏松症治疗药物，能明显提高腰椎和髋部骨密度，显著降低脊柱骨折的发生率，并且利塞膦酸钠在缓解骨痛、提高骨密度方面均疗效确切，具有良好的顺应性。

一项 meta 分析共收集了 8 个随机、安慰剂对照的利塞膦酸钠治疗绝经后骨质疏松症的临床研究。利塞膦酸钠使腰椎、股骨颈和全身骨密度显著增加，其中 5 mg/d 组较 2.5 mg/d 组增加更为显著。5 mg/d 组较安慰剂对照组的腰椎 BMD 增加 4.54%，股骨颈的 BMD 增加 2.75%，前臂的 BMD 增加＜1%。利塞膦酸钠还可使绝经后妇女椎体和髋部骨折的危险性显著降低，上述 8 项研究中的 5 项资料用于腰椎骨折危险性的分析，发现利塞膦酸钠治疗腰椎骨折的相对危险度（RR）为 0.64（95%CI 为 0.54～0.77），其中 5 mg/d 治疗组腰椎骨折的 RR 为 0.62（95%CI 为 0.51～0.76），有 7 项资料用于非椎体骨折危险性的分析，所有剂量利塞膦酸钠治疗的 RR 为 0.73（95%CI 为 0.61～0.87），仅利塞膦酸钠5 mg/d 治疗组非椎体骨折的 RR 为 0.68（95%CI 为 0.53～0.87）。还有研究证实利塞膦酸钠可减少髋部骨折，使绝经后妇女髋部骨折发生率降低 30%。

目前利塞膦酸钠在临床上主要用于治疗绝经后骨质疏松症和糖皮质激素

诱发的骨质疏松症。在有些国家也已被批准治疗男性骨质疏松症。

疗效：增加骨质疏松症患者的腰椎和髋部骨密度、降低发生椎体及非椎体骨折的风险。

用法：口服片剂，每次 5 mg、每日 1 次或每次 35 mg、每周 1 次。服法同阿仑膦酸钠。

注意事项：胃及十二指肠溃疡、反流性食管炎患者应慎用。

【唑来膦酸】

唑来膦酸是最强力的包含氮的双膦酸盐之一。它主要通过抑制甲羟戊酸通路抑制破骨细胞的形成及破骨细胞介导的骨吸收，诱导破骨细胞凋亡，从而强力抑制骨吸收。静脉注射后大部分唑来膦酸盐与骨结合后药物缓慢释放入血，维持一定的血药浓度。唑来膦酸盐不能被降解，以原型从肾排泄。

不同的双膦酸盐与羟磷灰石之间的亲和常数存在差异，总的来说唑来膦酸盐＞阿仑膦酸钠＞依班膦酸钠＞利塞膦酸钠＞依替膦酸钠，这决定了不同双膦酸盐的生物学特性，唑来膦酸盐对羟基磷灰石的亲和力明显高于其他双膦酸盐。唑来膦酸盐与骨矿的高亲和力可能与其在绝经后骨质疏松妇女中作用时间较长有关。动物实验表明，唑来膦酸盐防止骨量丢失的强度比阿仑膦酸钠高 10 倍。

HORIZON-PFT 研究（Health Outcomes and Reduced Incidence with Zoledronic Acid Once Yearly Pivotal Fracture Trial）为国际性、多中心、随机、双盲、安慰剂对照研究，该核心研究已证实，与安慰剂相比，一年 1 次静脉注射唑来膦酸 5 mg，治疗 3 年可使椎体临床骨折发生率降低 70%，髋部骨折累计风险降低 41%，临床椎体骨折累计风险降低 77%，多发椎体骨折风险降低 89%。同时显著增加全髋、股骨颈、腰椎骨密度。唑来膦酸盐组与安慰剂组比较，髋部骨密度增加 6.02%，腰椎骨密度增加 6.71%，股骨颈骨密度增加 5.06%。静脉点滴唑来膦酸盐 12 个月后，骨转换标志物 β-CTX、PⅠNP、BSAP 的平均水平较安慰剂组分别降低 59%、58%和 30%。

适应证：治疗绝经后骨质疏松症。

疗效：增加骨质疏松症患者的腰椎和髋部骨密度、降低发生椎体及非椎体骨折的风险。

用法：静脉注射剂，经静脉滴注，每次 5 mg（至少滴注 15 min）。

注意事项：部分患者初次注射唑来膦酸盐后有短暂的流感样症状，其中最常见的症状包括发热（发生率 15%）、肌痛（发生率 8%），流感样症状（发生率 7%），头痛（发生率 6%）和关节痛（发生率 5%）。这些症状主要为轻到中度，常发生在静脉输注后 3 天内，再次注射后急性期反应发生率减低。还有研究表明从阿仑膦酸钠更换为唑来膦酸盐的患者没有急性期流感样症状发生，表明长期应用双膦酸盐后急性期流感样症状的发生率可能会降低。

静脉滴注唑来膦酸盐 9～11 天后，患者血肌酐较基线升高超过 0.5 mg/dl，且该情况在肌酐清除率为 30～34 ml/min 的患者中发生率最高，可达 10.6%。但随访 3 年发现唑来膦酸盐组和安慰剂组的肌酐清除率或血肌酐水平无显著差异，表明唑来膦酸盐静脉输注 5 mg 短期内可能引起肾功能的变化，但长期对肾功能无明显影响。所以建议肌酐清除率＜35 ml/min 者慎用。用药后注意监测肾功能。

双膦酸盐类药物的安全性：总体较好，但仍应注意以下几点。①少数患者口服双膦酸盐类药物后可能发生轻度的胃肠道反应，包括上腹疼痛、反酸等食管炎和胃溃疡症状。因此，除严格按说明书服药外，有活动性胃及十二指肠溃疡或反流性食管炎患者应慎用。②经静脉输注含氮双膦酸盐类药物后可引起一过性的发热、骨痛和肌痛等类流感样不良反应，但多会在用药 3 天后明显缓解。对症状明显者可用非甾类抗炎药或普通解热止痛药对症治疗。③进入血中的双膦酸盐类药物约 60%以原形从肾排泄。对肾功能损害患者，应慎用此类药物或酌情减少药物剂量。对经静脉输注用双膦酸盐类药物，每次给药前都应检测患者的肾功能。如患者的肌酐清除率＜35 ml/min，则不宜用此类药物。此外，输注时间不应小于 15 min，液体量不应小于 250 ml。④双膦酸盐类药物相关的下颌骨坏死罕见，且绝大多数发生于恶性肿瘤患者频繁使用双膦酸盐类药物之后以及存在严重口腔健康问题如严重牙周病或经多次牙科手术等患者中。对患有严重口腔疾病或需接受牙科手术的患者，不建议使用该类药物（正在使用者可停药半年以后或待骨吸收生化标志物水平达到正常后再施行手术，且手术后至少停用双膦酸盐类药物 3 个月）。⑤目前没有大样本的临床研究表明心房颤动与双膦酸盐类药物治疗间有直接的相关性。⑥虽有少数有关长期使用双膦酸盐类药物可能提高非典型骨折发生率的报道，但确切原因尚不清楚，与双膦酸盐类药物间的关系也不确定。为安全性考虑，可定期对长期使用双膦酸盐类药物的患者进行评估。

6.2.2.2 降钙素类药物　降钙素的基本结构由 32 个氨基酸组成，分子量为 3500 单位。第 1 和第 7 位的两个胱氨酸残基之间有二硫键连接，是降钙素具有生物活性的重要结构。不同动物分泌的降钙素氨基酸残基有一定差别，来自鱼类（如鲑鱼、鳗鱼）的降钙素比哺乳动物（包括人）分泌的降钙素生物活性高 50 余倍。降钙素水平随着年龄的增加而降低。1982 年 Chamber 等证实降钙素对骨细胞有直接抑制作用，还具有增加肾 α-羟化酶活性的作用。1984 年 Gruber 等以鲑鱼降钙素皮下注射与单服钙剂对照，结果证实降钙素具有良好的治疗效果，由此美国食品药品管理局（FDA）批准降钙素用于治疗骨质疏松症。1995 年美国 FDA 又批准鲑鱼鼻吸剂型降钙素用于治疗骨质疏松症。

降钙素作为一种钙调节激素，能抑制破骨细胞的生物活性和减少破骨细胞的数量，进而阻止骨量丢失并增加骨量。所以降钙素主要应用于骨吸收增加的疾病如骨质疏松症、Paget 骨病以及癌性高钙血症等。降钙素作为抗骨吸收药物在骨质疏松症临床治疗中已广泛应用，但对骨密度的改善情况目前研究结果不一致，大多数研究认为降钙素对骨密度提高作用不明显，临床疗效主要表现为抑制破骨细胞，缓解疼痛。降钙素类药物的一大突出特点是能明显缓解骨痛，对骨质疏松性骨折或骨骼变形所致慢性疼痛以及骨肿瘤等疾病引起的骨痛均有效，更适合用于有疼痛症状的骨质疏松症患者。关于降钙素治疗与骨质量变化的研究尚不多，结果也不尽相同，多数学者的观点一致，认为降钙素治疗对骨质量（骨结构、骨力学性能）的提高比骨密度明显，且能有效地降低骨质疏松性骨折的发生率。目前临床应用的降钙素类药物有鲑鱼降钙素和鳗鱼降钙素两种。

【鲑鱼降钙素】

骨质疏松症既有骨量的变化，又有骨质量（骨结构、力学性能）的改变。动物实验研究发现鲑鱼降钙素能减少骨量丢失，促进矿化，加快骨痂的形成，促进骨折愈合，同时能提高骨生物力学特性和抗骨折能力。流行病学调查研究表明，鲑鱼降钙素可使绝经后骨质疏松妇女腰椎骨密度有微小的提高，使新的椎体骨折发生患者数明显降低。国内林华等的研究也证实鲑鱼降钙素可以提高骨质量，降低骨质疏松性骨折发生率。

鲑鱼降钙素的镇痛有效率达 95%，疼痛平均分由 1.93 降至 1.06，用药 3 d 后开始明显起效。其止痛机制可能与其作用于中枢感受区的特异性受体、抑制前列腺素及刺激内源性镇痛物质 β 内啡肽的释放有关。目前，关于骨质疏松性骨痛的机制尚不明确，一般认为与骨组织机械变形压迫神经、骨钙动员增加及化学因子的异常刺激有关。尤其是降钙素的止痛作用不受纳洛酮的破坏，并与吗啡有协同作用。除此之外，它还可以治疗创伤性急性骨萎缩引起的疼痛。

适应证：治疗绝经后骨质疏松症。

疗效：增加骨质疏松症患者腰椎和髋部骨密度。随机、双盲、对照临床试验显示，使用鲑鱼降钙素鼻喷剂 200 IU/d 能降低发生椎体及非椎体骨折的风险、明显缓解骨痛。

用法：鲑鱼降钙素制剂有鼻喷剂和注射剂两种。鼻喷剂的使用剂量为 200 IU/d；注射剂的一般使用剂量为皮下或肌内注射 50 IU/次，根据病情每周注射 2～7 次。鲑鱼降钙素的目前推荐疗程是小于 3 个月。

注意事项：少数患者有面部潮红、恶心等不良反应，偶有过敏现象（可按说明书要求确定是否做过敏试验），个别的过敏反应可导致心动过速、低血压和虚脱。使用本药前是否皮肤试验请参照说明书进行。长期卧床治疗的患者，需每日检测血液生化指标和肾功能。治疗过程中如出现耳鸣、眩晕、哮喘等反应应停用。

【鳗鱼降钙素】

鳗鱼降钙素直接作用于破骨细胞膜受体，通过增加破骨细胞内 cAMP，胞浆游离钙水平和激活蛋白激酶 C 等途径而抑制破骨细胞骨吸收，同时也调节成骨细胞活性和数量，从而促进骨生成。鳗鱼降钙素不仅能降低骨转换，而且对骨小梁数量、结构、形态的保持发挥着重要的作用，研究发现使用 20 IU 鳗鱼降钙素、每周 1 次，治疗 6 个月后，男性骨质疏松症患者腰椎、股骨颈骨密度都较治疗前有增高，并且 β-CTX 下降，表明治疗有效。

鳗鱼降钙素除抑制骨吸收外，还具有中枢镇痛作用，可改善骨质疏松症患者疼痛。临床试验结果表明，鳗鱼降钙素治疗2个月后患者的疼痛开始缓解，2个月后疼痛缓解率达到90.2%。

适应证：治疗绝经后骨质疏松症。

用法：注射剂，肌内注射20 IU/周。

注意事项：鳗鱼降钙素为多肽制剂，有引起过敏反应的可能性，故对有过敏史者应详细问诊，有过敏体质者慎用（可按说明书要求确定是否做过敏试验），支气管哮喘或有其既往史者慎用。少数患者有面部潮红、恶心等不良反应。

降钙素类药物的安全性：降钙素作为一种有32个肽键的氨基酸生物制剂，变态反应及周围血管扩张现象是其临床应用时常见的不良反应。过敏反应通常出现在注射部位的局部反应或全身皮肤过敏反应，表现为皮疹、荨麻疹，严重的降钙素过敏反应甚至可造成气道痉挛，对于经常有哮喘发作或持续性气道梗阻的患者不要轻易使用降钙素制剂。鼻喷剂的副作用报道以潮红和局部鼻黏膜的反应为主，偶尔发生鼻出血、部分味觉丧失。但降钙素类药物的安全性总体良好，在老年人、胃肠道、肾、药物相互作用等方面安全性较好。近期研究表明，鲑鱼降钙素有增加肿瘤发生的风险，故推荐短期使用，疗程限制在3个月以内。

6.2.2.3 雌激素类药物　女性在青春早期卵巢开始分泌少量雌激素。当血雌二醇在20 pg/ml时，即可刺激长骨生长，使身高增长加快，并使成骨多于破骨，骨量增多。女性于30岁左右骨量达高峰，并维持15年左右，直至绝经前。进入绝经过渡期，骨吸收相对明显增强，骨丢失加快，在41～50岁的妇女中，围绝经期者腰椎松质骨的丢失比月经正常者快2.5倍左右，绝经后则快3.5倍左右。皮质骨和松质骨均在绝经3年内丢失速度最快，丢失骨量最多。绝经时低雌激素对松质骨骨量的负面影响要高于对皮质骨骨量的影响。绝经使骨丢失加快是由于骨组织负平衡代谢的增强所致。由于骨吸收相对多，导致骨量减少，所以在骨组织形态上，表现为皮质骨变薄、松质骨的骨小梁变薄断裂、骨的多孔性增强，这样会造成局部微骨折，损害了骨结构且降低了材料的生物力学性能。骨质量受损会导致骨强度降低，抗骨折能力减弱而易骨折。与男性相比，绝经使妇女骨丢失开始年龄较早、较快且较严重，因此女性发生骨质疏松性骨折较男性早，发病率也较高。

1935—1941 年 Albright 和 Reifenstein 提出性激素可预防骨质疏松症。1986 年结合雌激素在美国获 FDA 的批准，用于预防骨质疏松症。

雌激素类药物（包括雌激素替代疗法和雌、孕激素替代疗法）能抑制骨转换、阻止骨丢失，可有效维持并提高骨密度，降低骨质疏松性骨折的危险。一项 meta 分析结果表明，与安慰剂组相比，激素替代治疗（hormone replacement therapy，HRT）2 年后，所有部位的骨密度均有显著性升高，与小剂量雌激素（相当于 0.3 mg 结合雌激素）相比，大剂量组（相当于 0.9 mg 结合雌激素）骨密度的升高更显著。与安慰剂组相比，小剂量 ET/HRT 组的骨密度的升高分别为：脊柱升高 3.9%，前臂升高 3.1%，股骨颈升高 2%，大剂量组骨密度的升高分别为：脊柱升高 8.0%，前臂升高 4.5%，股骨颈升高 4.7%。还有研究指出雌激素治疗（ET）也能明显增加老年妇女的骨密度。美国妇女健康基础干预研究是首个大规模随机、对照研究，以观察 ET/HRT 对基本健康的中、老年妇女慢性病的预防作用，结果显示 HRT 能降低骨质疏松性骨折。在 5.6 年的研究期间，较安慰剂组，HRT 组所有部位的骨折率降低了 24%，相对危险度为 0.76（95% CI 为 0.69～0.83）。在 HRT 开始的最初几个月内即显出效果，之后持续存在。

适应证：围绝经期和绝经后妇女，特别是有绝经期症状（如潮热、多汗等）及有泌尿生殖道萎缩症状的妇女，60 岁前开始使用更有益。

禁忌证：雌激素依赖性肿瘤（乳腺癌、子宫内膜癌）、血栓性疾病、不明原因的阴道出血、活动性肝病和结缔组织病为绝对禁忌证。子宫肌瘤、子宫内膜异位症、胆囊疾病和垂体泌乳素瘤患者以及有乳腺癌家族史慎用。脑膜瘤是孕激素的禁忌证。

用法：有口服、经皮和阴道用多种剂型制剂；药物有结合雌激素、雌二醇、替勃龙等。治疗方案、制剂选择及治疗期限等应根据患者的个体情况决定。

注意事项：严格掌握适应证和禁忌证，绝经早期（60 岁前）开始用药，但应使用最低有效剂量，同时定期（每年）进行安全性评估，重点是乳腺和子宫。

安全性：绝经后妇女正确使用雌激素类药物总体上是安全的，但需特别注意以下几点：①对有子宫的妇女长期只补充雌激素会增加子宫内膜癌的发生的风险。因此，自 20 世纪 70 年代以来，要求她们在补充雌激素的同时也适当补充孕激素，这可使患子宫内膜癌的风险降低。②有关雌激素类药物治疗与乳腺癌的关系仍有争论，但其可能的风险不大，每年小于 0.1%。乳腺癌仍是雌激素类药物治疗的禁忌证。③雌激素类药物不应用于预防心血管病。没有心血管病危险因素的妇女，60 岁前开始使用雌激素类药物可能对其心血管有一定的保护作用；已有血管损害或 60 岁后再开始使用雌激素类药物，则没有这种保护作用。④雌激素类药物治疗会轻度增加血栓风险。血栓是雌激素类药物治疗的禁忌证。非口服雌激素类药物因无肝的首过效应，这种风险可能较小，但需更多临床研究的证实。⑤雌激素类药物不是同化激素，尽管大剂量使用时会因水钠潴留而致体重增加。绝经后妇女使用的雌激素类药物为低剂量，一般不会导致水钠潴留。相反，有安慰剂对照临床试验显示，雌激素类药物治疗和安慰剂两组妇女的体重均有增加，且安慰剂组妇女的体重增加更明显。总之，使用雌激素类药物治疗应进行全面的利与弊评估，开始治疗前必须评估患者是否有明确的治疗适应证并排除禁忌证，这是保证治疗利大于弊的基础。医生应与患者讨论可能的获益和风险、取得患者的知情同意，治疗前要询问病史和全面体检，特别是检查子宫和乳腺。建议雌激素类药物治疗遵循以下原则：①明确适应证和禁忌证（保证利大于弊）；②绝经早期（<60 岁）开始用药的获益更大、风险更小；③使用最低有效剂量；④治疗方案个体化；⑤局部问题采用局部治疗方法；⑥坚持定期随访和安全性监测（尤其是对乳腺和子宫）；⑦是否继续用药应根据每年进行的评估结果而定。

6.2.2.4 甲状旁腺激素（parathyroid hormone，PTH）类似物 甲状旁腺素（parathyroid hormone，PTH）是 84 个氨基酸构成的多肽激素，是调节钙、磷代谢及骨转换最为重要的肽类激素之一，它能精细调节骨骼的合成代谢及分解代谢过程。早在 1929－1937 年间，北美的不同实验室就曾报道可证明 PTH 有明显的促进骨形成、增加骨量及改善骨生物力学性能方面的动物实验及临床研究，研究取得了突破性进展。

全长型甲状旁腺素（full length parathyroid hormone，PTH）1-84 和它的活性片段 PTH1-34 可通过与在成骨细胞表面表达的 G 蛋白耦联 PTH-1 受体相互作用，从而激活 cAMP 依赖的蛋白激酶 A 及钙依赖的蛋白激酶 C 信号通路并调节成骨细胞功能。PTH 还可激活 MAK 激酶及磷脂酶 A 及 D 信号通路。PTH 氨基端 1-34 片段（hPTH1-34）具有与全长型 PTH 相同的与受体结合的能力及生物活性，被广泛用于研究 PTH 的结构和功能。在啮齿类动物中进行的临床前研究表明，PTH 的疗效与剂量和给药方式有关（即间歇给药对持续给药）：高剂量 PTH 持续给药可导致分解代谢，低剂量间歇给药可导致单纯的合成代谢，PTH 的骨合成代谢作用可通过抑制成骨细胞凋亡、激活骨衬细胞和增强成骨细胞分化来介导。这一作用最终可使成骨细胞活性和数量的增加，从而激活骨转换代谢，增加骨小梁和骨膜表面的骨质沉积。这一成骨效应先于破骨细胞的激活。所谓的“合成代谢窗”（anabolic window）是指骨形成作用大于骨吸收作用，从而为治疗骨质疏松提供了机会。PTH1-84 治疗绝经后骨质疏松症妇女的临床试验表明，间歇给药可提高骨密度，并减少骨折发生的风险。在相似人群中进行的研究表明，PTH1-34 活性片段间歇给药亦可迅速促进骨形成，并提高骨密度，降低骨折风险，此作用对所有人群均有效。以上结果提示，PTH 间歇给药的骨合成代谢作用与患者性别及 PTH 片段长短无关。

特立帕肽（重组 DNA 来源的甲状旁腺素，rhPTH1-34）是首个促进骨合成代谢类的药物，外源性 PTH 间歇性注射对人骨组织有强的合成作用，1980 年英国的 Reeve 首先报道，用 hPTH1-34、20 μg/d，皮下注射 6～24 个月后，骨活检显示髂骨骨小梁体积增加，有新骨形成，且观察到骨形成率和骨吸收率的分离。随后又开展了多项临床试验，rhPTH（1-34）在全球 64 个国家被批准用于治疗男性和绝经后妇女的骨质疏松症，2002 年 11 月 rhPTH1-34 被美国 FDA 批准为具有合成作用的治疗骨质疏松症的新药正式上市。2011 年 3 月 16 日，特立帕肽在中国被批准用于存在高度骨折风险的绝经后骨质疏松妇女的治疗。

国外一项 meta 分析显示，超过 90％接受特立帕肽治疗的绝经后妇女，其骨密度较基线时增加幅度至少达到3%。Neer等对来自17个国家、99个研究中心、平均年龄70岁的1637例骨质疏松症妇女（绝经5年以上、均有椎体骨折史）进行了为期18个月的研究，研究显示特立帕肽可使腰椎和髋部骨密度明显增加，而以皮质骨为主的桡骨远端骨密度无明显改变。另外研究显示，接受特立帕肽治疗后，患者早期骨形成标志物升高，这与随后骨密度或骨折风险的变化程度相关，在接受治疗后的第1个月和第3个月，骨形成标志物PⅠNP水平升高，这可作为18个月时腰椎骨密度增加的预测因子。

特立帕肽可降低骨折风险。在一项多中心、双盲、安慰剂对照的骨折预防试验（fracture prevention trial，FPT）中，将1637名已经发生过骨折且未接受抗骨吸收药物治疗的绝经后妇女随机分组，分别接受安慰剂、特立帕肽20 μg/d、特立帕肽40 μg/d的治疗，结果显示与安慰剂相比，特立帕肽20 μg/d和特立帕肽40 μg/d可分别降低65%和69%的椎体骨折风险，以及降低53%和54%的新发非椎体骨折的风险，并分别增加9%和13%的腰椎骨密度以及3%和6%的股骨颈骨密度。当用脊柱畸形指数进行评估时，接受特立帕肽治疗的患者新发骨折的数量和严重度下降，且与基线骨折数量和严重度相关的新发骨折风险减少。特立帕肽治疗组新发骨折风险不随既往骨折次数和严重程度的增加而升高，其相对骨折风险的降低与年龄大小、骨密度基线值、已有椎体骨折、治疗前骨转换率及肾功能状况无关。并且发现停止特立帕肽治疗后，椎体骨折风险的下降可持续至少18个月，非椎体骨折风险的下降可持续至少30个月。

虽然骨密度可作为特立帕肽治疗后椎骨骨折风险下降的预测因子，但研究显示接近70%的骨折风险下降是骨强度增加的结果。对髂骨活检的骨组织形态学检测和微型CT扫描的随访分析后发现，特立帕肽治疗患者的骨微结构（包括骨小梁、骨皮质厚度和骨小梁连接性）有明显改善。特立帕肽治疗可使骨基质的矿化、骨矿物质的结晶和胶原交联比例明显降低，增强骨骼稳定性和骨皮质厚度，并且增加股骨颈和股骨粗隆区域骨轴向和抗弯曲的强度。特立帕肽治疗还可增加骨构建和重建骨单位的成骨活性，增强远端桡骨干的机械强度。

近年研究发现，特立帕肽还可用于男性骨质疏松症的治疗。与安慰剂相比，特立帕肽用于男性特发性骨质疏松症，使用18个月后可使患者腰椎骨密度增加 13.5%，且血清骨特异性碱性磷酸酶和骨钙素可持续升高约 6 个月。

长期使用糖皮质激素可导致严重的骨质疏松症，糖皮质激素治疗 3～6 个月会出现迅速的骨丢失，6 个月内骨折风险明显增加。根据糖皮质激素通过干扰成骨细胞的生成，诱导成骨细胞凋亡从而发挥其抑制骨形成的作用，特立帕肽通过促进骨形成的作用机制能更有效地治疗糖皮质激素所致骨质疏松症。

适应证：治疗绝经后骨质疏松症。

用法：注射剂，一般用药剂量是 20 μg/d，皮下注射。

注意事项：建议在专科医生指导下使用，用药期间应监测血钙水平、防止高钙血症的发生。治疗期限不宜超过 24 个月。当有肾结石和（或）痛风史的患者接受特立帕肽治疗时，建议密切随访。

安全性：患者对特立帕肽治疗的耐受性总体较好，部分患者可能会有头晕或下肢抽搐的不良反应。但有动物研究报告，特立帕肽可能增加成骨肉瘤的风险。因此，特立帕肽并不适用于 Paget 骨病、不明原因碱性磷酸酶升高、甲状旁腺功能亢进、高钙血症、肾性骨营养不良、骨放疗史、骨骺未闭合（儿童和青少年）、原发骨肿瘤和肿瘤骨转移的患者。

6.2.2.5 选择性雌激素受体调节剂（selective estrogen receptor modulators，SERMs） SERMs 与雌激素不同，它是一类通过雌激素受体途径的组织特异性化合物，目前与雌激素受体结合的配体根据其发挥的生物活性作用，大致可分为 3 类：①雌激素激动剂，如 17β-雌激素；②抗雌激素作用，如 ICI 182,780 等；③具有某些雌激素激动剂作用，又有某些抗雌激素作用，如雷洛昔芬、他莫西芬、托瑞米芬、氯米芬、ICI 182,780 等。临床已应用的有治疗乳腺癌的他莫西芬、托瑞米芬及防治绝经后骨质疏松症的雷洛昔芬。

SERMs 通过经典的雌激素通道发挥雌激素的拮抗作用，通过非经典途径发挥雌激素活性作用。对骨骼具有明显的防止骨量流失、增强骨强度的作用。对乳腺组织和子宫，雷洛昔芬表现为拮抗雌激素活性作用。

雷洛昔芬是苯噻吩类化合物，目前临床应用的是每片含量为 60 mg 的盐酸雷洛昔芬。口服后约 60%被迅速吸收，在肠道吸收后进入全身循环前大部分与葡萄糖醛酸结合，绝对生物利用度降至 2%。雷洛昔芬有首过效应和肝肠循环，由于首过效应、肠肝循环及雷洛昔芬与其葡萄糖醛酸代谢产物在体内可以相互转换，所观察到的血浆峰浓度和半衰期变化很大，达到血浆峰浓度的时间以及药物的生物利用度也受这些因素的影响。雷洛昔芬在体内分布广泛，其分布容积与剂量无关。雷洛昔芬主要经粪便排泄，以药物原形经尿液排泄的量低于0.2%，以葡萄糖醛酸复合物经尿液排泄的量小于雷洛昔芬给药剂量的6%。

雷洛昔芬适用于治疗和预防绝经后妇女骨质疏松症。临床研究发现，雷洛昔芬能增加骨量，短程治疗能增加骨密度和改善骨转换，长期治疗能明显降低骨折的危险性，降低骨折率。

适应证：治疗绝经后骨质疏松症。

用法：口服，每次一片、每日1次。

注意事项：少数患者用药期间会出现潮热和下肢痉挛症状，潮热症状严重的围绝经期妇女暂时不宜使用。

安全性：①对乳腺组织的作用，可降低侵袭性乳腺癌和雌激素受体阳性乳腺癌的危险性。②对生殖系统的作用，无子宫内膜增生或内膜癌的发生。雷洛昔芬治疗的安全性总体良好。静脉血栓栓塞是唯一与雷洛昔芬相关的严重不良事件。雷洛昔芬禁用于绝经前妊娠妇女或可能妊娠妇女、活动性静脉血栓栓塞性疾病或有深静脉血栓、肺栓塞和视网膜血栓形成等既往史的女性。肝功能不全时慎用，不推荐雷洛昔芬与全身应用雌激素联合应用。

6.2.2.6 维生素D类似物　在骨质疏松症治疗领域内，应用最广泛的制剂是骨化三醇（1，25-二羟基维生素$D_3$）和阿法骨化醇（1α-羟基维生素$D_3$），其中前者不再需要经过肝和肾的羟化酶羟化就有生物活性，阿法骨化醇需要经25-羟化酶羟化为骨化三醇后才具生物活性。维生素D类似物更适用于老年人、肾功能不全以及1α-羟化酶缺乏的患者。

活性维生素D可促进肠钙吸收，从十二指肠到结肠的肠黏膜细胞中都有$1,25\text{-}(OH)_2D_3$的受体，其分布在十二指肠最高，十二指肠以下肠道逐渐减少。在基础状态下，正常成人空肠部位的净钙吸收是回肠的3倍。给予$1,25\text{-}(OH)_2D_3$，1周后，空肠和回肠的钙吸收都显著增加，且回肠的钙吸收率可达到空肠的水平。结肠在$1,25\text{-}(OH)_2D_3$作用下，钙吸收率也会明显增加，这对小肠切除后患者的钙吸收具有重要意义。

维生素 D 在骨的吸收形成代谢过程中起双向作用，且这种双向作用的侧重取决其剂量。对骨形成的作用包括：①间接作用。维生素 D 促进肠钙吸收，提高血钙浓度，为钙在骨中沉积、骨矿化提供原料是维生素 D 对骨形成的间接作用。②直接作用。成骨细胞是活性维生素 D 作用的重要靶器官，因为 $1,25\text{-}(OH)_2D_3$ 受体在此较集中。对骨吸收的作用包括：①间接作用。破骨细胞功能的激发主要来自对成骨细胞产生的某些破骨细胞活化因子做出的应答，维生素 D 活性产物在刺激成骨细胞产生、促进破骨细胞增强其活性因子促进骨吸收的作用，体现了其骨吸收的间接作用。②直接作用。在成熟的破骨细胞上，无 $1,25\text{-}(OH)_2D_3$ 受体存在，只见于其前体细胞上，促进前体破骨细胞向成熟破骨细胞分化，从而增加破骨细胞的数量，引起骨吸收。

另外，活性维生素 D 代谢物通过增加肠钙吸收、提高血钙水平，间接地抑制 PTH 的合成与释放。血清 $1,25\text{-}(OH)_2D_3$ 的降低会削弱其对 PTH 分泌的正常抑制作用，必然导致继发性甲状旁腺功能亢进并增加骨的吸收。这也是肾性骨病患者 PTH 增高的原因，因肾病患者 1α-羟化酶减少会导致 $1,25\text{-}(OH)_2D_3$ 产生减少。

维生素 D 类似物的安全性：使用上述剂量的维生素 D 类似物治疗骨质疏松症总体上是安全的。长期使用应定期监测血钙和尿钙水平。可与其他抗骨质疏松药物联合使用。

【骨化三醇】

骨化三醇口服后在小肠内很快被吸收，生物利用度高达 70%，在服药后的 2～4 h 达到血药浓度高峰。半衰期为 6～10 h，单一剂量的药理作用持续 3～5 d，如服药后发生高钙血症，在服药后 3～6 d 逐渐消失。骨化三醇的失活代谢在肾内进行，无活性的代谢产物经肝、肾双线排泄，主要从胆汁中排出。

从生化指标观察显示，仅 0.25 μg 的骨化三醇就可发挥促进肠钙吸收的作用。多数研究认为，服用骨化三醇可以使骨转换受抑制，骨化三醇使用剂量为 0.5 μg/d 时，主要表现为抑制骨吸收，对绝经后骨质疏松症有良好作用。另外还有研究证明，骨化三醇可以增加老年人肌肉力量和平衡能力、降低跌倒的危险，进而降低骨折风险。

用法：口服，0.25～0.5μg/d。

注意事项：长期使用应注意监测血钙和尿钙水平。

【阿法骨化醇】

阿法骨化醇属于1,25-$(OH)_2D_3$的前体药物，进入人体后，必须经过肝的再羟化形成1,25-$(OH)_2D_3$，其生物利用度略低于1,25-$(OH)_2D_3$，约为40%。阿法骨化醇生物活性作用或抗骨质疏松作用是通过其在体内转化成1,25-$(OH)_2D_3$来实现的，因此二者对骨质疏松症的作用、疗效和安全性相似，能促进骨形成和矿化并抑制骨吸收，对增加骨密度有益。多数临床观察表明，使用阿法骨化醇治疗骨质疏松症，大多采用的剂量为0.25～1 μg/d。生化指标监测可观察到阿法骨化醇0.5 μg/d即有促肠钙吸收作用，1 μg/d可使血、尿钙明显升高，血PTH水平下降。

用法：口服，0.25～1.0μg/d。

注意事项：肝功能不全可能会影响疗效，不建议用于这些患者。

6.2.2.7 维生素$K_2$　四烯甲萘醌是维生素$K_2$的一种同型物，是γ-羧化酶的辅酶，在γ-羧基谷氨酸的形成过程中起着重要作用。γ-羧基谷氨酸是骨钙素发挥正常生理效应所必需的。动物实验和临床试验显示，四烯甲萘醌可促进骨形成并有一定的抑制骨吸收的作用。

适应证：治疗绝经后骨质疏松症。

疗效：增加骨质疏松症患者的骨量、降低骨折发生的风险。

用法：成人口服15 mg、每日3次，饭后服用（空腹服用时吸收较差）。

注意事项：少数患者出现胃部不适、腹痛、皮肤瘙痒、水肿和肝转氨酶水平暂时性轻度升高。服用华法林的患者禁用。

6.2.2.8 中成药　国内批准了数种治疗骨质疏松症的中成药，多数有缓解症状、减轻骨痛的疗效。但中成药缺乏有关改善骨密度、降低骨折风险的大型临床研究，长期疗效和安全性需进一步研究。

目前SFDA批准的用于骨质疏松症治疗的中成药有仙灵骨葆、强骨胶囊、金天格胶囊等。

### 6.2.3　疗效评估和随访要求

防治骨质疏松症药物的疗效评估应当包括是否能提高骨量和骨质量，最重要的是能否降低骨折风险。目前，临床上对防治骨质疏松症药物的疗效评估和监测内容包括：①疼痛、活动功能和生活质量等改善；②骨密度检测；③骨转换生化指标的检查，至少在骨吸收和骨形成指标中各选一项。使用DXA检测 $L_1$-$L_4$ 和左侧股骨近端部位的骨密度对了解治疗后的骨量变化、预测骨折发生风险具有重要意义，每年检测1次。骨密度变化达到3%～5%以上具有临床意义，骨密度没有变化或有轻微下降不能说明药物治疗失败或者药物无效。应注意检测的误差等，良好的质量控制和规范操作对DXA检测非常重要。其他评估手段如骨转换生化指标的变化等可每半年检测1次。此外，骨折是否发生、跌倒次数是否减少、活动功能是否改善等均是药物疗效的评估内容。部分患者使用抗骨质疏松药物治疗后，骨密度继续下降或没有变化，此时临床上应特别注意以下可能的原因：①治疗期间体重是否下降；②是否存在其他伴随疾病或者诊断是否有误；③药物是否按要求服用；④补充的钙剂和维生素D是否充足；⑤骨密度检测是否标准化。

（程群　章振林）

## 6.3 康复治疗

康复治疗骨质疏松症的技术越来越广泛，较多和常规使用的是运动疗法。

运动可以提高骨密度。生命早期，特别是青春发育期前后，运动对骨的适度刺激，可以提高人一生中的峰值骨量。成年人在40岁左右骨量开始逐渐下降，尤其是绝经后妇女的骨量丢失迅速，而适当的运动能有效地避免或减缓老年时期的骨量流失。大量研究证明，于任何时候开始运动对维持一定的骨量都有积极作用，所以要维持较高骨量或延缓骨量的丢失，最好是持之以恒地长期进行体育锻炼。

有效的运动对骨组织可产生应力效应，改变骨内的电压，刺激骨细胞，在组织局部发生生物学反应促进骨的形成；另外运动对骨的刺激作用还导致骨形成的相关调节激素和细胞调节因子水平升高，有利于骨矿含量增加；老年人经常做户外运动，可以使维生素D的合成增加，改善胃肠功能及钙磷代谢，促进体内钙的吸收，进而增加了钙的利用和钙在骨中的沉积；运动还能增强肌肉力量，提高人体的灵敏性、协调性和平衡性，有效减少跌倒，从而降低骨质疏松性骨折的发生率。

骨质疏松症老年人可选择的运动项目有负重运动和冲击性运动、抗阻力运动和有氧运动等，运动量因人而异。抗阻力力量练习对骨的健康效益明显，跳跃、奔跑、球类和体操等均属于有氧运动范围，其中短跑和跳跃运动预防骨质疏松症的作用已被多项研究所证实。50 岁以下的人群可以选择全身性运动为主，以达到较长时间维持高峰值骨量、避免或减少骨丢失的目的。对于 50 岁以上的人群，因为身体逐渐衰老，为了减少骨量的下降速度，延缓骨质疏松症的发生，可选择适合其生理特点和运动能力的运动项目，如慢跑或快走、健美操、太极拳和广播操等。美国运动医学会所推荐的骨质疏松症预防运动方案是力量训练、健身跑和徒步走。

从运动的安全性和有效性角度考虑，运动强度一般选择中等强度为宜。运动时应达到最大摄氧量的 60%～70%或最大心率的 50%～70%。这不仅能有效地增加骨密度、预防和延缓骨量丢失，还能使身体得到全面锻炼、增进健康、增强体质。目前，以心率确定运动强度是常用的、简单而科学的方法。运动的最佳心率范围＝(220-年龄)×(50%～70%)。例如，60 岁的老年人，其脉搏数达到 110～130 次/分的程度，即运动时稍稍出汗、可以交谈是安全的。一般每次运动的持续时间最好控制在 30～60 min，运动频率为每周 3～5 次。具体情况需要根据个体差异而定，循序渐进，总体以次日不感觉疲劳为宜。鼓励持之以恒。

除运动之外，物理因子疗法也被广为应用，如单独或联合使用短波、超短波、中频电疗、超声波治疗、蜡疗、红外线治疗、磁疗等方法，可以有效地控制疼痛对患者的困扰。

对于骨质疏松康复治疗，必须坚持在一般措施和药物治疗的前提下，由专业医生指导。一些物理治疗设备可能有助于骨质疏松性骨折的康复。

（程群　章振林）

## 参考文献

[1] 中华医学会骨质疏松和骨矿盐疾病分会．原发性骨质疏松症诊疗指南（2011 年）[J]．中华骨质疏松与骨矿盐代谢杂志，2011，4（1）：2-4.

[2] Black D. Osteoporosis prevention, diagnosis, and therapy: NIH Consensus Develop-

ment Panel on Osteoporosis Prevention, Diagnosis, and Therapy [J]. JAMA, 2001, 285 (6): 785-795.

[3] Lau EMC, Sambrook P, Seeman E, et al. Guidelines for diagnosing, prevention and treatment of osteoporosis in Asia APLAR [J]. Rheumatol, 2006, 9: 24-36.

[4] Kanis J A, Burlet N, Cooper C, et al. European guidance for the diagnosis and management of osteoporosis in postmenopausal women [J]. Osteoporos Int, 2008, 19 (4): 399-428.

[5] National Osteoporosis Foundation. The clincian' s guide to prevention and treatment of osteoporosis (2008) [M]. Washington DC: National Osteoporosis Foundation, 2008.

[6] Reid IR, Ames RW, Evans M C, et al. Effect of calcium supplementation on bone loss in postmenopausal women [J]. New Engl J Med, 1993, 328 (7): 460-464.

[7] Ooms ME, Roos JC, Bezemer PD, et al. Prevention of bone loss by vitamin D supplementation in elderly women: a randomized double-blind trial [J]. J Clin Endocrinol Metab, 1995, 80 (4): 1052-1058.

[8] Boonen S, Lips P, Bouillon R, et al. Need for additional calcium to reduce the risk of hip fracture with vitamin D supplementation: evidence from a comparative meta analysis of randomized controlled trials [J]. J Clin Endocrinol Metab, 2007, 92 (4): 1415-1423.

[9] Bischoff-Ferrari HA, Willett WC, Wong JB, et al. Fracture prevention by vitamin D supplementation: A meta-analysis of randomized controlled trials [J]. J Am Med Assoc, 2005, 293 (18): 2257-2264.

[10] Bischoff-Ferrari HA, Dawson-Hughes B, Staehelin HB, et al. Fall prevention with supplemental and active forms of vitamin D: a meta-analysis of randomized controlled trials [J]. BMJ, 2009, 339, b3692.

[11] Black DM, Cummings SR, Karpf D, et al. Randomised trial of effect of alendronate on risk of fracture in women with existing vertebral fractures. Fracture Intervention Trial Research Group [J]. Lancet, 1996, 348 (9041): 1535-1541.

[12] Lau EMC, Woo J, Chan YH, et al. Alendronate prevents bone loss in Chinese women with osteoporosis [J]. Bone, 2000, 27 (5): 677-680.

[13] Delmas PD, Recker RR, Chestnut CH, et al. Daily and intermittent oral ibandronate normalize bone turnover and provide significant reduction in vertebral fracture risk: results from the BONE study [J]. Osteoporos Int, 2004, 15 (10): 792-798.

[14] Harris ST, Watts NB, Genant HK, et al. Effects of risedronate treatment on vertebral and nonvertebral fractures in women with postmenopausal osteoporosis: A randomized controlled trial [J]. JAMA, 1999, 282 (14): 1344-1352.

[15] McClung MR, Geusens P, Miller PD, et al. Effect of risedronate on the risk of hip fracture in elderly women [J]. New Engl J Med, 2001, 344 (5): 333-340.

[16] Black DM, Delmas PD, Eastell R, et al. HORIZON Pivotal Fracture Trial. Once-yearly zoledronic acid for treatment of postmenopausal osteoporosis [J]. New Engl J Med, 2007, 356 (18): 1809-1822.

[17] Cauley JA, Black D, Boonen S, et al. Once-yearly zoledronic acid and days of disability, bed rest and back pain: randomised controlled horizon pivotal fracture trial [J]. J Bone Miner Res, 2011, 26 (5): 984-992.

[18] Adachi JD, Lyles KW, Colón-Emeric CS, et al. Zoledronic acid results in better health-related quality of life following hip fracture: the HORIZON-Recurrent Fracture Trial [J]. Osteoporos Int, 2011, 22 (9): 2539-2549.

[19] Chesnut CH, Silverman S, Andriano K, et al. A randomized trial of nasal spray salmon calcitonin in postmenopausal women with established osteoporosis: the prevent recurrence of osteoporotic fractures study [J]. Am J Med, 2000, 109 (4): 267-276.

[20] Rossouw J, Anderson GL, Prentice RL, et al. Risk and benefits of estrogen plus progestin in healthy postmenopausal women: principal results from the women' s health initiative randomized controlled trial [J]. JAMA, 2002, 288 (3): 321-333.

[21] Pines A, Sturdee DMH, Schneider HP, et al. IMS updated recommendations on postmenopausal hormone therapy [J]. Climacteric, 2007, 10 (3): 181-194.

[22] Workshop Consensus Group. Aging, menopause, cardiovascular disease and HRT, International Menopause Society Consensus Statement [J]. Climacteric, 2009, 12 (5): 368-377.

[23] Santen RJ, Allred DC, Ardoin SP, et al. Postmenopausal hormone therapy: an Endocrine Society scientific statement [J]. J Clin Endocrinol Metab, 2010, 95 (7 Suppl 1): s1-s66.

[24] Neer RM, Arnaud CD, Zanchetta JR, et al. Effect of parathyroid hormone (1-34) on fractures and bone mineral density in postmenopausal women with osteoporosis [J]. N Engl J Med, 2001, 344 (19): 1434-1441.

[25] Delmas PD, Ensrud KE, Adachi JD, et al. Efficacy of raloxifene on vertebral fracture

risk reduction in postmenopausal women with osteoporosis: four-year results from a randomized clinical trial [J]. J Clin Endocr Metab, 2002, 87 (8): 3609-3617.

[26] Alexandersen P, Toussaint A, Christiansen C, et al. Ipriflavone in the treatment of postmenopausal osteoporosis: a randomized controlled trial [J]. JAMA, 2001, 285 (11): 1482-1488.

[27] Jiang Y, Zhang ZL, Zhang ZL, et al. Menatetrenoneversus alfacalcidol in the treatment of Chinese postmenopausal women with osteoporosis: a multicenter, randomized, double-blinded, double-dummy, positive drug-controlled clinical trial [J]. Clin Interv Aging, 2014, 9: 121-127.

[28] Zhu HM, Qin L, Garnero P, et al. The first multicenter and randomized clinical trial of herbal Fufang for treatment of postmenopausal osteoporosis [J]. Osteoporos Int, 2012, 23 (4): 1317-1327.

[29] Centers for Disease Control and Prevention. Target Heart Rate and Estimated Maximum Heart Rate [EB/OL]. [2016-12-26]. https: //www.cdc.gov/physicalactivity/basics/measuring/heartrate.htm

[30] 薛延．骨质疏松症防治指南 [M]．北京：人民卫生出版社，2008，220-228.

# 7 骨质疏松症的人群防控策略和要点

骨质疏松症的防控策略可以分为人群防控策略和个体防控策略。基于人群的干预措施通常包括健康评估、健康促进、卫生服务的监测和评价。为达到目标，所采用的方法包括公众教育项目、社区项目和媒体干预。这些干预措施既可以针对全人群，又可以针对不同的亚人群，例如不同的民族、性别、文化、地域、社会经济地位、年龄，或者其他特征人群，这些干预措施也可以通过改善社会、生活、工作、居家环境来促进人群的健康行为，并且充分考虑了社会经济因素对健康和疾病的影响。

## 7.1 骨质疏松症防控策略

### 7.1.1 骨质疏松症人群防控的基本策略

7.1.1.1 骨质疏松症的预防控制要贯穿生命全过程　预防和减少骨质疏松症的发生，人群防控不应只针对老年人，更应关注生命的整个过程，从儿童和青少年时期开始。

7.1.1.2 从青少年时期开始预防骨质疏松症，获得最佳骨峰值

健康的生活习惯对于获得良好骨峰值，维持骨骼健康具有重要影响。骨峰值主要受遗传因素影响，但是，达到遗传因素决定的最大骨量主要依靠生活方式等因素，包括足够钙摄入、体育锻炼以及避免吸烟和过度饮酒；同时，还应关注儿童期常见的可导致骨质疏松症的疾病和药物。

7.1.1.3 维持骨量、减少骨量丢失　成年人保持良好的生活习惯，不吸烟、不酗酒，营养均衡、补充充足的钙，并坚持适量室外活动和体育锻炼，也是维持最佳骨量、延缓骨丢失的重要措施。所有个体都应进行危险因素评估，并避免各种促使骨量丢失的因素。在女性中，围绝经期和绝经后的前十年，是骨量快速丢失阶段。在此阶段在权衡利弊的基础上，可考虑雌激素替代治疗（ERT/HRT）。雌激素替代治疗具体参见第 6 章药物治疗部分。

7.1.1.4 尽早发现骨质疏松症，早治疗　骨质疏松症的早期症状较为隐匿，发生骨质疏松性骨折预示着骨质疏松症程度已经较为严重。因此尽早发现骨质疏松症，提早进行治疗和预防骨折的发生，对保证患者生活质量至关重要。

定期检查骨密度是早期发现骨质疏松症高危人群的有效方法。尽早发现低骨量，可及时采取应对措施、预防用药。自围绝经期开始，应尽早和定期进行骨密度测量。以居住或工作社区为基础，开展骨密度筛查和定期检查，是人群防控的重要措施。

开展骨质疏松症筛查是提高居民关注骨骼健康、尽早发现骨质疏松症的有效措施。骨质疏松症筛查可以对一般人群进行筛查，也可以针对特定的目标人群（如绝经后妇女、过度饮酒的男性等），也可以开展周期性的骨质疏松症筛查，如针对特定年龄组的人群等开展定期的筛查。

国际骨质疏松基金会报告显示，中国目前每百万居民拥有的双能 X 线骨密度仪数量不足 3 台，远远不能满足居民的诊断需求量。不仅如此，由于该仪器多集中配备在城市医院中，更加大了有诊断需求的乡镇居民的使用难度。国际骨质疏松基金会报告建议，每百万居民拥有 12 台双能 X 线骨密度仪，基本可以满足当地居民的需求。

7.1.1.5 减少骨折的发生　骨折导致骨质疏松症患者死亡或生活质量严重下降。针对骨质疏松症患者，应采取积极有效的抗骨质疏松治疗。改善骨骼健康状况、评估骨折风险、预防跌倒是减少骨折发生的重要措施。

### 7.1.2　骨质疏松症人群防控的基本途径

骨质疏松症人群防控的基本途径包括包括社区干预、媒体教育、监测体系建立和政策倡导。

7.1.2.1 社区干预　社区是一个有组织的社会实体，包括有政权单位的毗邻地区（如城市、集镇、村庄），其中包括政府、教育、医学、通讯、交通、工厂、商店、娱乐服务等单位。以社区为基础的健康促进，为骨质疏松症防控提供了可靠的组织保证，可以更有效地影响人们的观念和行为，使新的观念、生活方式扎根于社区，使干预活动与社区日常生活、文化相融合，取得更好的效果。

社区健康促进一般包括社区诊断、干预计划与培训、健康促进活动的管理与信息收集、健康促进活动的评价几个步骤。社区诊断的目的是进行需求评估，对于确定的问题进行分析，为制订有效的、符合成本效益的干预策略和措施提供依据。干预计划与培训是针对社区诊断和背景，确定主要危险因子、不同目标人群、策略和干预活动、评价经费预算等。根据干预目标，针对不同目标人群进行培训，包括对领导、卫生人员、非卫生人员的培训，每次培训要有明确的目的。健康促进活动的管理与信息收集主要是指在健康促进活动中定期收集信息、不定期调查、信息反馈等，尤其注意干预活动实施过程的记录。健康促进活动的评价重点是过程评价，其次是效果评价和结果评价。

以社区为基础的骨质疏松症干预项目的根本目的是以高危人群作为重点对象，实施骨质疏松症防治干预，提高年轻人的峰值骨量，减少绝经后妇女和老年人的骨量丢失与骨质疏松症发病率，提高骨质疏松症的知晓率、管理率、服药依从性，减少骨折和并发症。

7.1.2.2 媒体项目　当今时代，大众对媒体的依赖程度日益增加，公众对健康信息的了解和社会健康状况的感知主要来自大众媒体的报道。在健康传播中，媒体从业人员与媒介组织充当了信息的“把关人”，将各种健康信息进行过滤和筛选，设置、强化与大众健康相关的议题，从而帮助构建大众的健康保健、疾病防治和健康危机应对的意识和观念。多项研究表明，大众媒体是公众获取健康信息的主要渠道。对职业传播者开展培训从而提高媒体对骨质疏松症的关注，使他们科学广泛地宣传骨质疏松症防控知识，从而引导舆论导向，推动政策制定至关重要。媒体的发声难免受到职业传播者个人知识范围和观点的影响，因此，针对职业传播者开展培训教育十分必要。

通过媒体项目可以针对大众传播中的常见障碍对职业传播者进行培训，进一步促进骨质疏松症相关知识的大众传播。在培训中应关注骨质疏松症知识传播过程是否具有准确、科普、简单明了以及生动活泼的特点。根据不同媒体的主要受众人群和其特点（见表 7-1），开展富有针对性的媒体培训。

表 7-1　主要媒体种类的受众人群与特点

| 媒介 | 主要受众年龄范围 | 社会经济人群 | 信息的形式多样程度 |
|---|---|---|---|
| 报纸<br>杂志 | 中年<br>老年 | 中、上 | 低、中 |
| 电视 | 儿童、少年、青少年、老年人、家庭妇女 | 低、中 | 高 |
| 广播 | 老年人 | 低、中 | 低 |
| 户外广告 | 中青年 | 中、上 | 中 |
| 交通广告 | 所有年龄 | 低、中 | 中 |
| 网络 | 青少年、中青年 | 所有 | 高 |

20 世纪 90 年代以来，互联网规模迅速扩张。互联网传播作为一种全新的现代化传播方式，有着与传统传播媒介截然不同的特征。互联网传播将人际传播和大众传播融为一体，同时，还使得以往话语权和发声权较小的普通民众有了自行传播的可能，开启了“精英文化”向“大众文化”发展的进程。新媒体的传播缺乏清晰的“把关人”，因此，科学的健康信息如何在新媒体传播中得到广泛传播，减少伪科学内容的不良影响，需要更多地探索和努力。

针对媒体的培训内容可包括：骨质疏松症基本知识（定义、流行病学、症状、病因、危害、预防和治疗等）、骨质疏松症媒体报道中的常见误区、骨质疏松症知识获取的常用网站等。

7.1.2.3 监测体系　通过对疾病的监测，获得国家或地区及某人群中将或正在发生的某些疾病的发病率、病死率、病残率及性质、程度、特点等，是为制订、改进或纠正、补充与完善疾病全方位预防措施提供科学依据的重要手段。监测体系有助于发现疾病在人群中的分布，识别高危人群及其危险因素暴露的水平，了解人群的疾病负担和卫生服务需求，在提供适应需求的卫生服务、预防和控制疾病方面具有重要意义。同时，监测体系还有助于了解疾病人群防控工作的进展和效果，对现有干预措施进行评价，从而为更多的政策制定提供可靠的证据支持。

7.1.2.4 政策倡导　政策、法规、制度是群体行为的根本原则与依据，因此对于群体行为的改变有着重要影响。为此，需要利用文件报告、数据分析、典型案例、媒体呼吁等策略和活动积极影响决策者，以制定有益于健康的公共政策，并使群体行为干预得到组织、资源、舆论等方面的支持。例如公共场所禁止吸烟的相关法规、社区运动场所的配套标准、学校等机构运动设施向公众开放的规定等。

所谓倡导简单地说就是使倡导对象接受某方面的建议或主张并付诸行动的过程。倡导对象可以是社会大众，可以是政府官员，也可以是某些特殊人群。针对大众的健康促进倡导行动的目的是使人们认识到某些特殊问题重要性，并付诸行动。政策倡导即是在政治、经济、社会系统和制度内影响公共政策和有关公共资源配置决定的一系列努力。政治家、专家和非政府组织或个人有责任向政府提出建议，为公共利益采纳或实施好的方案和政策。

### 7.1.3 骨质疏松症预防的一般措施

一般预防措施主要包括摄入足够的钙和维生素 D，定期进行体育锻炼，尤其是力量训练，避免吸烟、过度饮酒等不良生活方式和预防跌倒。

7.1.3.1 摄入足够的钙和维生素 D　每日摄入足够的钙和维生素 D 是降低骨质疏松症和骨折风险安全且经济的途径。临床随机对照试验证明补充钙和维生素 D 的摄入会降低骨折风险。

据估计，中国人群中钙摄入不足。中国居民营养与慢性病状况报告（2015 年）数据显示，2012 年中国居民平均每标准人日钙摄入量为 366.1 mg，城市为 412.4 mg，农村为 321.4 mg，建议个体从饮食中获取足够的钙。具体见第 5 章骨质疏松症的三级预防部分。

7.1.3.2 定期的力量练习　力量练习（骨骼和肌肉对抗重力，例如用脚和腿承受体重）包括徒步、慢跑、太极、爬楼梯、跳舞等。肌肉力量练习包括负重练习和其他抗阻力练习。骨质疏松症患者在开始一项新的锻炼之前，需要临床医生进行评价。力量练习的强度、频率、项目选择等具体参见第 5 章及第 9 章相关内容。

事实上，人在一生的各个年龄段都应进行体育锻炼，不仅可以预防骨质疏松症，还可以改善整体健康。美国社区预防服务工作组（Community

Preventive Services Task Force，CPSTF）增加体育活动的可选干预措施见表 7-2。

**表 7-2　增加体育活动的可选干预措施**

| 干预 | | 推荐程度 |
|---|---|---|
| 行为和社会途径 | 个体化的健康行为干预项目 | 推荐 |
| | 基于社区的社会支持干预 | 推荐 |
| | 基于家庭的社会支持干预 | 证据尚不充足 |
| | 增强基于学校的体育教育 | 推荐 |
| | 大学体育教育和健康教育 | 证据尚不充足 |
| 活动和信息途径 | 基于社区的活动（多因素干预） | 推荐 |
| | 独立的大型媒体活动 | 证据尚不充足 |
| | 在学校课堂开展的着重于提供信息的健康教育 | 证据尚不充足 |
| 环境和政策途径 | 社区层面的城市设计与土地使用政策 | 推荐 |
| | 增加或提高包含社区咨询的体育锻炼场所的可及性 | 推荐 |
| | 街道层面的城市设计与土地使用政策 | 推荐 |
| | 运输和交通政策 | 证据尚不充足 |
| | 楼梯附近鼓励使用楼梯的提示 | 推荐 |

注：资料来自于：http：//www.thecommunityguide.org/pa/behavioral-social/community.html

7.1.3.3 避免吸烟、过度饮酒等不良生活方式　吸烟、过度饮酒都是骨质疏松症的可控危险因素。中国成人中，吸烟状况令人担忧。2010 年，中国 18 岁及以上居民现在吸烟率为 28.3%，相较于女性（2.5%），男性明显偏高（53.3%）。每日吸烟者日均吸烟量为 17.6 支，男性（17.8 支）大于女性（12.9 支）。而从饮酒行为来看，2010 年中国 18 岁以上居民饮酒者中危险饮酒率为 9.1%（具有危险饮酒行为占总人群的比例，危险饮酒指男性平均每天摄入 41～60 g 纯酒精，女性平均每天摄入 21～40 g 纯酒精），男性（9.3%）高于女性（3.2%）。有害饮酒率（具有有害饮酒行为占总人群的比例，有害饮酒是指男性平均每天摄入 60 g 以上纯酒精，女性平均每天摄入 40 g 以上纯酒精）为 9.3%，男性（11.1%）高于女性（2.0%）。

对人群中吸烟、过度饮酒等不良生活方式进行干预，提供戒烟等预防服务从而减少危险因素的暴露，降低骨质疏松症在人群中发生的风险。

7.1.3.4 预防跌倒　预防跌倒是减少骨质疏松症患者遭受骨折的重要干预措施。预防跌倒的措施可以分为两类：针对个体内在因素的干预措施和针对生活环境等外部因素的干预措施。

可能导致跌倒的内在危险因素包括生理因素，如步态和平衡功能、感觉系统、中枢神经系统、骨骼肌肉系统等；病理因素包括神经系统疾病、心血管疾病、影响视力的眼部疾病、心理及认知因素等；还有药物因素如精神类药物、心血管药物、降糖药等（见表 7-3）。

**表 7-3　服用下列药物的老年人应注意的副作用**

| 药物 | 副作用 |
|---|---|
| 安眠药 | 头晕 |
| 止痛药 | 意识不清 |
| 镇静药 | 头晕、视力模糊 |
| 降压药 | 疲倦、低血压（药物过量） |
| 降糖药 | 低血糖（药物过量） |
| 抗感冒药 | 嗜睡 |

可导致跌倒的外在因素包括环境因素如灯光昏暗、地面湿滑、步行途中有障碍物、家具高度和摆放位置不合适、楼梯台阶缺少扶栏和把手等。社会因素包括老年人教育和收入水平、卫生保健水平、室外环境的安全设计，与社会的交往和联系程度等，这些因素都会影响其跌倒的发生。

针对上述疾病和危险因素可以开展针对老年人个体、家庭、社区等不同层面的干预。2011 年，国家卫生计生委（原卫生部）发布了《老年人跌倒干预技术指南》，对老年人跌倒的危险因素、干预策略和措施进行了详细描述。表 7-4 对不同层面可供选择的干预措施进行了归纳。另外，在开展干预后，还应及时对干预效果进行评估。

**表 7-4　不同层面预防跌倒的干预措施**

**个体的干预措施**

采用老年人跌倒风险评估工具和老年人平衡能力测试表帮助老年人评估自己跌倒的风险。

鼓励老年人参加体育锻炼，如太极拳、散步等。

社区卫生服务机构的医生应关注老年人的合理用药，向患者讲述药物的副作用，用药后动作宜缓慢，预防跌倒的发生。

为老年人推荐选择适当的辅助工具，使用长度合适、顶部面积较大的拐杖。有视、听及其他感知障碍的老年人应佩戴视力补偿设施、助听器及其他补偿设施。

帮助老年人熟悉生活环境，穿着舒适、宽松的衣服和合适的鞋子。

避免将常使用的东西放到高处，尽量避免老年人登高取物，如不得已必须使用带有扶手的专门梯凳。

调整其他行为方式，如避免走过陡的楼梯或台阶，尽可能使用扶手；转身、转头时动作一定要慢；避免去人多湿滑的地方；使用交通工具时，应等车辆停稳后再上下等。

**家庭的干预措施**

可用居家危险因素评估工具 HFHA，进行家庭环境评估。

促进家庭成员合理安排居室环境。

促进家庭成员关注老年人个人生活，包括衣物鞋子、老年人护理、起居活动等。

促进家庭成员关注老年人，为老年人选配必要的辅助工具。

促进家庭成员关注老年人，促进老年人心理健康，保持家庭和睦。

**社区的干预措施**

社区相关组织将预防老年跌倒列入工作计划，由专人负责。

定期开展健康教育，提高公众对跌倒的预防意识，提高对于跌倒危险因素的认知，了解其严重后果和预防措施，包括对看护者和家属的健康教育。

社区街道、居委会和社区卫生服务机构应该对老年人进行跌倒风险评估，掌握有跌倒风险的老年人的基本信息，定期开展老年人居家环境入户评估及干预。

组织老年人开展丰富多彩的文体活动。

定期访问独居老年人。

社区街道和居委会应关注社区公共环境安全，督促物业管理部门或向当地政府申请及时消除可能导致老年人跌倒的环境危险因素。

社区卫生服务机构对有跌倒风险和曾经发生或跌倒的老年人在健康档案中进行标记，予以重点关注。

注：表格内容来自于《老年人跌倒干预技术指南》。

### 7.1.4 骨质疏松症分级诊疗

骨质疏松症分级诊疗，即按照疾病的轻、重、缓、急及治疗难易程度对患者进行分级，不同级别的医疗机构承担不同程度的疾病的治疗，实现基层首诊和双向转诊。可以充分有效地利用卫生资源，有效做好骨质疏松症防控和管理，同时提高医疗卫生机构预防控制骨质疏松症的能力。

7.1.4.1 骨质疏松症分级诊疗服务目标 充分发挥团队服务的作用，以基层首诊、双向转诊、急慢分治、上下联动作为骨质疏松症分级诊疗的基本诊疗模式，指导骨质疏松症患者合理就医、规范治疗，从而降低骨质疏松症及骨质疏松性骨折的发病率和死亡率。

基层首诊。坚持群众自愿、政策引导，鼓励骨质疏松症患者首先到基层医疗卫生机构就诊，对于超出基层医疗卫生机构功能定位和服务能力的，由基层医疗卫生机构为患者提供转诊服务。

双向转诊。坚持科学就医、方便群众、提高效率，完善双向转诊程序，畅通慢性期、恢复期患者向下转诊渠道，逐步实现不同级别、不同类别医疗机构之间的有序转诊。

急慢分治。明确和落实各级各类医疗机构急慢病诊疗服务功能，完善治疗—康复—长期护理服务链，为患者提供科学、适宜、连续性的诊疗服务。急、危、重症患者可以直接到二级以上医院就诊。

上下联动。引导不同级别、不同类别医疗机构建立目标明确、权责清晰的分工协作机制，以促进优质医疗资源下沉为重点，推动医疗资源合理配置和纵向流动。

7.1.4.2 不同医疗机构骨质疏松症分级诊疗分工

一级医院：基层医疗卫生机构应建立健康档案和专项档案，做好信息报告工作；实施患者年度常规体检，有条件的可以开展并发症筛查；开展患者随访、基本治疗及康复治疗；开展健康教育，指导患者自我健康管理；指导骨质疏松症患者预防跌倒；实施双向转诊。接诊患者时，应先询问病史，对既往已确诊病例，维持原治疗，对诊断不明确者、严重并发症者转往上级医院治疗。

二级医院：负责疾病临床初步诊断，按照疾病诊疗指南，规范制订个体化、规范化的治疗方案；接诊患者时应评估病情，完善相关实验室检查，诊断不明及重症者尽快转诊到三级医院治疗。

三级医院：明确病因，根据需要完善实验室检查、X线检查、骨密度测量，骨髓活检和骨计量学检查。三级医院需提供综合及规范的治疗。治疗后病情稳定的患者可以转诊到一、二级医疗机构进行后续治疗、恢复及随访。积极开展骨质疏松症的机会性筛查和诊断，例如骨折患者、长期接受可引起骨质疏松症的药物治疗的患者等。

（汤淑女　王临虹）

## 7.2　骨质疏松症重点人群防控策略

### 7.2.1　儿童、青少年人群

青少年阶段是个体行为和生活习惯养成的重要阶段。父母和家庭环境、同伴影响、学校氛围、大众传媒、政策法规等都对青少年个体行为产生影响。在针对青少年人群骨质疏松症的防控中，不仅需要关注青少年本身，还应充分鼓励家庭参与其中，树立良好榜样；充分利用学校场所和教育、同伴教育和大众传媒；通过改善社会环境、制定有利于青少年健康的政策法规等，为青少年骨质疏松症防控打下坚实的基础。

7.2.1.1 儿童、青少年人群骨质疏松症防控策略　主要策略包括获得最佳骨峰值、培养有利于骨骼健康的生活方式、充分利用学校场所和家庭教育。

7.2.1.2 儿童、青少年人群骨质疏松症防控基本措施　主要注意有足够的钙和维生素D摄入、体育锻炼、避免青少年吸烟和饮酒，培养他们健康生活方式、谨慎使用影响骨骼健康的药物。

· 足量钙和维生素D摄入：生命最初的两年以及青少年时期对骨骼形成至关重要。儿童和青少年时期获得全面所需的营养有利于骨骼的生长发育，包括足量的钙和维生素D。

营养状况对骨骼影响至关重要，甚至包括出生前。孕期最后三个月是钙流入胎儿骨骼的最重要时期。绝大多数新生儿会在足月的孕期中从母体获得充足的钙，并在出生后第一年中从母乳、配方奶粉以及其他辅食中获取钙。早产儿相较于足月儿，会错过部分从母体中吸收钙的时间，虽然母乳是重要的钙来源，但对于早产儿来说，可能并不足够。因此，针对早产儿母亲，医生应鼓励其为婴儿提供钙、维生素 D、磷和蛋白质等补充剂。对于不能进行母乳喂养的早产儿，医生应向母亲说明使用配方奶粉喂养的重要性，同时建议她们在喂养时辅以钙、维生素 D 和磷等补充剂。

1～3 岁儿童每天钙摄入推荐量为 600 mg，4～6 岁为 800 mg，7～10 岁为 1000 mg。牛奶和奶制品是食物钙的良好来源，尤其是对于儿童来说。所有类型的牛奶（全脂、低脂、脱脂）的钙含量基本相同。另外，其他一些强化钙食品，包括添加了钙的果汁、面包以及其他早餐食品，可以帮助提升每天的钙摄入。食物中不仅含钙，而且还包含了其他多种营养物质，因此，医生应鼓励家长和儿童尽可能多地从食物中获取每天所需要钙。

11～13 岁青少年推荐每天钙摄入量为 1200 mg，14～17 岁为 1000 mg。青春期是骨骼第一次出现性别差异的阶段。随着年龄增长，液体奶摄入量可能会随之减少，医务工作者可以鼓励青少年通过食用酸奶、牛奶布丁、豆制品、钙强化食品保证钙的摄入。同时，学校医务工作者或营养师应协助学校的政策制定者对学生午餐（课间加餐）等进行膳食调整，以达到均衡营养并保证钙摄入。如果青少年正处于控制体重的过程中，可以选择低脂却富含钙的食物。

维生素 D 可以促进钙吸收，摄入足够维生素 D 才能形成和维持健康的骨骼。儿童每天维生素 D 的推荐摄入量为 10 μg（400 IU）。

在儿童和青少年时期加强钙和维生素 D 摄入方面，应充分利用对儿童进行访视的机会，询问儿童每日钙的摄入量，尤其是在以下三个时期给予格外的关注：2～3 岁，即儿童不再摄入母乳或婴儿配方奶粉后；8～9 岁，即青春期发育前；青春期前期，骨量增速较快的时期。鼓励适应其年龄所需的奶制品或等量的钙含量的食物；对于不能食用奶制品（过敏或不耐受）的儿童，医生应为其推荐其他富含钙的替代食物。

另外，应鼓励父母以身作则，为子女树立良好的榜样，这是帮助子女培养健康生活习惯的最好方法。针对儿童和青少年人群的健康教育应同时鼓励父母努力保持健康的饮食习惯，特别是摄取充分的钙，从而影响其子女的生活方式。具体措施为以身作则，如吃饭时喝牛奶、吃含钙量高的食物、做大量负重运动、不吸烟、在全家人的饮食中加入含钙量高的食品。家中应储存一些含钙量高的点心，孩子饥饿时可随时取食。不要在家中存放软性饮料（汽水）及其他不含钙的点心，减少孩子取食软性饮料及不含钙的点心的可能。

· 体育锻炼：定期的体育锻炼对健康益处颇多，可以控制体重、减轻压力、提高有氧代谢能力。为了预防骨质疏松症、提高整体健康水平，医务人员应该提供以下帮助：

第一，针对所有儿童和青少年，鼓励规律的体育锻炼，尤其是力量训练例如跑步和跳跃，可以为儿童和青少年选择篮球、排球、体操等运动，并为他们设定每天 30～60 min 的体育锻炼时间；尽量鼓励儿童和青少年补充维生素 D。

第二，提醒父母为儿童在定期进行体育锻炼方面树立良好榜样，并培养儿童终身运动的习惯。

第三，建议儿童和青少年将看电视、电脑、以及玩视频游戏的时间控制在每天 1～2 h 之内。

第四，密切注意是否存在过度体育锻炼的情况。

第五，引导孩子，帮助他们发现自己爱好的体育活动和运动项目。

第六，教育孩子绝对不要开始抽烟，因为吸烟很容易上瘾且对身体有伤害。

第七，注意青少年女孩是否有饮食障碍及运动过度的表现。如果有的话，家长要及时处理这些问题。

· 避免吸烟、饮酒等不良生活方式：中国学者的研究结果显示，中国青少年中，2005 年初中男、女生尝试吸烟率为 29.5% 和 14.2%，高中为 52.4%和 24.8%，大学为 66.3%和 26.9%。绝大多数人的吸烟行为从青少年时期开始，并养成了终身吸烟的习惯。国外学者提出了青少年吸烟的行为阶段模型，该模型将青少年吸烟的行为阶段划分为从不吸烟（甚至没有吸过一口烟）、尝试吸烟（尝试过若干支香烟）、试验吸烟（继续吸烟，但不是每周吸烟)、规律性吸烟（至少每周都吸)、尼古丁依赖。

学校是针对青少年进行吸烟行为干预的重要场所。以学校为基础的吸烟预防和干预方案主要包括：①健康教育干预模式。该模式将预防和干预的重点集中在吸烟对健康有长期危害方面。②社会影响干预模式。该模式从心理学层面出发，强调让青少年了解对吸烟行为有重要影响的社会因素，并提高抵制这些因素的技能和方法。③生活技能干预模式。这种模式将个体的一般心理特征引入干预方案，强调教给青少年一般的生活技能、沟通技能以及社会技能等，在发展个体一般的生活应对技能同时，也提高他们抵制吸烟的特定能力和认识。④认知发展干预模式。这种模式认为不能忽视个体吸烟行为的发展过程。在他们看来，个体从不吸烟者变成一个经常吸烟者平均需要两年时间，要经历很多阶段和过程，在青少年发展为经常吸烟者的过程中，他们错失了许多干预机会。对于儿童和青少年，避免吸烟的干预不仅需要关注开始阶段——从不吸烟到第一次尝试的过渡，同时，还应针对青少年吸烟行为的不同阶段均给予充分干预。

饮酒和吸烟在干预措施上基本类似，从避免青少年过度饮酒和吸烟方面来看，越来越多的国家把酒精和烟草消费作为公共卫生的一个主要因素来对待。具体措施有制定政策限制青少年购买酒和香烟，减少青少年酒精和香烟消费；在大众传媒包括电视剧、电影中减少吸烟和饮酒作为展现魅力和个性的镜头，减少酒类广告，避免烟草广告；采用同伴教育的方式，规范青少年同伴团体的行为；规范父母的行为都对青少年避免吸烟和过度饮酒起到良好的作用。

· 谨慎使用影响骨骼健康的药物：有研究表明，儿童和青少年中，大约50%的骨质疏松症是药物继发性骨质疏松症，糖皮质激素是最主要的原因。通过健康教育能使家长充分意识到，在儿童患有可能导致影响骨骼健康的疾病时，可以通过与儿科医生讨论儿童的骨骼健康问题，应向医生咨询如何尽量减少这种疾病对孩子骨骼健康的不良影响，以确保孩子骨骼健康。告知家长可能引起骨质疏松症的药物，在儿童遇到疾病问题时，不要擅自使用这些药物，应在医生的综合考量下，遵从医嘱进行使用。

针对儿童、青少年人群骨质疏松症防控的分级干预措施见表7-5。

表 7-5 针对儿童和青少年人群骨质疏松症防控的干预措施

| 对象 | 措施 |
|---|---|
| 针对个体 | 提供儿童访视、健康教育、戒烟服务、行为干预等。 |
| 针对家庭 | 对父母进行健康教育、饮食指导，鼓励家庭式的体育运动，通过家庭限制儿童和青少年看电视、电脑等静坐的时间，谨慎使用影响骨骼健康的药物等。 |
| 针对学校 | 设置健康相关课程，建立无烟校园，食堂饮食提供加餐与科学配餐，提供体育课程和课外活动，修建体育锻炼场所，减少校园周边出售香烟和酒品的商店等。 |
| 针对社会环境 | 制定政策法规，如提高烟草和酒品的价格、设立适宜运动的场所、举办鼓励青少年参与的体育赛事活动，提高强化钙食品的可及性，商品中标明食物成分，鼓励大众媒体在青少年频道节目中对健康行为的融入等。 |

表 7-5 中针对儿童青少年阶段的健康教育内容多、年龄跨度大，对象广泛，不仅包括儿童青少年，还包括家长、教师和社会工作者。因此，针对儿童青少年的骨质疏松症防控措施应该关注以下几点。

第一，从实际出发，确定健康教育目标人群。胎儿和 1 岁以内的婴儿教育的对象主要为父母和祖父母/外祖父母；幼儿和学龄前期，儿童认知能力逐步发展，教育对象以父母和儿童并重；学龄儿童，教育对象应扩展至儿童、家长和教师；青春期后，还应向社会工作者提供健康信息，帮助和促进青少年健康发展。

第二，根据年龄特点和认知水平，合理选择健康教育内容。根据儿童认知和发展水平，采用不同年龄阶段适合的健康传播信息，由浅入深，循序渐进。

第三，遵照可操作性原则，选择多种教育形式。幼儿时期，受限于幼儿识字不多，多采用图画、儿歌、讲故事、动画片等形式；青少年认知水平不断提高，可启发青少年参与同伴教育、科学探索等方式接受健康知识。

第四，协调各方力量，充分利用和创造各种环境有利因素。儿童青少年的骨质疏松症防控，不仅针对儿童和家庭本身，还应根据学校、家庭、社会综合教育的原则，充分利用学校、家庭、社会中的积极因素，与学校、妇幼保健机构等密切合作，发挥协同作用。

### 7.2.2 妊娠期和哺乳期妇女

7.2.2.1 妊娠期和哺乳期妇女骨质疏松症防控策略　妊娠期和哺乳期妇女骨质疏松症防控基本策略是避免妊娠期和哺乳期骨质流失。

妊娠期女性血钙、尿钙排泄率、肠道钙吸收率都有许多变化，尿钙排泄率从正常非妊娠期妇女的 160 mg/d 增长到晚期的 240 mg/d。肠道钙吸收率从非妊娠期妇女的 25%增长到晚期的 50%。在此期间，母亲骨骼的钙贮备降低，同时还要为胎儿骨骼的形成提供 30 g 左右的钙，胎儿生长所需的钙完全来源于母亲，通过胎盘运转供给胎儿，母体钙摄入不足时，可动员骨钙来维持钙从母体向胎儿的运转，造成母体骨量丢失。有研究显示，至分娩时，孕妇骨钙丢失可达 8%～10%。妇女妊娠期的骨量降低，还可导致峰值骨量偏低，增加绝经后发生骨质疏松症的危险，影响妇女的终身健康。因此，针对妊娠期和哺乳期妇女，应避免其骨量流失。

7.2.2.2 妊娠期和哺乳期妇女骨质疏松症防控基本措施　针对妊娠期和哺乳期女性，预防骨质疏松症的基本措施是增加钙和维生素 D 等营养素摄入。

2002 年调查显示，中国孕期妇女每日钙的摄入量平均为 400～600 mg，农村孕妇更低，钙的摄入量仅为膳食营养素参考摄入量的 32%～37%。因此，需要对孕期妇女进行营养管理，促进其摄入足量钙。形式可包括产前检查时的健康教育、孕妇学校等。孕产妇保健是生殖健康的重要组成部分，针对孕产妇骨质疏松症的健康教育和健康干预项目应鼓励家庭成员尤其是配偶的共同参与，尤其是在农村地区，男性往往对于家庭事务有更主要的决策权，因而针对丈夫的培训十分必要。

### 7.2.3 绝经后妇女

7.2.3.1 绝经后妇女骨质疏松症防控基本策略　减少骨量流失、尽早发现骨量下降及骨质疏松症、尽早接受治疗和减少骨质疏松性骨折发生是绝经后妇女骨质疏松症防控的基本策略。

7.2.3.2 绝经后妇女骨质疏松症防控基本措施　绝经后，由于缺乏雌激素，骨吸收量会开始超过骨形成量，骨量丢失快速增加。除了雌激素缺乏之外，肠道对钙的吸收会减少，尿液中的钙流失增加，都会对骨骼健康造成负面影响。

绝经后妇女患骨质疏松症和骨折的风险很高。绝经后骨质疏松症人群防治的主要目标为降低脆性骨折发生率，进而减少由骨质疏松性骨折导致的死亡和生活质量的下降。

越来越多的证据为女性及其医疗提供者降低骨质疏松症发病率和骨折风险提供了指导方针。预防和降低骨质疏松症和骨折风险的策略既包括非药物治疗，也包括药物治疗，既包括适用于骨质疏松症预防的普遍原则，也包括针对绝经后妇女的针对性措施。主要包括：

· 规律运动：在指导绝经后妇女进行体育运动时应注意，应确保足够的运动强度以促进髋部和腰椎骨密度的增加；同时，选择练习针对功能性和灵活性专门设计的运动，增强腿部力量，如深蹲、压腿；注意增加对抗发生老化的脊柱和变化的身体姿势（即前凸）的运动，锻炼背部小肌肉群，用于稳定和支撑脊柱，保持身体的姿势。另外，应避免那些对维持健康的姿势起反作用或者使参与者有骨折危险的运动。

由于绝经后妇女中骨质疏松症患者比例相对较高，针对骨质疏松症患者的运动计划应特别注意姿势、平衡、步态、协调以及髋部和躯干的稳定，而不只是一般的有氧健身运动。对于骨质疏松症患者，应避免下列项目：①仰卧起坐和过度弯腰的运动（可造成脊椎压迫性骨折）；②扭身运动（如高尔夫回旋动作）；③突然或爆发性负重的动作，或高冲撞的荷重动作，如跳跃；④日常活动中的弯腰抬起物体等动作（可造成椎体压缩性骨折）。

· 增加饮食中钙摄入并保证平衡合理膳食：均衡膳食代表足量的钙、维生素 D、蛋白质以及其他有益骨骼健康的营养素的摄入。绝经后妇女钙摄入量为每天 1000 mg，维生素 D 为每天 10～15 μg（400～600 IU）。不同国家每日钙摄入量见表 7-6。

· 避免不良的生活习惯，保持健康体重：为减少骨质疏松症风险，应戒烟、避免过量饮酒，保持体重在健康范围内。2005 年的一项 meta 分析显示，与 BMI 为 25 kg/m$^2$ 的人群相比，BMI 过低（＜20 kg/m$^2$）使骨折风险增加 95％。

表 7-6 不同国家每日钙摄入量

| 国家 | 年龄范围 | 钙摄入量（mg） | 机构 |
|---|---|---|---|
| 澳大利亚 | 51～70 岁<br>>70 岁 | 1300（RDI）<br>1300（RDI） | 国家健康与医学研究理事会 |
| 加拿大 | ≥50 岁 | 1200 | 加拿大骨质疏松症协会 |
| 韩国 | ≥50 岁 | 700 | 韩国营养学会 |
| 英国 | ≥50 岁 | 700 | 卫生部 |
| 美国 | 51～70 岁<br>≥71 岁 | 1200（DRI）<br>1200（DRI） | 国家医学院 |
| WHO/FAO | 绝经后妇女 | 1300 | 世界卫生组织/联合国粮农组织 |
| 中国 | ≥50 岁 | 1000 | 中国营养学会 |

注：RDI，每日膳食营养素推荐摄入量（recommended dietary intake）；DRI，膳食营养素参考摄入量（dietary reference intake）

• 找出骨质疏松症的风险因子，定期进行骨密度检测，评估未来骨折风险：绝经后妇女应定期进行骨密度检测，并和医生对骨质疏松症和骨折的风险进行评估。遭受过脆性骨折的绝经后妇女应向医生咨询如何降低未来骨折的风险。遗传因素、药物、类风湿关节炎等诸多因素都对骨质疏松症和骨折存在影响。美国预防医学工作组建议，60 岁以上女性应针对骨质疏松症进行常规筛查。具体的骨质疏松症的危险因素及其风险评估请参考本书中的相关内容。

• 如有必要，进行药物治疗：药物治疗主要包括：①在饮食钙摄入不足 1000 mg 的情况下，可以适当补充钙剂和维生素 D，以提高肠钙吸收。②从围绝经期开始至绝经 10 年内进行小剂量激素替代疗法，减少骨量丢失，尤其在绝经后 5～10 年的快速骨量丢失时期。激素替代疗法（HRT）可降低年长绝经后妇女（中位年龄 65 岁）的髋部和非脊椎骨折。但是，这也同时增加了多种不良结果的风险，因此，激素替代疗法并非年长绝经后妇女的最佳治疗选择。但是，对于出现更年期症状且无使用禁忌证的较年轻女性而言，短期使用激素替代疗法仍不失为一种治疗方案。HRT 使用应注意其禁忌证，无禁忌证的骨质疏松症高危妇女在使用时应权衡利弊。同时，应定期做乳腺、生殖器官及肝功能检测。③其他用于骨质疏松症治疗的药物。

坚持治疗、正确使用药物是保证疗效的关键。有研究表明，骨质疏松药物治疗一年后，约有近一半的患者会自行停药。可以通过以下措施帮助患者坚持治疗：①提供有效的服药方法，减少对日常生活的影响，例如早餐前立即服药。②如服用常规的骨质疏松症药物，尽量每天、每周或每月同一时间服药。③通过帮助患者学会设置提醒、日记等方式提示自己服药。④对于特定的服药方法，记录并放在不容易忘记的地方。⑤邀请朋友或家人帮助患者坚持治疗。

· 预防跌倒：绝经后妇女预防跌倒的基本策略与三级预防中预防跌倒策略相同。具体参见第 5 章三级预防和第 7 章骨质疏松症预防的一般措施部分。

针对绝经后妇女的分级干预措施见表 7-7。

**表 7-7　针对绝经后妇女骨质疏松症防控的干预措施**

| 对象 | 措施 |
|---|---|
| 针对个体 | 开展健康教育，提供针对个人的行为干预、药物干预，预防跌倒，开展心理疏导，评估骨质疏松症和骨折风险等。 |
| 针对社区 | 筛查骨质疏松症，并将高危人群纳入管理；组织运动俱乐部或小团体；为运动团队发放运动指导手册，提供运动场地；在社区中宣传运动团体的活动和突出人物等。 |
| 针对社会环境 | 针对绝经后妇女人群提供免费的骨质疏松症筛查服务等。 |

## 7.2.4　老年人群

7.2.4.1 老年人群骨质疏松症防控策略　基本同全人群策略，但需要格外注意保护老年人免于骨折。

老年性骨质疏松症又称为Ⅱ型骨质疏松症，是由于老龄化退行性改变所致，非激素依赖性的骨量丢失。其骨转换的特点是 $1,25\text{-}(OH)_2D_3$ 合成减少，使肠钙吸收减少，刺激 PTH 分泌增加，骨吸收增加，骨量减少。通常情况下，女性在绝经后 20 年以上，男性在 70 岁以上是高危人群。老年人群的防控除了一般性原则和措施外，应格外注意保护老年人免于骨折。

7.2.4.2 老年人群骨质疏松症防控基本措施

7.2.4.2.1 保护脊椎免于骨折：针对老年人群，应开展保护脊椎免于骨折的健康教育活动。向老年人群传播的知识要点包括：

· 避免直腿向前弯腰搬重物等运动，例如在捡拾物品时需要将膝盖和髋部弯曲（蹲下），而非弯腰，直腿弯腰会增加脊椎骨折的风险。

· 避免仰卧起坐。

· 避免过度转体，在转体时，保持脚、身体同时转向，保持鼻、膝盖和脚趾在同一个方向。

· 尽量避免搬运、背过重的物品。

· 避免将重物举过头顶。

· 在咳嗽、打喷嚏时避免向前过度弯腰，需使用一侧手臂放在腰后进行支撑或弯曲膝盖。

· 避免用力伸向远方，例如用力伸手够取放置于高处的物品。

· 尽可能避免增加跌倒风险的活动，例如滑冰、滑雪等。

7.2.4.2.2 保持身体平衡，避免跌倒：具体内容参见5.2 骨质疏松症的三级预防和7.1 骨质疏松症预防的一般措施部分。需要特别注意的是，平衡对老年人尤为重要。视力、听力、肌肉和关节在保持平衡方面起到关键作用。某些疾病也会影响老年人的平衡，增加跌倒的风险。

眼：很多老年人视力随着年龄增长逐渐减退。老年人在光亮环境和黑暗环境交替时适应和转换能力下降，这会影响他们对周围障碍物的判断。眼睛不仅帮助个体判断周围障碍物，同时还会对空间进行判断，眼睛遇到某些疾病时，会影响个体对水平、垂直和空间的判断，从而难以保持平衡。因此，应建议老年人定期检查视力功能，切莫忽视眼睛相关的健康问题；同时，在家居环境中减少过道、床、沙发等位置周边的障碍物，在无需起床的情况下能够打开照明设备。

耳：耳是帮助人体保持平衡的器官，一些耳部疾病会影响平衡功能。当遇到耳部疾病时，需要尽快就医，以保持良好的平衡能力。

肌肉和关节：肌肉和关节是帮助保持平衡的重要因素。负重练习可以增强肌力，从而减少跌倒。

平衡能力：可以采用老年人平衡能力测试表来帮助老年人检查其平衡能力，尽早发现问题。

### 7.2.5　男性人群

7.2.5.1 男性人群骨质疏松症防控策略　男性人群的骨质疏松症防控策略包括提倡健康的生活方式；与全人群策略相同，并格外关注雄激素剥夺治疗和前列腺癌治疗对骨骼的影响。

因男性骨质疏松症发病率明显低于绝经后妇女，故以往对男性骨质疏松症远不及对女性重视，骨质疏松症对男性人群健康的影响往往被忽视。近来，学术领域已经开始认识到男性骨质疏松症及其骨折同样是一个重要的公共卫生问题。男性原发性骨质疏松症的发病年龄多在 70 岁以后，发病率低于女性，但病情的严重性和死亡率高于女性，尤其是骨质疏松性髋部骨折的死亡率明显高于女性。国际骨质疏松基金会报告显示，世界范围内 1/3 的髋部骨折发生于男性，而且，有 37%的男性在发生髋部骨折后的一年内死亡；相比起女性，男性遭受严重后果甚至死亡的概率更高；对于男性来说，骨折对 50～65 岁间男性劳动力产生了严重影响，使其被迫减少了工作时间。

年轻成年男性骨密度通常比女性要高，男性大约在 30 岁以后，骨量开始丢失，而且骨形成速度无法赶上骨丢失速度。50 岁男性的骨密度降低速度比绝经后妇女要低，但在大约 70 岁时，男性和女性的骨密度降低速度已经趋同，而且对于钙的吸收能力也同步降低。大部分导致女性骨质疏松症以及骨折的因素也同样影响男性，且男性人群还需要格外注意雄激素剥夺治疗和前列腺癌治疗这两个因素。

7.2.5.2 男性人群骨质疏松症防控基本措施

· 鼓励增加钙和维生素 D 摄入，减少吸烟和过量饮酒，增加体育运动等：男性往往被赋予力量的象征，通过公众和媒体教育向男性提倡健康形象，鼓励男性增加体育锻炼、平衡膳食、减少吸烟和过度饮酒。男性骨质疏松症防治的一般措施与全人群基本相同。具体内容参见第 5 章骨质疏松症的三级预防部分。推荐男性钙摄入量：18～49 岁为 800 mg/d，50 岁以上为 1000 mg/d；推荐男性维生素 D 摄入量：18～64 岁为 400 IU（10 μg)/d，65 岁及以上为

600 IU（15 μg）/d。男性人群日常锻炼可侧重于负重运动和肌肉强健运动，包括中度、高强度负重运动，例如慢跑、登山、跳跃或跳绳、球拍运动等，每次至少持续 30 min，每周 3～5 次。肌肉强健练习包括举重、提举自身体重（如引体向上）、使用弹性运动带等，一周内应进行至少 2 次。随着年龄增长，训练计划应与身体状况相匹配，年龄超过 70 岁以上或患有骨质疏松症者，应特别注意避免可能导致受伤的动作。

除了运动、钙和维生素 D 的足量摄入以外，男性人群骨质疏松症预防还要关注不良生活方式对骨质疏松症患病的影响。男性人群中吸烟、过度饮酒等影响骨质疏松症的不良行为方式显著高于女性人群，因此，戒烟等改变生活方式的预防措施同样重要。男性应避免吸烟和过量饮酒，同时应避免由于过度运动或营养不良导致的体重过轻。

· 提倡男性在进行雄激素剥夺治疗和前列腺癌治疗时，与医生沟通骨质疏松症的预防：研究表明，男性衰老过程中伴随下丘脑—垂体—性腺轴的改变，血清雄激素水平有显著下降。据估计，60～80 岁老年男性中 20%有睾酮下降。男性雄激素缺乏可能是男性增龄性骨质疏松症的重要病理生理基础之一。

睾酮缺乏的特征表现为性欲减退、性幻想消失、夜间勃起消失、情绪变化、体力疲乏、智力减退、易怒、容易疲劳等，一般在 50 岁之前就可以出现。PADAM 量表是甄别睾酮缺乏的有效工具。应使男性在出现可能的睾酮缺乏症状后，及时向医生寻求帮助，并提早预防骨质疏松症的发生。另外，普遍用于前列腺癌治疗的雄激素剥夺治疗，也会导致雄激素水平降低。这部分患者也应积极预防骨质疏松症的发生。

（汤淑女　郑冰鑫　王临虹）

**参考文献**

[1] Osteoporosis Canada. 2008 National report card on osteoporosis care [R/OL]. [2016-12-19]. http://www.osteoporosis.ca/multimedia/images/english/home/2008NationalReportCard_Eng.pdf.

[2] AACE Osteoporosis Task Force. American association of clinical endocrinologists medi-

cal guidelines for clinical practice for the prevention and treatment of postmenopausal osteoporosis: 2001 edition, With selected updates for 2003 [J]. Endocr Pract, 2003, 9 (6): 544-564.

[3] Anderson GL, Limacher M, Assaf AR, et al. Effects of conjugated equine estrogen in postmenopausal women with hysterectomy: the Women' s Health Initiative randomized controlled trial [J]. JAMA, 2004, 291 (14): 1701-1712.

[4] Bradney M, Pearce C, Naughton G, et al. Moderate exercise during growth in prepubertal boys: changes in bone mass, size, volumetric density and bone strength. A controlled study [J]. J Bone Miner Res, 1998, 13 (12): 1814-1821.

[5] British Orthopaedic Association. The care of patients with fragility fracture [EB/OL]. [2016-12-19]. http: //www. fractures. com/pdf/BOA-BGS-Blue-Book. pdf.

[6] Malaysian Osteoporosis Society. Clinical guidance on management of osteoporosis 2012 [M/OL]. PetalingJaya Selangor DarulEhsan: Malaysian Osteoporosis Society, 2012, June, MOH/P/PAK/240. 12 (GU) .

[7] De Laet C, Kanis JA, Oden A, et al. Body mass index as a predictor of fracture risk: a meta-analysis [J]. Osteoporos Int, 2005, 16 (11): 1330-1338.

[8] Duan Y, Seeman E. Bone fragility in Asian and Caucasian men [J]. Ann Acad Med Singapore, 2002, 31 (1): 54-66.

[9] International Osteoporosis Foundation. Exercise recommendations [M/OL]. [2016-12-28]. http: //www. iofbonehealth. org/exercise-recommendations

[10] Kanis JA. Diagnosis of osteoporosis and assessment of fracture risk [J]. Lancet, 2002, 359 (9321): 1929-1936.

[11] Kanis JA, Melton LJ, Christinansen C, et al. The diagnosis of osteoporosis [J]. J Bone Miner Res, 1994, 9 (8): 1137-1141.

[12] Kulak CA, Bilezikian JP. Osteoporosis: preventive strategies [J]. Int J Fertil Womens Med, 1998, 43 (2): 56-64.

[13] Leventhal H, Cleary PD. The smoking problem: a review of the research and theory in behavioral risk modification [J]. Psychol Bull, 1980, 88 (2): 370-405.

[14] Gronholz MJ. Prevention, diagnosis, and management of osteoporosis-related fracture: A multifactoral osteopathic approach [J]. J Am Osteopath Assoc, 2008, 108 (10): 575-585.

[15] Morris FL, Naughton GA, Gibbs JL, et al. Prospective 10-month exercise intervention

in premenarcheal girls: positive effects on bone and lean mass [J]. J Bone Miner Res, 1997, 12 (9): 1453-1462.

[16] National coalition for osteoporosis and related bone diseases. National Action Plan for bone health: Recommendations from the Summit for a National Action Plan for bone health [M/OL]. 2008 [2016-12-19]. http: //www. oif. org/site/DocServer/Bone-HealthReport. pdf

[17] National Osteoporosis Foundation. Protecting your spine [EB/OL]. Washington DC: National Osteoporosis Foundation, 2014 [2016-12-19]. https: //www. nof. org/patients/fracturesfall-prevention/exercisesafe-movement/protecting-your-spine/

[18] National Institutes of Health. NIH Consensus Development Panel onosteoporosis prevention, diagnosis, and therapy [J]. JAMA, 2001, 285 (6): 785-795.

[19] Owers M, Crutehfield PM, Jannausch M, et al. A prospective evaluation of bone mineral change in pregnancy [J]. ObstetGynecol, 1991, 77 (6): 841.

[20] Peris P, Gua? abens N, de Osaba MJ, et al. Clinical characteristics and etiologic factors of premenopausal osteoporosis in a group of Spanish women [J]. Semin Arthritis Rheum, 2002, 32 (1): 64-70.

[21] Keller LO, Strohschein S, Briske L. Population-based public health nursing practice: the intervention wheel [M/OL] . tanhope M, Lancaster J. Evolve Resources for Public Health Nursing. 8th ed. [2016-12-26]. http: //www. coursewareobjects. com/objects/evolve/E2/book _ pages/stanhope/pdfs/Stanhope _ Ch09. pdf

[22] Metcalfe L, Lohman T, Going S, et al. Post-menopausal women and exercise for prevention of osteoporosis [J/OL]. Acsms Health Fit J, 2001 [2016-12-19]. http: //cals. arizona. edu/cpan/files/Metcalfe%20ACSM%20final%20article. pdf

[23] Ralston SH. Osteoporosis [J]. BMJ, 1997, 315 (7106): 469-472.

[24] Seguin RA, Epping JN, Buchner DM, et al. Growing stronger : Strength training for older adults [M/OL]. US: Tufts University, 2002 [2016-12-19]. http: //www. cdc. gov/physicalactivity/downloads/growing _ stronger. pdf

[25] Rossouw JE, Anderson GL, Prentice RL, et al. Risks and benefits of estrogen plus progestin in healthy postmenopausal women: principal results from the women's health initiative randomized controlled trial [J]. JAMA, 2002, 288 (3): 321-333.

[26] Schanler RJ. The use of human milk for premature infants [J]. Pediatr Clin North Am, 2001, 48 (1): 207-219.

[27] Srivastava M, Deal C. Osteoporosis in elderly: prevention and treatment [J]. Clin Geriatr Med, 2002, 18 (3): 529-555.

[28] US Department Of Health And Human Services. Bone health and osteoporosis, A report of the surgeon general [M/OL]. 2004, 4 (3) 2379 - 382 [2016-12-27].

[29] Agency for Healthcare Research and Quality. The Guide to Clinical Preventive Services 2014 [M/OL]. [S. l. ]: US Preventive Services Task Force, 2014 [2016-12-19].

[30] 董建群，毛凡，姜莹莹，等．探索适合我国国情的慢性病综合防治体系的思考 [J]. 中华全科医师杂志，2013，12 (8)：596-598.

[31] 方晓义，林丹华．青少年吸烟行为的预防与干预 [J]. 心理学报，2003，35 (3)：379-386.

[32] 菲利普·科特勒，埃迪尤阿多·罗伯托著．俞利军，邹丽 译．社会营销——变革公共行为的方略 [M]. 北京：华夏出版社，2003.

[33] 胡标伦，魏合伟．骨质疏松症防治 [M]. 广州：华南理工大学出版社，2000.

[34] 国际骨质疏松基金会．亚太地区年鉴，2013 年骨质疏松症的流行病学、花费负担统计结果 [EB/OL]. [2016-12-28] https://www.iofbonehealth.org/sites/default/files/media/...%20.

[35] 季成叶，陈天娇，宋逸，等．中国城市大中学生吸烟现状分析 [J]. 中国学校卫生，2009，30 (2)：109-111，115.

[36] 赖建强，荫士安，马冠生，等．孕期妇女营养与健康状况调查 [J]. 营养学报，2007，29 (1)：4-8.

[37] 刘爱东，张兵，王惠君，等．1991-2009 年中国九省区膳食营养素摄入状况及变化趋势 (六) 18～49 岁成人膳食钙摄入量及变化趋势 [J]. 营养学报，2012，34 (1)：10-14.

[38] 吕筠，李立明．高危人群策略与全人群策略解读 [J]. 中华流行病学杂志，2010，31 (2)：231-232.

[39] 王陇德．中国慢性病防控策略和体系建设探索 [J]. 中国工程科学，2014，(10)：22-30，51.

[40] 卫生部．老年人预防跌倒干预技术指南 [M/OL]. 2011 [2016-12-19]. http://www.nhfpc.gov.cn/jkj/s5888/201109/d8f39b224bd144f4946b38491fa015dd.shtml

[41] 张伋，王惠君，王志宏，等．中国 9 省区 1991-2009 年 50 岁以上中老年居民膳食钙摄入量及变化趋势分析 [J]. 中华流行病学杂志，2012，33 (11)：1119-1122.

[42] 中国健康促进基金会骨质疏松防治中国白皮书编委会．骨质疏松症中国白皮书 [J].

中华健康管理学杂志，2009，3（3）：148-154.

[43] 中国老年学会骨质疏松委员会．中国人群骨质疏松症防治手册 2013 版 [M]. [北京]：中国老年学会骨质疏松委员会，2013.

[44] 中国营养学会. 中国居民膳食指南 [M]. 拉萨：西藏人民出版社，2010.

[45] 中国营养学会．中国居民膳食营养素参考摄入量速查手册（2013 版）[M]. 北京：中国标准出版社，2014.

# 8 骨质疏松症的健康教育和媒体在骨质疏松症防控中的角色

## 8.1 骨质疏松症健康教育

健康教育（health education）是通过信息传播和行为干预，帮助个人和群体掌握卫生保健知识、树立健康观念，自愿采纳有利于健康行为和生活方式的教育活动与过程。其目的是消除或减轻影响健康的危险因素，预防疾病，促进健康和提高生活质量。健康教育是通过有计划、有组织、系统性的教育活动，以促进个人或群体改变其不良行为与生活方式的一种干预措施。

### 8.1.1 健康教育的形式和方法

8.1.1.1 健康教育信息传播的形式　在骨质疏松症人群防控工作中，可以通过公众健康教育提高居民对骨质疏松症的认知，了解如何在人生的不同阶段预防和治疗骨质疏松症。健康教育的形式可分为人际传播和大众传播。

人际传播是指人与人之间进行直接信息沟通的一类交流活动，例如个别劝导、小组讨论、讲座、培训和咨询等。人际传播的优势在于直接的人际传播不需要任何非自然的媒介，简单易行；同一次人际传播活动中，传播者和受众可以进行互动交流，接受信息的一方能够做出即时反应；可以即时收集和了解传播活动的效果。其局限性在于与大众传播相比，人际传播活动的覆盖范围相对较小，传播的信息量相对有限，传播速度也较慢；在人际传播过程中，尤其是多级人际传播中，信息容易流失。

大众传播是指职业件信息传播机构和人员通过广播、电视、电影、报纸、期刊、书籍等大众媒体和特定传播技术手段，向范围广泛、为数众多的社会人群传递信息的过程。大众传播的主要优势在于传播信息是公开的，面向全社会人群；信息传播速度快，扩散距离远，覆盖范围大；传播时效性较强。

主要的局限性在于绝大多数种类的大众传播是单向传播，难以进行传播者和受众的互动交流，网络传播在一定程度上具有较好的互动性。

在健康促进的实践活动中，社会营销这种应用于变革行为的概念被引入，并取得显著成效。1971 年，Kotler 和 Zaltman 提出了社会营销的概念：通过设计、实施和控制有计划的活动来影响社会观念的接受程度，并采用产品开发、定价、传播、分销和市场研究的技术，接受针对性交流、便利设施等概念，追求目标接受者认同效果的最大化。用社会营销的理论来阐释健康促进活动是以健康的观念、态度和行为作为产品，依据市场营销的整体规划和行动框架，通过对营销环境的分析和对产品的定义、设计及定位，采取有效的传播策略来传播信息，以追求目标接受者反应程度的最大化。有人认为，社会营销是健康教育的一种特殊应用，社会营销更多的是一种在人群层面的号召，是通过大众媒体所进行的一种策略。

8.1.1.2 健康教育工作的一般步骤　为了增强健康教育对目标人群健康相关行为的实际改善，以及防治骨质疏松症和提高健康水平的实际效果，健康教育工作常以项目的形式，科学、细致地开展。其过程一般包括几个步骤：健康教育诊断、设计制订健康教育干预计划、准备和实施健康教育干预、对干预进程和结果进行监测与评价。

· 健康教育诊断：健康教育诊断也被称为健康教育需求评估，是指在面对人群的健康问题时，通过系统地调查、测量来收集各种有关事实资料，并对这些资料进行分析、归纳、推理、判断，确定或推测与此健康问题有关的行为和行为影响因素，以及健康教育资源可得情况的过程，从而为确定健康教育干预目标、策略和措施提供基本依据。同时也为健康干预效果评价准备基线资料。

健康教育诊断的内容包括：①评估目标社区或人群的生活质量以及影响生活质量的健康问题，从而明确应该以哪个或哪些健康问题作为工作目标；②明确影响健康问题例如骨质疏松症的主要危险因素，分析哪些因素对目标健康问题的影响较大，从而明确目标行为和环境因素；③分析影响目标行为和环境的因素，包括倾向因素、强化因素和促成因素，从而为制定健康教育干预策略提供依据；④评估开展健康教育的资源与环境，包括组织资源、外部力量以及政策环境；⑤通过健康教育诊断，确定优先的健康教育项目。

· 制订健康教育计划：计划制订又称为计划设计，主要包括确定计划目标、选择干预策略、设计干预措施和干预方法、分配可得资源、对计划进行形成评价等几个步骤。制订健康教育计划应遵循实事求是和系统性的原则——设立明确的目标、突出重点、从实际出发、具有一定的灵活性等。

健康教育计划的内容包括：①确定计划的总目标，即计划执行后预期达到的最终结果；②确定计划的具体目标，即对总目标更加具体的描述。健康教育计划的具体目标应遵循 SMART 原则，即具体的、量化的、可测量的、可信的，以及有时间性的原则。同时，具体目标应指出健康教育对象、实现何种变化、在多长时间内实现该种变化、在什么范围内实现该种变化、多大程度实现该种变化这些关键信息；③确定目标人群，即健康教育项目中需要干预的人群。可根据不同角度对干预人群进行细分，例如分为 般人群、高危人群、重点人群等，从而使得健康教育更有针对性，提高健康教育的效果；④确定健康教育干预内容，即向目标人群传播的信息和倡导的行为，通常包括倡导的行为、实施行为的必要性、相关知识和信息等；⑤确定健康教育干预策略，即实现健康教育目标的方针、战略，在一定高度上概括达到目标的途径和方法，包括教育策略、环境策略、政策策略等；⑥确定健康教育干预场所，即干预策略和活动付诸实践的场所，例如教育机构、卫生机构、工作场所、公共场所等；⑦制订监测和评价方案，即需要对监测与评价的活动、指标、方法、工具、时间、监测人、评价人、负责人做出明确的计划，其中，监测是对项目的过程进行评价，评价是对项目的效果进行评价。⑧确定各项活动的日程，应做到合理、可行；⑨确定组织网络和执行人员；⑩编制预算等。在上述内容中，①、②可归纳为制订计划的目标，③－⑥可归纳为制订健康教育干预策略，⑦－⑩可归纳为制订计划的实施与评价方案。

· 健康教育计划的实施：健康教育计划的实施，是将科学的计划落实为具体操作，并在实施过程中修订和完善计划的过程。健康教育计划的实施特别强调组织与落实，应严格按照各项活动的时间进度和质量完成各项活动。

健康教育计划的实施包括：①制订实施时间表，包括活动内容、活动时间、活动指标、负责人员、活动所需资源等；②实施的质量控制，即通过记录与报告、现场考察和参与、审计、调查等方法对工作过程、活动内容、活动开展状况等内容进行监测，及时了解项目进展及各项活动的质量，达到质量控制的目的；③组织机构建设，即形成项目实施的组织网络，包括领导机构、执行机构、组织协调机构、政策支持等；④对项目实施人员进行培训，培训内容包括项目背景与目标、专业知识与技能、项目管理知识与技能等；⑤提前准备健康教育计划活动实施所需的设施设备与健康教育材料。

· 健康教育计划的评价：健康教育计划的评价是一个系统地收集、分析、表达资料的过程。它主要包括两个部分，对健康教育活动和措施执行进度与质量的全面评估和对健康教育计划的效果和价值进行评估。评价贯穿整个健康教育项目始终。

根据内容、指标和研究方法不同，评价可分为形成评价、过程评价、中期效果评价和结局评价。形成评价是计划执行前或执行早期对计划内容所做的评价，包括为制订干预计划所做的需求评估以及为计划设计和执行提供所需的基础资料。过程评价是计划实施过程中监测计划中各项工作的进展，了解并保证计划的各项活动能按计划的程序发展，从而促进计划目标成功实现。常用的过程指标包括项目活动执行率、干预活动覆盖率、干预活动暴露率、有效指数、目标人群满意度、活动费用使用率等；中期效果评价，即评估健康教育项目导致的目标人群健康相关行为及其影响因素的变化，用于反映健康干预后体现在目标人群方面的产出。常用的指标包括卫生知识均分、卫生知识合格率、卫生知识知晓率（正确率）、信念持有率、行为流行率、行为改变率，以及环境、服务、条件、公众舆论等方面的改变等；结局评价，又称远期效果评价，是通过健康教育项目实施后导致的目标人群健康状况乃至生活质量的变化，常用的指标包括健康状况方面的指标，如疾病发病率、患病率、死亡率、平均期望寿命、减寿人年数等，以及生活质量方面的指标，如生活质量指数、日常活动量表、生活满意度指数等。

总体来说，开展健康教育的上述步骤相互制约、密不可分，每个环节对于健康教育计划目标的达成均至关重要。遵循上述健康教育项目的一般步骤，对于科学开展骨质疏松症健康教育、避免形式主义、提高健康教育效果大有裨益。

8.1.1.3 影响健康信息传播效果的因素 在公众教育和健康信息传播的过程中，诸多因素对传播效果起到直接或间接的作用。从传播主体来看，具有医学科学知识的医务工作者和健康教育工作者是健康传播的主体。在信息传播前，应决定传什么，传给谁。做好“把关”和“过滤”工作，对信息进行选择和取舍，突出关键信息。选择合适的传播者，树立良好的自身形象、威信与吸引力。从健康信息方面，信息内容的针对性、科学性和指导性决定是否能有效地指导人们的健康行为。因此，信息不仅要包括“是什么”、“为什么”，还应包括“如何做”。如何做的方法应具体、简便、易操作，容易衡量。健康信息传播应结合有关的宣传日或能够引起热点话题的时间事件，例如10月20日为世界骨质疏松症日，母亲节结合母亲骨骼健康，重阳节结合老年人骨骼健康，儿童节关注儿童强壮骨骼等。健康信息应避免使用过于专业的学术语言。从传播媒介方面来看，注重媒介渠道的选择，利用多种媒介组合，调动视、听、触觉等，增强受众的体验感，唤起其兴趣，加深记忆，提高传播的效果。从受众方面来看，要掌握受众的心理特点、文化特征等。

## 8.1.2 针对不同人群的健康教育

骨质疏松症的三级预防和社区管理计划的落实，健康教育是关键，不仅包括公众的健康教育，还包括医护人员和骨质疏松症人群的健康教育。

8.1.2.1 医护人员教育 医护人员教育的目标是通过开展对医务人员的培训教育，系统提高医务人员骨质疏松症的专业知识和业务水平，促进健康教育基本理论和技能的掌握，进而提高医务人员骨质疏松症防控能力。

医护人员教育方式可包括：对专兼职骨干人员，以脱产方式、短训班、网络课程、在职自修等形式开展的业务培训；对全体医护人员，通过业务学习、专题讲座等形式开展的普及教育。另外，还应针对医护人员中存在的影响骨质疏松症的健康问题开展有针对性的健康促进活动，协助医护人员改变不良习惯，为患者及其家属树立良好的行为榜样。

具体的教育内容包括：国内外骨质疏松症流行趋势，年龄、性别分布及危险因素等；骨质疏松症的干预要点，要深刻理解预防重于治疗，改变低钙饮食结构和适量运动是治疗的基础，强调早发现、早干预的重要性；骨质疏松症的诊断和鉴别诊断、骨质疏松症的药物治疗和非药物治疗的具体方案；骨质疏松症的三级预防；健康教育的基本理论和实践技能等。

8.1.2.2 公众教育　公众教育的目标是通过健康教育帮助每个人了解什么是骨质疏松症，骨质疏松症的危害，提高骨质疏松症的知晓率，提高患者采纳有利于健康的行为和生活方式的自觉性，促进患者掌握防控骨质疏松症的知识和技能，以便早发现、早预防、早控制骨质疏松症，防止骨折，提高生活质量。

教育方式是利用现代传媒宣传（如报纸、广播、电视及网络等），通过声像媒体进行宣教。它的覆盖面广、可接受教育人数多、达到的效果好。为满足大众需要，在不同类型媒体开辟医学保健栏目，方便不同人群通过不同途径接受知识；编写通俗易懂、深入浅出的科普教材，每年 10 月 20 日为世界骨质疏松症日，应在全国范围内进行大规模的科普宣传；对骨质疏松症高危人群进行面对面的咨询可提高他们的健康知识和技能、自信心和配合治疗的依从性；骨质疏松症俱乐部（患者—患者，医护—患者）采用集中管理方式，通过专家定期授课、组织健康活动、编排骨保健操等开展健康教育干预。

具体内容包括：①健康四大基石，包括合理膳食、适当运动、戒烟限酒，心理平衡；②骨质疏松症的定义、流行病学、对人体造成的危害和病理生理等；③树立预防重于治疗的理念，了解饮食、运动和生活方式及治疗的基本知识；④健康管理的目的、意义和内容；⑤骨质疏松症危险因素的自我评估和骨质疏松症防控的自我管理；⑥骨密度测量和骨代谢生化测定的意义；⑦继发性骨质疏松症的危险因素；⑧骨折防控的有关知识。

8.1.2.3 患者教育　患者教育是指医生在其日常的诊疗实践中对具有某种健康问题的患者个体进行有针对性的教育。骨质疏松症患者教育的目的是通过向患者提供健康信息，促进其采取有益于健康的行为，去除不良的生活方式和行为，提高患者对治疗的依从性，使患者能主动自觉地配合医生的干预措施和治疗计划，促进健康，降低骨折的发病率，提高患者的生活质量。

患者教育的途径可包括门诊教育、住院教育和其他方式教育。门诊教育是开展患者教育的主要途径之一。门诊患者流动性大、人数多、停留时间短，可以通过候诊教育、随诊教育、门诊咨询教育、专题讲座和培训班、健康教育处方等教育形式开展。住院教育可通过入院教育、病房教育和出院教育等形式开展。其他教育方式包括医务人员在家庭内对患者及其教育开展的家庭教育，如家庭访视等，除此之外还有电话教育、网络教育、患者俱乐部等多样化的途径。

患者教育的内容可包括骨质疏松症的定义、危害、骨质疏松症的危险因素、预防、生活方式干预、药物和非药物治疗、康复等内容。患者教育的特点是要具有针对性和个体化，目标和内容的设定基于患者健康教育需要与需求的评估。评估的内容包括：①患者对骨质疏松症的性质及其发生、发展规律的了解程度，以及患者对预防、治疗和康复信息的掌握程度；②患者的健康观、健康信念模式；③患者的学习期望，包括患者及家属对哪些知识及内容感兴趣以及期望的教育形式、时间和场所等；④患者的学习能力评估，包括患者的听力、阅读能力、理解能力、记忆力、体力、体能等。总之，患者教育的内容需要围绕“患者需要知道”和“患者想知道”的内容进行。

（汤淑女　李志新）

## 8.2 媒体的角色与作用

### 8.2.1 媒体的主要功能

媒体的主要功能包括 3 个方面，即信息交流——认识世界；知识与咨询——教育功能；行动与指导——采取行动。

8.2.1.1 信息与交流——认识世界　从大众传播角度来看，监测环境认识世界，进行信息和交流，是媒体的首要功能。在健康传播中，媒体承担了向受众传播健康信息、知识、理念的作用，以及获知各方面有关健康的知识，从而对疾病的治疗、预防等信息有所了解，为指导自己的行为储备知识。

8.2.1.2 知识与咨询——教育功能　媒体除了传递信息外，还有大量的生活方式的展现和知识的传播，它承载着文化和社会价值观念，潜移默化地使人社会化。人们获得新知识、新技能的途径，除了通过学校正规教育外，还可通过大众媒介传播等渠道进行学习。大众媒介的传播，并不是单纯的“告知”活动，而是伴随着对事件、信息的解读和对受众如何应对事件进行提示，塑造或改变受众对事件的意见与态度，从而完成对受众的教育。

在健康传播中，媒体不仅传播各种各样的健康知识，还通过各种方式与受众进行互动交流，对关心的问题进行解答。健康传播具有很强的指导性和可操作性，传递的信息正误，将可能直接对受众的生命健康产生影响。这就使得健康信息的传播更具教育性——在传播正确的健康知识同时，更正受众已有的错误信息与观念。

8.2.1.3 行动与指导——采取行动　受众在使用媒体实现监测环境、认识世界的最终目的时，会根据监测到的信息采取行动，及时调整自己的行为，以更好适应所处的自然和社会环境。在受众采取行动的过程中，媒体的作用主要包括两方面：一是根据已获得的具有工具性的信息和知识，促使自己直接采取相关行动，以便充分适应社会产生的各种变化；二是获得环境变动的最新信息，根据这些信息及时调整已有的行动。在健康传播中，促使受众根据获知的信息采取有利于健康的行动是传播的终极目的。传播的信息、知识对于受众也更具有现实意义，能够直接指导人们采取行动。

## 8.2.2　不同形式的媒体在疾病防控中的作用

8.2.2.1 大众媒体

· 传播、普及权威健康知识，提升公众健康素养：在疾病预防控制中，大众媒体应首先起到传播、普及权威健康知识，提升公众健康素养的作用。

根据国家卫生和计划生育委员会的 2014 关于“健康 66 条”的调查结果发现，我国民众的健康知识素养的平均得分仅为 8.8 分，虽然较上次调查结果有一定的进步，但健康知识素养水平仍较低。普通公众获取有关疾病、健康的知识，可通过阅读书籍、上网查询、咨询医生、大众媒体传播等途径。其中，阅读书籍、咨询医生等途径虽然获取的知识权威性较高，但相对小众，传播范围较小，对普及健康知识的作用有限；上网咨询虽然较为便捷，能够使公众及时查询到自己关心的健康知识，但受制于互联网的某些特性，使得查询到信息的准确性和权威性存在一定的问题，容易被虚假的内容干扰、误导，这可能会对生命健康安全产生影响。

大众媒体作为公众认识世界的一种工具，具有传播速度快、传播范围广、覆盖人群广泛、获得方式简单等特点，能够同时面向广大受众，传播有关健康、疾病方面的知识。同时，随着各方对健康传播的重视，越来越多的来自健康领域的专家开始参与到健康传播中来，在无形中提高了健康知识的权威性，有助于提高公众的健康素养。

· 产生正确认知，修正已有错误理念：大众媒体的疾病预防控制信息传播，主要有两方面的作用，分别为产生正确的认知和修正已有的错误观念。

对疾病预防控制产生正确的认知，来自于公众对健康传播知识的长期积累，通过大量权威知识的存储，使公众能够对疾病的预防、改善、治疗等产生理性的认识，减少被错误、虚假信息误导的可能。

相较于产生正确的认知，实现通过大众媒体传播修正公众已有的错误观念的目的，困难更大也更具挑战性。公众已有的有关疾病预防的知识和认知不一定全部都是正确的，这就需要通过大众媒体持续的传播，使公众能够对自己已有的相关知识进行判断，在产生正确认知的基础上，对已有的错误观念进行修正，从而为指导疾病预防控制打下良好基础。

· 形成理念，正确看待健康知识在疾病预防控制中的指导作用：根据知信行模式，在健康传播中，向公众传播正确的疾病预防控制知识只是第一步，能够将存储的有关知识，真正化作行动指导，关键在于将公众已有的健康知识转化为健康理念。

公众对此一般采取积极态度，同时会对接收到的信息进行独立思考，一旦公众对自己所持有的知识持毫不怀疑的态度之后，就可能将知识形成理念与信念，从而为行为指导打下坚实的基础。社会心理学家的研究认为，理念的形成在知信行中非常关键，它是公众认为自己生活中应该遵循的原则，相较于知识的存储更加稳定和深刻，能够与情感、意志等融合在一起支配人的行动。

· 指导行为，发挥健康知识“治未病”的作用：健康传播相较于其他领域的传播，它更具有指导性和可操作性，其最终目的不仅仅是通过相关知识的传播，提升公众的健康知识素养，或仅是形成正确的认知与理念，而是通过对这些知识的储备，最终为采取行动提供指南、对行为进行指导。

对普通公众而言，每一种疾病的获得都有主、客观因素的影响——除了疾病自身的发病机理和规律外，个人的行为也会对疾病的发展产生影响。很多疾病的发展，往往与公众个人的行为有密切联系。以骨质疏松症为例，它在发病前有一个较长过程的发展期。在这个阶段，如果公众能够对此有较为详细的了解，及时运用已有的健康知识采取行动，减少高危行为，就能够对骨质疏松症进行有效地预防。

8.2.2.2 新媒体　与传统媒体相比，新媒体的传播媒介、方式等产生了巨大变化，对疾病预防控制所产生的作用也有所不同。

· 细分受众，有针对性地开展健康知识传播：与传统媒体相比，新媒体更注重以受众为导向，而不同类型的受众，对健康知识的需求也不同。新媒体为了能够向不同群体提供有针对性的健康知识，对受众进行了更细的划分。

新媒体能够对受众进行更细的划分，也与新媒体信息的到达方式有一定关系。在传统媒体中，大部分媒体是面向一定区域内的所有公众进行传播，受众可以根据自身需要对信息进行筛选，选取自己需要的信息。相较而言，新媒体的信息到达方式多是“私人定制”的，特别是各类自媒体，如微博、公众微信号、手机 APP 等，通常针对某一群体进行信息的传播与分享，能够为特定群体提供专属的信息和内容。此外，自媒体还给了受众自由选择媒体的机会，受众可以根据自身的需要，选择想要关注的媒体，获得所需要的健康知识。

· 专业人士参与，助力健康科普，提升知识权威性：在传统媒体的健康传播中，主角往往是媒体而非专业人士。专业人士的发声，需要传统的报道才能实现。新媒体的出现，为专业人士参与健康传播，搭建了新的平台，提供了新的途径和方法。

新媒体的出现，特别是微博、微信公众号、手机 APP 等的出现，为每位专业人士成为独立的媒体成为可能。专业人士可以通过注册微博、微信公众账号等方式，成立自己的传播阵营，形成由专业人士组成的传播矩阵，传播自己所熟知的健康知识。

新媒体的出现同时也给专业人士直接面向公众传播健康知识提供了便利：在传统媒体中，专业人士的发声需要借助媒体的报道来实现，但媒体在编发消息时，往往会受到时长或字数的限制，不能将专业人士的发言全部都进行引用，而这一过程，则可能使传播的内容产生偏差，从而影响受众健康知识的获得；而在新媒体传播中，由于专业人士的发声省去了中间环节，使得其能够直接面向受众，能够全面、准确表达自己的意见、观点等。

· 注重沟通、互动，助推知识形成态度：新媒体的应用，改变了受众获取健康知识的传统习惯，打破了传统的传播方式，使信息传播呈现双向交互的形式。受众可以通过微博、微信、手机 APP 等进行各种形式的互动，使受众不再是被动接收信息，而是主动地发现信息、选择信息和处理信息。在这一过程中，健康知识的传者和受者关系发生了变化，受众得到了充分的尊重，增强了受众的主体性。

将与受众的沟通、互动纳入疾病预防控制的健康传播，能够让受众主动参与其中，在互动交流过程中，增强对健康知识的认知与理解，在加深印象的同时形成有助于指导行动的态度，并最终对自身的行为进行指导。

· 线上线下结合，有助于将知识转化为行动：在新媒体的健康传播中，单纯的线上或线下活动很难引起受众广泛、深入、持续的关注。将线上传播与线下活动相结合，既能够使线上的信息传播指导线下的活动，也有助于将获得的知识转化为行动。

而在线上线下结合方面，新媒体已经在手机 APP 等方面开始了有益的探索和尝试。以关注女性经期健康，关爱女性健康的手机端“APP 大姨吗”为例，它不仅帮助女性记录身体状况，了解和认知自身的生理健康，还根据用户提供的数据，量身定制健康知识，为进一步采取行动提供指导。

（苏　婧）

## 8.3 骨质疏松症宣传中的常见误区

### 8.3.1 喝骨头汤能防止骨质疏松症

实验证明，同样一碗牛奶中的钙含量，远远高于一碗骨头汤。对老人而言，骨头汤里溶解了大量骨内的脂肪，经常食用还可能引起其他健康问题，日常应该注意饮食的多样化，少食油腻的食物，坚持喝牛奶。

### 8.3.2 骨质疏松症容易发生骨折，宜静不宜动

其实保持正常的骨密度和骨强度需要不断地运动刺激，缺乏运动就会造成骨量丢失，体育锻炼对于防治骨质疏松症具有积极作用。另外，如果不注意锻炼身体，肌力也会减退，对骨骼的刺激会进一步减少，不仅会加快骨质疏松症的发展，还会影响关节的灵活性，使人们容易跌倒，造成骨折。

### 8.3.3 老年人治疗骨质疏松症为时已晚

很多老年人认为骨质疏松症无法逆转，到老年期治疗已没有效果，为此放弃治疗，这是十分可惜的。从治疗的角度而言，治疗越早，效果越好，所以，老年人一旦确诊为骨质疏松症，应当接受正规治疗，这能帮助他们减轻痛苦、提高生活质量。

### 8.3.4 骨质疏松症就是缺钙，只要补充足够的钙，就不会发生骨质疏松症

骨质疏松症不仅仅是缺钙，骨质疏松症的原因或诱因很多，如体重过低、性激素低下、吸烟、过度饮酒、过度饮用咖啡和碳酸饮料、体力活动缺乏、饮食中钙和维生素D缺乏（光照少或摄入少）、患有影响骨代谢的疾病（如甲状腺、甲状旁腺疾病、糖尿病等）、应用影响骨代谢的药物（如激素、免疫抑制剂等）、高龄（女性≥65岁，男性≥70岁）。缺钙只是诸多原因之一，因而单纯补钙也不足以预防骨质疏松症。

### 8.3.5 骨质疏松症只发生于老年人群中，与年轻人无关

骨质疏松症多见于绝经后妇女和老年男性，但也可以发生在其他年龄段。如特发性青少年骨质疏松症、特发性成人骨质疏松症以及一些疾病或者药物导致的继发性骨质疏松症。许多风险都会导致骨质疏松症增加。而有些因素彼此之间的共同作用导致了低骨密度及骨折。

骨质疏松症可以分为三大类型：①原发性骨质疏松症，包括老年性骨质疏松症和绝经后骨质疏松症。这一类型的骨质疏松症发病率最高，主要影响

老年人。②继发性骨质疏松症，它继发于其他原因，如继发于某些内分泌疾病（甲状腺功能亢进、糖尿病等）。长期服用甲状腺激素、免疫抑制剂或糖皮质激素（如泼尼松）的患者也易罹患。此类疾病很少被人了解，它的治疗需要治疗其原发病。另外，其他类型的骨代谢疾病也不容忽略，如甲状旁腺疾病、成人维生素 D 缺乏症等，它们常常发生于年轻人。③特发性骨质疏松症，包括特发性青少年骨质疏松症和特发性成年骨质疏松症，妇女妊娠、哺乳期骨质疏松症。在成年女性闭经前，男性 50 岁前均可发生。因此，年轻人如出现腰背酸痛、骨关节疼痛或轻微外伤后骨折也应及时就诊以排查骨质疏松症。

### 8.3.6 没有外伤史，就不会发生骨折

患有骨质疏松症的骨骼是非常脆弱的，有时不需要明显的外伤，一些轻微动作就可以引起骨折，如咳嗽、打喷嚏、用力提重物或抱小孩、甚至用力呼吸等。常见骨折部位有脊椎骨、肋骨、桡骨、股骨上端，这些轻微外力所致的骨折可以给患者带来严重的后果，因此应注意检查及早明确诊断并及时治疗。

### 8.3.7 骨质疏松症无需做骨密度测定

骨密度测定不但可用于诊断骨质疏松症，也可用于随访骨质疏松症的病情变化和评价骨质疏松症药物治疗的效果，因此，已经明确患有骨质疏松症的患者可以定期进行骨密度测定，以了解骨质疏松症的病情变化与评价骨质疏松症药物治疗的效果。一般来说，可以每年检查一次骨密度。

### 8.3.8 血钙正常，就是不缺钙。即使患骨质疏松症，也不需补钙

血钙正常不等于骨骼中的钙正常。血液中的钙含量可通过多种激素的调节使其维持在狭小的正常范围内，这些激素包括甲状旁腺激素、降钙素、活性维生素 D。当钙摄入不足或丢失过多而导致机体缺钙时，会通过激素调节破骨细胞重吸收骨质而使骨骼这一巨大的钙储备库中的钙释放到血液中，以维持血钙在正常范围内，此时骨中的钙发生流失。当膳食中钙摄入增加时，则通过成骨细胞重新形成骨质而重建钙的储备，上述平衡如被打破即可引发

骨质疏松症。需要强调的是原发性骨质疏松症即使发生了严重的骨折，其血钙水平仍然正常，因此补钙不能简单地只根据血钙水平而定。

### 8.3.9 维生素D即是钙片

维生素D与钙片之间具有密切的联系——钙的吸收一定需要维生素D的参与：①维生素D是钙的忠实伴侣，可以促进肠道钙吸收；②活性维生素D是维生素D的活化形式。维生素D本身无活性，需经过肝、肾转化成活性维生素D后才能发挥生物学作用。③阿法骨化醇与骨化三醇即是“活性”维生素D。不过，前者需经肾进一步转化后才起作用，后者可直接发挥作用。

### 8.3.10 骨质疏松症是自然衰老造成的，无需治疗

随着人类寿命的延长，老龄人口不断增加，一些与年龄相关的疾病的发病率也逐年增加，老年人需要关注的四大疾病为高血压、高血脂、糖尿病与骨质疏松症，这些疾病的发生均与增龄有关，也可以说与自然衰老有关，但是并非不需要治疗或没有办法治疗。事实上上述疾病都是可以预防和治疗的，其中骨质疏松症即可通过生活方式干预、补钙、必要时配合药物治疗而减轻患者的疼痛、预防骨折的发生，来提高老年人的生活质量并延长其寿命。

### 8.3.11 有骨质增生症的人群不能补钙

骨质疏松症多见于老年人群，同时随年龄增长关节软骨可出现退行性病变，导致骨质增生（或“骨刺”）。因此，在该人群中两种情况常合并存在，但由于发生机制不同患有骨质增生的患者如同时患有骨质疏松症仍需补钙治疗。

### 8.3.12 患有肾结石的患者不能补钙

导致肾结石的原因很多，如尿路畸形、尿路梗阻、尿液过度碱化或尿中草酸过多，甚至因某些疾病导致缺钙而使骨钙释出过多，进一步通过肾排出过多等，当然过多补钙或应用活性维生素D也可导致肾结石。需要强调的是患有肾结石的患者应注意以下几方面：①查找“肾结石”原因，如甲状旁腺功

能亢进、尿路畸形、肾小管酸中毒等；②监测血钙；③监测尿钙与尿 pH 值；④区别不同情况，个体化补钙。

### 8.3.13 骨质疏松症是老年人的正常现象

1994 年由世界卫生组织 WHO 专家组提出，骨质疏松症是一种因骨量低下、骨微结构破坏，导致的以骨脆性增加、易发生骨折为特征的全身性骨病。2001 年美国国立卫生院提出骨质疏松症是一种以骨强度遭受损害导致骨折风险度增加的骨病。因此骨质疏松症虽然在老年人中比较常见，但有别于正常健康状况，是一种疾病状态，需要在医生的指导下进行生活方式调整和药物治疗。

### 8.3.14 骨质疏松症是骨骼的自然老化，和日常生活无关

骨质疏松症的发生和发展与以下生活方式密切相关：

- 饮食因素：食物中含钙元素不足，油脂过多，过咸，蛋白质过量等。
- 维生素 D 不足：阳光照射不足，食物中维生素 D 不足。
- 缺乏体育锻炼：缺乏体育运动和户外运动。
- 吸烟和过量饮酒。

因此，骨质疏松症的发生、发展是与生活方式相关的。

### 8.3.15 骨质疏松症只发生在女性中

女性较男性而言更容易罹患骨质疏松症。因为女性较男性骨量更低及女性跌倒的风险更高。但男性在 65 岁后，随着体内脏器功能的衰退，体内的雄激素和维生素 D 不足，也会发生骨质疏松症。

### 8.3.16 体型胖瘦、高矮与骨质疏松症无关

骨质疏松症与体型和胖瘦有一定的关联：体型矮小瘦弱者，其罹患骨质疏松症的风险要大于高大强壮者。体型在很大程度上由遗传决定，但也在一定程度上受其在子宫内的发育情况及童年时期营养状况的影响；不当的减重或减肥过度也会导致或加重骨质疏松症的发生。

### 8.3.17 骨质疏松症是一种老年病与其他疾病无关

原发性骨质疏松症是人体衰老后骨骼发生变化的疾病，而继发性骨质疏松症则与体内疾病或药物密切相关，导致继发性骨质疏松的常见疾病见表1-1。

### 8.3.18 骨质疏松症的发生与药物无关

导致骨质疏松的药物见表4-2。根据美国医学统计报告，美国每年有960万人因为服用化学药品而必须住院，每年有2.8万人因而导致骨质疏松症。

### 8.3.19 骨质疏松性骨折和普通骨折没有什么区别

一般的骨折通常为外力所致的创伤性骨折，而骨质疏松性骨折，也称脆性骨折，是指低能量或者非暴力骨折，如从站立或者小于站立高度跌倒或因日常活动而发生的骨折。发生脆性骨折的常见部位为胸、腰椎，髋部，桡、尺骨远端和肱骨近端。其他部位亦可发生骨折。骨质疏松性骨折是一种特殊的病理性骨折，是骨骼在骨质疏松病变的基础上发生的骨折。疼痛、脊柱变形和发生脆性骨折是骨质疏松症最典型的临床表现。但许多骨质疏松症患者早期常无明显的症状。发生一次脆性骨折后，再次发生骨折的风险明显增加。骨质疏松性骨折在手术治疗后必须强调抗骨质疏松治疗。

### 8.3.20 骨质疏松症不会遗传

西方国家的流行病学调查提示，骨质疏松症与种族、遗传有明显的相关性。遗传的影响表现在有椎体或者髋部骨折病史患者的后代，其出现相同类型的骨折风险增加。遗传因素的影响也表现为不同种族患骨质疏松症的风险不一样（如非裔人群的骨质疏松症的风险低于白种人、亚裔包括中国人），总体来说，白种女性的髋部骨折发生率是非裔女性的2倍。

### 8.3.21 骨质疏松症确诊并治疗后，骨骼检查（如骨密度）和血液检查做不做不重要

骨质疏松症诊断和评估的金标准是双能X线吸收法（DXA）检查骨密度。骨密度检测是目前应用最广泛的疗效监测和评估方法，可在一定程度上

反映治疗后骨折风险降低情况。就像高血压患者测血压，糖尿病患者测血糖一样，骨质疏松患者DXA检测是最常用的骨质疏松诊断和治疗疗效监测方法。在治疗开始后仍需每年进行1次骨密度检测，在骨密度达到稳定后可以适当延长间隔，如2年监测1次。对于特殊病例，如糖皮质激素引起的骨质疏松等可以每6个月监测1次。

抗骨质疏松治疗效果的骨密度评价需要较长周期，而早期可通过观察骨转换生化指标了解药物的作用效果，预测疗效，增强依从性。骨质疏松干预时间的长短由干预方案和干预目标决定。骨折风险的降低是判定疗效的最终也是最重要的指标。在治疗开始应注重监测血清25-羟基维生素D、PTH、血常规、血钙、尿钙、肾功能和身高等指标。

### 8.3.22　骨质疏松症治疗等于补钙，只要补钙即可

骨质疏松症的治疗不是单纯补钙，而是综合治疗。治疗的目的是提高骨量、增强骨强度和预防骨折。其综合治疗措施包括生活方式干预（如适当的体育锻炼、纠正不良嗜好、防止跌倒等）、钙剂和维生素D的补充及药物治疗。钙剂和维生素D的补充是骨质疏松防治的重要基础治疗，需长期甚至终身持续。在钙剂和维生素D补充的同时还需要使用抗骨质疏松症治疗药物。常见的抗骨质疏松症药物有以下几类：双膦酸盐类、降钙素、雌激素类、甲状旁腺激素类、选择性雌激素受体调节剂类。药物选择需要考虑的因素包括适应证、疗效（骨折风险降低、骨密度提升、骨转换指标稳定）、安全性、药物经济学特点、用法及注意事项。具体药物的选择需根据医生的建议而定。

### 8.3.23　骨质疏松症治疗过就不需要再去医院了

随访可提高治疗依从性。随访的质量控制很重要，它不仅包括药物使用情况，还应包括生活方式管理、营养管理、运动管理以及防跌倒措施等，并依据以上结果进行生活质量评价，从而确定综合疗效。应设专职的联络人员，鼓励患者定期随访，有利于医护人员和患者之间建立有效沟通，及时了解和指导患者用药过程中遇到的各种问题，从而改善患者的依从性。

（林　华）

## 8.4　世界骨质疏松症日和历年主题

世界骨质疏松症日在 1996 年由英国国家骨质疏松学会创立，从 1997 年由国际骨质疏松基金会（IOF）赞助和支持，初步决定每年 6 月 24 日为世界骨质疏松症日，其宗旨是为那些对骨质疏松症防治缺乏足够重视的政府和人民大众在进行普及教育和信息传递时提供一个非常重要的焦点信息。随着参与国和组织活动逐年稳定地增长，世界骨质疏松症日的影响日益扩大。1998 年，世界卫生组织（WHO）开始参与并作为联合主办人，担任了一个非常重要的角色，并将世界骨质疏松症日改定为每年 10 月 20 日。世界骨质疏松症日从 1998 年至今，每年开展全球活动均发布一个开展主题，以达到全球统一行动，取得更好实效的目的。

1998 年的主题："政府行为"（意在向政府宣传，引起政府对防治骨质疏松症的重视和支持）。

1999 年的主题："早期诊断"。

2000—2005 年，为了使世界骨质疏松症日主题与骨质疏松家族成员紧密联系在一起，提出了"向你的骨骼投资"作为这 5 年的主题。但每年的副标题各不相同：2002 年的副标题是"男性骨质疏松"，2003 年的副标题是"提高生活质量"，2004 年的副标题是"男性骨质疏松"，2005 年的副标题是"关注男性骨质疏松"。

2006 年的主题："营养与骨质疏松症"。

2007 年的主题："关注并减少骨质疏松风险"。

2008 年的主题："站起来，为您的骨骼呐喊！"。

2009 年的主题："让您的骨骼站起来"。

2010 年的主题："不要让骨质疏松折弯你的脊梁"。

2011 年的主题："关爱你的骨骼，早期预防三步骤：运动、维生素 D 及钙剂"。

2012 年的主题："知晓并减少你的骨质疏松危险"。

2013 年的主题："预防骨质疏松——多晒太阳、勿乱减肥"。

2014 年的主题："关注男性骨健康"。

2015 年的主题："聚焦骨骼营养，及早防治骨质疏松"。

（林　华）

## 8.5 骨质疏松症相关网站和参考资料

常用的互联网骨质疏松症网址如下：

国际骨质疏松基金会（IOF）：http：//www.iofbonehealth.org/

美国骨矿盐研究协会（ASBMR）：http：//www.asbmr.org/Default.aspx

中国骨质疏松网：http：//www.china-osteofound.org/

中国骨质疏松杂志：http：//www.chinacjo.com/ch/index.aspx

中华医学会骨质疏松和骨矿盐疾病分会：http：//www.csobmr.org.cn/

美国国家骨质疏松基金会（NOF）：http：//www.nof.org/

欧洲骨质疏松及骨关节炎临床与经济学（ESCEO）：http：//www.esceo.org/

美国骨科医师学会（AAOS）：http：//www.aaos.org

国际临床骨密度学会（ISCD）：http：//www.iscd.org/

骨研究学会（BRS）：http：//boneresearchsociety.org/

英国全国骨质疏松症学会（National osteoporosis society）：https：//nos.org.uk/

Osteoporosis 2000：http：//www.osteoporosis2000.org/index.htm

（林　华）

### 参考文献

[1] 吕姿之．健康教育与健康促进［M］．北京：北京医科大学、中国协和医科大学联合出版社，2002.

[2] 马婉琳．论当今社会新闻媒体的功能及作用［J］．民族论坛，2013（9）：110-112.

[3] 孙肇伦．大众媒体的角色与责任［J］．新闻战线，2013（2）：90-91.

[4] 童兵，樊亚萍．从信息提供者到问题求解者——转型时代传统媒体的角色转型［J］．新闻记者，2014（11）：3-8.

[5] 李剑欣．新媒体与传统媒体的角色比较［J］．新闻爱好者，2010，5：38-39.

[6] 熊曼曼．社交媒体对大众健康行为的影响研究［D］．武汉：华中师范大学，2013.

[7] 陈虹，梁俊民．新媒体环境下健康传播发展机遇与挑战［J］．新闻记者，2013（5）：

60-65.

[8] 郭智卓．新媒体环境下的健康传播研究［J］．新闻记者，2014（4）：159-161.

[9] 朱志成，王松梅．自媒体时代的健康传播［J］．医学与哲学，2015，36（4）：91-93.

[10] 武楠．社交媒体环境下健康传播发展机遇与挑战——以微博为代表展开讨论［J］．今传媒，2015（8）：13-15.

[11] 宋琼芳．自媒体时代对健康传播的启示［J］．健康教育与促进，2014，9（6）：474-476.

# 9 骨质疏松症防控的适宜技术

## 9.1 骨测量的方法、仪器和使用

临床骨质疏松症诊断的影像学方法，可分为定性、半定量和定量三大类。20 世纪 50 年代前，人们仅能通过肉眼对 X 线平片进行定性的观察，以判断骨量的多少；50 年代发明了 X 线半定量的方法；60 年代后发明了高精度的单光子吸收法骨密度测量仪和单能 X 线吸收法骨密度测量仪（SXA）；70 年代后又发明了双光子吸收法骨密度测量仪；80 年代进一步改进后的双能 X 线骨密度仪、外周双能 X 线测量和定量 CT 等高精度的先进骨密度仪先后在临床应用。目前正在对磁共振检查（MRI）等骨密度测量进行研究和探索。本文将主要介绍双能 X 线吸收法（DXA）、定量 CT（QCT）和定量超声（QUS）的检测方法与临床应用。

### 9.1.1 双能 X 线吸收法

1987 年第 1 台双能 X 线骨密度仪开始用于临床，到目前为止，双能 X 线吸收法（dual energy X-ray absorptiometry，DXA）已经是骨质疏松症等代谢性骨病骨密度测量的最佳方法。由 WHO 制定的骨质疏松症诊断标准也是依据 DXA 的测量结果来衡量的。DXA 的应用弥补了以往无法测量较厚的软组织部位骨密度的不足，作为无创伤性定量分析骨骼及软组织的技术，DXA 对骨质疏松症等多种代谢性骨病的诊断和骨折的预测具有重要意义。

9.1.1.1 原理　此方法是根据 Lambert-Beer 定律，利用 X 线入射光子束在高、低两种不同能量状态下，通过骨和软组织时产生计数的差异实现的（低能射线在骨和软组织之间的衰减比高能射线明显得多）。将两种能量的计数经处理后相减，则消去全部软组织的计数，剩下单独的骨组织计数，经过计算后换算成相当于羟磷灰石的骨密度，单位为 BMC（g），表示被测量的整个骨或整个感兴趣区（ROI）的骨矿物密度克数，骨矿物密度除以该骨的面积为骨密度（BMD）（$g/cm^2$），即被测骨平均每平方厘米上有多少克的羟磷灰石。

9.1.1.2 检测部位 由于人体骨骼中皮质骨和松质骨的比例不尽相同，骨代谢的快慢程度亦不一致，松质骨比皮质骨表面积大，骨代谢转换率快，所以更易受到增龄和绝经的影响。因此，明确不同部位松质骨与皮质骨比例，有的放矢地选择检测部位非常重要。原发性骨质疏松症，尤其是绝经后骨质疏松症（Ⅰ型），主要病理生理改变是松质骨受累，骨转换快，属高转换型，检测时应更注意松质骨骨量的变化；而老年性骨质疏松症和继发性骨质疏松症通常是皮质骨与松质骨同时受累，检测时更应注意全身骨量的变化。在临床上，腰椎和股骨近端的骨矿物含量测定是最常用的。除此之外，还可测量全身骨量、肌肉及脂肪组织的含量、外周骨骨量，以及动物骨骼和离体骨组织的骨矿物含量。另外，DXA 已用于研究人工髋关节假体周围的局部骨密度，这对防治假体松动有重要的意义。近年来较新型号的 DXA 还能同时进行脊柱形态学的测量和其他部位检测（如跟骨、下颌骨等），但是这些部位没有特别的分析软件，其扫描结果需加用画感兴趣区的方法来进行分析。

· 腰椎前后位骨密度：腰椎前后位骨密度测量是临床上代谢性骨病、骨质疏松症 DXA 检测最常选用的方式，因为腰椎通常是骨质疏松症发病最早且最重的部位。测量范围包括 $L_1$-$L_4$，测量结果通常是 $L_1$-$L_4$ 的综合值。

· 股骨近端骨密度：股骨近端骨密度测定的临床价值不断被重视，大量临床研究表明老年人腰椎前后位骨密度测定的准确性受到许多因素干扰，此时股骨近端骨密度检查则具有特殊意义。测量范围包括股骨近端骨密度总量，股骨颈、Ward 三角及大转子骨密度。

· 全身骨密度：全身扫描可提供全身和局部的骨密度及身体组成中的软组织信息（瘦体组织和脂肪含量）。身体组成成分的测量对扩大 DXA 研究和应用范围有很重要的意义。

· 外周双能 X 线测量：主要用来测量外周骨骼部位，如前臂、足跟、手指等。

9.1.1.3 DXA 检测的适应证和禁忌证

9.1.1.3.1 DXA 测量的适应证

· 雌激素缺乏的妇女，在决定进行雌激素替代治疗之前，测量骨密度是否有明显骨量下降。

· 轻微外伤引起骨折或 X 线片提示有骨量下降，为了下一步治疗需测量骨密度。

· 当长期服用皮质醇激素（>5 mg/d）时，为调整治疗方案、防治骨质疏松症需了解骨密度的变化。

· 继发性骨质疏松症，包括原发性甲状旁腺功能亢进、甲状腺功能亢进、性腺功能低下、吸收不良综合征、胃切除术后等。

· 骨质疏松症疗效监测，在进行骨质疏松症药物治疗前后检测以判断药物的疗效。

9.1.1.3.2 不适合 DXA 测量的情况

· 妊娠妇女。

· 检测前 2～6 天内服用了影响图像显像的药物。

· 检测前 1～2 天接受过放射性核素检查的患者。

· 不能平卧于检查床上 5 min 的患者。

· 脊柱严重畸形或脊柱上有金属内固定物的患者。

9.1.1.4 诊断标准

具体诊断标准参见第 4 章

在绝经后妇女和 50 岁以上的男性骨密度诊断时用 T 值，绝经前、50 岁以下的男性、儿童和继发性骨质疏松患者的骨密度诊断时用 Z 值，不用 T 值。

9.1.1.5 DXA 的临床应用

· 骨质疏松症的诊断：研究证明，绝经期及卵巢早期切除的妇女由于雌激素水平急剧降低，骨矿物含量明显丢失，发生绝经后骨质疏松症。65 岁以上的老年人，无论男性还是女性，由于增龄原因，同样会出现骨矿物含量减少而发生老年性骨质疏松症。由于老年人腰椎前后位骨密度测定的准确性受到许多因素的干扰，此时股骨近端的骨密度检查则具有特殊的意义。Kanis 等认为，按照 WHO 的骨质疏松症定义，髋部骨密度的测量可作为骨质疏松症诊断的金标准。尽管如此，腰椎前后位的 DXA 测定仍适用于许多患者，尤其是早期绝经的妇女，因为此时她们的腰椎骨量急剧减少，比髋部减少更明显。而绝经晚期的妇女和老年男性如在临床上出现腰椎骨密度正常，而髋部骨密度减少时，亦不能除外骨质疏松症。其他如甲状旁腺功能亢进患者、1 型糖尿病患者、慢性肾衰透析患者和长期使用糖皮质激素患者都会出现骨矿物含量的丢失，发生继发性骨质疏松症。以上提及的疾病诊断，DXA 测量均是最佳选择。

· 骨质疏松性骨折危险性的预测：骨质疏松症重要的临床意义是可导致骨折，DXA 测量骨密度可预测骨折的危险性。许多前瞻性研究表明 DXA 测量的骨密度每减少 1 个标准差，其骨折的危险性可增加 1.5 倍。就骨质疏松性骨折的预测而言，局部区域的骨密度检测相对准确。

· 用骨质疏松症治疗疗效评价：绝经后骨质疏松症、老年性骨质疏松症及各种继发性骨质疏松症，在经过相应的治疗后，临床疗效、患者的临床症状改善情况固然重要，但这些指标常受到主观因素影响。若希望准确、客观地评价各种手段干预的临床疗效，DXA 测量是最好的选择。在抗骨吸收药物治疗后，脊柱骨密度上升明显，腰椎骨密度是常用于骨质疏松症治疗随访和疗效评价的重要指标。DXA 检测目前被认为是药物治疗骨质疏松症疗效判断的“金标准”。

· 侧位椎体骨折评价（VFA）：骨质疏松性骨折中最常见的是椎体骨折，但往往大多数患者并不知晓自己已发生的椎体骨折。目前，大多数较新型的 DXA 在检测骨密度的同时可以进行侧位胸腰椎的椎体侧位扫描来进行椎体的形态评价，如经放射学证实的椎骨骨折（即使完全无症状）也是骨骼质量和强度受损程度的标志，强烈预示新的椎体骨折或其他部位骨折的发生。单个椎骨骨折的发生可增加 5 倍的椎骨再骨折风险和 2～3 倍的髋骨和其他部位骨折风险。如果 DXA 检测到骨质疏松症的患者合并有一个椎体骨折，其再骨折危险性远高于骨量正常且无骨折的患者。骨量减少合并骨折的患者，再骨折危险性是骨质疏松症但无骨折患者的 2 倍。多发骨折病人的危险性就更高，骨质疏松症患者合并 2 处以上骨折，其再骨折的危险性远高于骨密度正常且无骨折患者。因此，骨密度测量结合椎体形态或骨折的评估将明显提高骨质疏松性骨折危险性预测的准确性，对后续治疗方案的选择也有重要指导意义。

出现以下情况时应进行椎体骨折评价：①当 VFA 结果可能影响临床治疗方案选择时；②绝经后妇女或男性在 50 岁以后身高减少 2 cm 以上，或与年轻时最高身高相比减少 4 cm 以上；③50 岁后有脆性骨折发生；④长期接受糖皮质激素治疗。

所以，在进行 BMD 评估时，可顺便地进行 VFA 测量，如 DXA 无此项功能则可行传统 X 线检查。

· 全身骨密度及身体组成成分的检测　DXA 在临床上广泛地用于全身骨密度及身体组成成分的测量，这是由于：①DXA 可像测量骨骼一样，精确地测量出局部及全身的骨密度和其他体成分的含量；②DXA 测量结果准确，它不受体内水分变化的影响；③DXA 检测速度快，新型的仪器仅需 4 min 就可完成全身扫描。身体组成成分在年轻人相对较稳定，但也与种族、遗传、锻炼、妊娠及疾病有关。身体组成成分随年龄增加而改变，特别是在绝经后妇女肌肉组织减少，骨质疏松患者瘦组织及脂肪组织多较骨量正常者要低。

总之，DXA 是非侵入性骨密度检测的一个重要手段，它可提供脊柱、髋部、桡骨远端及足跟等易发生骨质疏松性骨折部位的准确的骨密度值，并且对患者辐射剂量低，可对骨质疏松症进行诊断并预测骨折危险性。DXA 检查目前已在国内广泛地用于临床及科研，在骨质疏松症临床诊断及新药治疗骨质疏松症疗效观察等方面发挥着越来越重要的作用。

### 9.1.2 定量 CT

定量 CT（quantitative computed tomography，QCT）是目前唯一可以在三维空间水平分布测量骨密度而得到体积骨密度的方法，用 $mg/cm^3$ 表示，也是唯一可以分别测量松质骨和皮质骨的骨密度的检测方法。由于椎体骨小梁对激素平衡及药物治疗反应更为敏感，以及椎体骨小梁对脊柱强度和负荷的重要作用，因此，QCT 主要应用于椎体松质骨骨矿密度的测定。

9.1.2.1 双能定量 CT（DQCT）由于采用两种能级的 X 线源，能通过计算矿化骨和骨髓脂肪对不同能量 X 线的衰减系数得出纠正后的骨密度含量。因此，能比较准确地反映出真实的骨密度值。DQCT 虽然可以减少测量误差

(3%～6%)，但同时也降低了测量精确度（4%～6%），并且辐射剂量较单能 QCT 增加 1 倍，所以只适用于准确度较高的临床和动物实验。

9.1.2.2 容积定量 CT（VQCT）又称三维空间显示的 QCT。它是利用叠加扫描仪或螺旋 CT 扫描方法检查感兴趣的部位，同时通过解剖标志自动定位坐标系统，重建 CT 数据以形成相关解剖图形。这种方法能改善对椎骨的检查，也可对股骨近端进行检查。VQCT 既能测量整块骨骼或检查局部如椎体或股骨颈的骨量或骨密度，又能分别对松质骨和皮质骨进行分析。由于能提供真实和非常准确的体积处理，从而可推导出重要的几何图形及生物力学相关的参数。VQCT 能高度准确地测量骨大小和密度，无放射拍照及其他骨密度仪所产生的技术伪影，能应用于流行病学调查及研究营养、种族、遗传对骨大小和对骨密度的影响。

9.1.2.3 周围骨定量 CT（pQCT）用于检查外周骨骼。临床上通常应用 pQCT 测量桡骨远端。新型 pQCT 能将单层扫描增加为多层扫描，可更好地测量骨骼的变化。此外，用于动物实验的 pQCT 扫描仪广泛地用于骨质疏松动物实验中，如可检查大鼠去势后的骨量变化，制动、类固醇激素引起的骨量丢失，以及使用刺激成骨和抑制破骨的药物治疗后的变化。pQCT 能测量动物骨骼的皮质骨体积、骨密度及几何特性，有助于估算骨的强度。

### 9.1.3 定量超声

1989 年，Ross Man 应用定量超声仪测量超声声速（SOS）及振幅衰减(BUA)，作为评价骨量和骨强度的间接指标。20 世纪 90 年代以来，定量超声（quantitative ultrasound，QUS）技术有了很大的发展，这是由于它具有价廉、便携、操作方便、无放射性、精密度较高等优点，在欧洲和亚洲已广泛用于临床。

超声测量的参数包括超声传导速度（UTV)、声速（SOS）和振幅衰减(BUA）等。UTV 通常可测量跟骨、胫骨、髌骨和指骨。它是身体测量部位宽度或长度与传导时间之比，单位为 m/s，骨骼的正常 UTV 值为 1600～2200 m/s。声速受弹性、骨密度、骨强度及孔隙度的影响，即声速的平方与弹性模量成正比，与骨强度也成正比，而与骨密度成反比。而骨强度、硬度和脆性往往依赖于骨的形状和大小及骨的力学特性、骨的组成和内部结构，包括它的分子组成、类型和结构（如骨的胶原纤维、晶体、薄层等排列分布）。超声衰减是由于骨及软组织对声波吸收和散射而使超声能量信号减低，单位为 dB/MHz。它是一个复杂的物理量，受到许多因素影响，其绝对值的测量非常繁琐，一般测量的是相对值，这种测量方法比较简单，能做到自动连续测量，但测量的精确度远不及声速。

DXA 和 QCT 都是测量骨的材料特性，即骨密度，而超声参数 BUA 和 UTV 不仅受骨密度影响，同时还受骨结构和骨组成成分的影响。一般认为 BUA 大部分由骨密度决定，少部分由骨的微细结构决定，包括骨小梁数目、连接方式及小梁分隔和走向等。UTV 和 SOS 主要受骨弹性和骨强度的影响，其次受骨密度的影响。骨质疏松症患者既有骨密度的变化，也有骨质量和骨结构的变化。超声参数可提供除骨密度之外的骨质量和骨结构的信息。

以往的观点认为，骨质疏松症的病理变化及病情发展是由骨骼中的矿物质所决定的，通过骨量的测定即可诊断。但大量临床实践表明：人体骨骼骨量的变化并不同步，不仅松质骨和皮质骨骨量变化不一致，即使同为松质骨，不同部位其变化也有差异。局部的骨量测定不能完全反映全身骨量变化状况，患者临床症状也不与骨量减少的程度完全一致。

研究结果表明骨质疏松症早期的骨量变化十分重要，但随着病情发展、病理改变的加重，临床仅依赖骨量作为骨质疏松症变化的观察指标是不全面的。

新近的研究已证实，骨质疏松症既有骨量（BMD）的变化，还有骨质量（骨结构、性能）方面的改变，单独的 BMD 测定无法反映骨骼由于骨质改变所导致的骨结构和骨性能的异常。不仅如此，骨质疏松症还应强调在皮质骨方面的研究。骨质疏松性骨折可能是骨骼微结构损伤的不断积累与骨重建修复时不断增强的综合表现，骨质疏松性骨折的最终发生是由松质骨和皮质骨骨质和骨量病变叠加的结果。对那些骨量下降不明显的患者来说，骨微细结构的损伤及改变是骨质疏松性骨折主要且独立的结果，所以单一的骨密度测定此时无法解释骨质疏松性骨折的危险性，更无法全面衡量骨骼在骨质量及生物力学性能上的变化。

骨质疏松症骨骼骨质量临床无创评价目前可通过超声来衡量，定量超声（QUS）骨骼测定是一种无创伤、无辐射，同时能对骨骼的骨量、骨结构及骨质性能进行全面反映的诊断方法。目前认为超声诊断是能同时提供骨骼骨量和骨结构状况的物理学诊断方法。

但由于QUS目前没有统一的诊断标准，在监测药物的疗效上尚不能替代DXA对腰椎和髋部骨量直接测定。因此，目前临床上常用QUS进行骨质疏松症的流行病学调查和体检筛查。

临床观察表明骨质疏松症的诊断并不与骨量的高低完全同步。单部位的骨密度测量仅能提示局部的骨密度变化，无法全面准确地提示病情，而多部位的骨骼测量可较全面、综合地评估病情，并准确地预测骨折危险性。

### 9.1.4 骨密度测量的临床应用

在达到骨峰值之后的年龄，骨量丢失的现象普遍存在。骨质疏松症骨丢失通常无痛，并在不知不觉中发生，临床上往往没有明显的症状和体征表明骨丢失已出现。虽然没有相应临床表现，但与骨丢失有关的骨折危险性正逐渐增高。因此，定期的骨密度测量是诊断骨质疏松症、预防骨质疏松性骨折及对其疗效监测的最重要手段，其主要的床应用如下。

9.1.4.1 骨质疏松症的诊断　目前骨密度测量技术有多种方法，在临床应用中选择测量部位和测量技术时有两个重要因素应考虑，即各个部位的骨密度不一致和骨密度在一些特殊部位可呈现假性增高。全身骨骼的骨密度并不是均匀一致的，如在同一个患者的脊柱、手腕和髋部，骨密度会有所不同，这种不一致性在早期绝经后妇女比老年人表现得更加明显，这可能与围绝经期妇女比老年人有更高的骨转换率和更快速的小梁骨丢失有关。由于小梁骨丢失的加速，绝经早期妇女通过DXA和QCT测量椎体诊断低骨量的比例较测量腕部和髋部要高。65岁以后，骨骼的这种不一致性有所减少，低骨量的诊断可通过髋部或其他部位及外周骨测量（腕、足跟、手）。实际上，在老年人中，测量这些外周骨可能比测量椎体DXA更准确，后者可能由于椎体前后一些成分的钙化而导致骨密度假性增高，所以老年人椎体前后位 DXA 测量通常会将骨质疏松的严重性低估。因此，老年人椎体骨密度测量既可采用 QCT 或 DXA 侧位椎体测量，也可测量髋部和（或）外周骨骨密度，因为髋部骨密度较少有钙化而导致的假性增高。另外，一些疾病引起的骨质疏松症导致的全身骨量丢失也常常不均匀，如绝经后妇女的骨质疏松症导致的骨密度减低主要在中轴骨；类风湿关节炎引起四肢关节骨密度减少明显，而中轴骨骨密度减少不明显；失用性骨质疏松症则主要是局部骨受累。由于这个原因，建议采用多部位测量以避免对骨量减少的漏诊。临床骨质疏松症的诊断首先应对患者病情有一个全面了解，根据不同疾病选择不同的 DXA 测量方式，以尽可能减少假阳性或假阴性结果的出现。测量部位的选择应取决于测量所用的方法、测量的目的、患者的年龄等。例如对老年人腰椎骨质增生，腰椎测量的诊断作用则较小，测量的主要目的是观察其疗效。因为腰椎骨密度的变化比股骨和前臂骨密度变化更为明显，所以此部位的测量可早期发现骨量的变化。

大量临床研究表明，并不是骨密度正常就不会发生骨质疏松症，而骨密度减少也不一定就必然出现骨质疏松症。这是因为：①骨密度的高低并非自身对照的变化，而是与同性别年轻人或同龄人的相对比较；②局部的骨密度有时无法体现全身骨代谢状况。所以，临床有明显骨质疏松症状的患者，即使 DXA 测量骨密度正常，仍应重视并予以相应治疗。这类患者常见于以下几种情况。①绝经早期妇女：她们的雌激素水平急剧下降，骨矿物含量迅速丢失，全身骨痛明显，此时骨密度测量往往在正常低值，这种患者应及时给予雌激素替代。②一些原发性骨质疏松症患者：他们的骨丢失主要发生在中轴骨，而四肢骨的骨密度可能依然正常，有些妇女已出现了腰椎的骨质疏松性骨折，而前臂骨密度可能仍为正常，所以应提倡对绝经早期妇女进行中轴骨（如脊柱）的骨量测定。③骨质疏松症患者同时伴有其他可能影响骨密度变化的疾病：这类患者临床并不少见，如某些骨质疏松患者可同时合并骨质增生、畸形性骨炎、类风湿关节炎、强直性脊柱炎或其他骨骼增生性疾病，临床上 DXA 的骨密度测定可能出现假阴性，故遇到这类患者时应注意鉴别诊断，切勿漏诊、误诊。值得一提的是，许多骨质疏松症患者因脊柱椎体发生压缩性骨折后，可能反而导致骨密度的上升，在临床复查时千万不能因发现骨密度增高而误以为病情好转，对于此类患者应注意非骨折椎体的骨密度变化，或选择髋部的DXA测量。

临床上大约有20%左右的患者患有骨质疏松症，但没有疼痛等不适症状，直到发生骨质疏松性骨折时才被诊断为骨质疏松症，甚至有些患者即使骨折后仍未被诊断，从而导致骨折反复发生，脊柱出现驼背畸形，日常活动受限。对于此类患者，DXA的早期检测非常重要，确诊后应及时治疗，以减少再骨折发生。

9.1.4.2 骨质疏松性骨折的预测　骨质疏松症的临床意义是可导致骨折，因此，评价骨密度测量方法的一个重要方面是看其对骨折危险性的判断能力。就此方面来说，测量的准确性不是测量结果如何与骨密度或骨矿物含量相接近，而是它对未来骨折危险性预测的灵敏度和特异度。

用骨密度值推测骨折危险性等同于用量血压去推测卒中的危险性。群体的血压值和骨密度值都是相对恒定的，如患者超过一定的血压阈值便可诊断为高血压，同样，低于一定的骨密度值便可诊断为骨质疏松症；同血压值一样，骨密度也没有绝对的阈值来区分未来的骨折或非骨折人群，但可以说骨密度预测骨折的作用与血压预测卒中的作用相同，且优于血清胆固醇预测冠心病的作用。但也必须认识到，即使骨密度正常，也不能确保未来不发生骨折，只不过是其发生骨折的危险性较小而已。但若骨密度值在骨质疏松症的范围内，则骨折的危险性增高。骨折危险性的评估也取决于所选择的测量方法、测量部位和骨折的部位。通常来讲，评估什么部位的骨折，就测量该部位的骨密度，这样判断能力较强。如评估股骨近端的骨折，测量股骨优于测量跟骨、腰椎或前臂等部位。用骨密度值每降低1个标准差（SD）来评估髋骨骨折的危险性时，髋部骨密度下降1SD，其危险性可为之前的2～3.5倍，腰椎骨密度下降1SD，其危险性可为之前的1.2～2.2倍，前臂骨密度下降1SD，其危险性为之前的1.4～2.2倍，详见表9-1。近年来的研究发现，随着年龄的变化，髋部骨折的危险性随髋部骨密度而变化，若髋部骨密度T值下降明显且患者年龄小，则比年龄大的患者骨折的危险性更高。多部位骨密度测量评估骨折危险性优于单一部位的骨密度测量。骨质疏松症时骨量与侧位椎体骨形态的相关性分析对骨质疏松症的病情评估、骨质疏松椎体骨折判断及预防其他部位骨质疏松性骨折再发生也有重要的意义。

**表 9-1 骨密度下降 1 个标准差不同部位骨折的相对危险度（95%CI）**

| 测量部位 | 前臂骨折 | 髋部骨折 | 椎体骨折 | 所有骨折 |
|---|---|---|---|---|
| 桡骨远端 | 1.7（1.4～2.0） | 1.8（1.4～2.2） | 1.7（1.4～2.1） | 1.4（1.3～1.6） |
| 股骨颈 | 1.4（1.4～1.6） | 2.6（2.0～3.5） | 1.8（1.1～2.7） | 1.6（1.4～1.8） |
| 腰椎 | 1.5（1.3～1.8） | 1.6（1.2～2.2） | 2.3（1.9～2.8） | 1.5（1.4～1.7） |

（引自 J. A. Kanis，2000 年）

骨质疏松性骨折的预测除了与骨密度有很大关系外，还与一些危险因素有关，主要包括绝经早、长期服用糖皮质激素者、母系家族的髋部骨折史、已发生的脆性骨折史、低体重、神经肌肉功能下降和骨吸收指标上升等。这些因素与骨密度综合分析可提高对骨质疏松性骨折危险性的评估准确性。

9.1.4.3 骨量变化的监测　骨密度的测量在临床上可用来监测随年龄增加所致的骨量变化、疾病对骨量的影响及使用影响骨代谢药物所致的骨量变化。因此，对有以下情况的患者应进行骨密度检测：

· 对雌激素缺乏的妇女诊断出骨量低下，有助于决定是否行激素替代治疗。如果骨质疏松预防性治疗价格低廉、普遍有效且绝对无副作用，治疗筛选也就没有必要，因为每个患者都应该治疗。然而有些患者由于缺乏这种治疗意识，骨密度检测结果有助于她们决定是否接受治疗。

· 有椎体形态异常或其他影像学检查提示骨量减少。

· 患者有引起骨丢失的危险因素存在主要是指有引起继发性骨质疏松症的疾病，包括原发性甲状旁腺功能亢进、库欣综合征、长期糖皮质激素治疗、器官移植、睾酮缺乏、闭经、不规则饮食、酗酒等。这些疾病大多数导致小梁骨丢失多于皮质骨丢失，选择的测量部位应是含小梁骨丰富的部位，如脊椎；而甲状旁腺功能亢进患者皮质骨丢失多于小梁骨丢失，测量部位选择桡骨或髋部比较理想。已有许多资料证实，原发性甲状旁腺功能亢进患者甲状旁腺切除后骨密度有明显增加。对接受糖皮质激素治疗的患者，要选择适当的时间进行骨密度检查及复查。

· 疗效的监测将治疗前后骨密度结果对比，有助于医生和患者增加治疗信心，使患者对长期治疗有较好的依从性，因此需要有较严格的数据证实其疗效。骨密度结果中的“正反馈”对接受骨质疏松症治疗的患者非常重要。

在第一次骨折之前诊断骨质疏松症非常重要，它可减少由此而产生的脆性骨折，并且诊断骨量低下唯一客观、无创伤的方法就是测量骨密度。绝经后妇女和 50 岁以上男性建议进行骨密度检测，女性 45 岁、男性 50 岁以上，每年进行一次。女性在这个年龄段大部分处于围绝经期，即将进入骨量快速丢失期。妇女绝经后骨丢失率已被证实是可以改变的。骨密度证实的骨丢失是有无脆性骨折危险性的重要因素，如果检测出这些妇女在有高的骨丢失率的同时骨量低下，应为预防首次骨折进行干预性治疗。男性与年龄有关的骨丢失在 50 岁以后开始，并且有较高的与年龄有关的髋部骨折发生率，因此，健康男性在 50 岁左右测量骨密度较合适。

总的来说，骨密度临床应用是对无骨折患者诊断骨量低下、预测脆性骨折危险性、检测疾病进程和判断疗效的一个重要的客观手段。骨密度测量可给临床提供有价值的信息。

（包丽华　林　华　谢　垒）

## 9.2　骨质疏松症及其骨折相关评估量表

骨质疏松症是多因素疾病，而且个体易感性不同，因此对个体进行骨质疏松症风险评估能为尽早采取合适的防治措施提供帮助。临床上评估骨质疏松症风险的方法较多，这里推荐两种灵敏度较高又操作方便的简易评估方法作为初筛工具。

### 9.2.1　国际骨质疏松症基金会骨质疏松症风险一分钟问卷

问卷见第 3 章骨质疏松症风险评估部分

### 9.2.2　亚洲人骨质疏松自我筛查工具

筛查工具见第 3 章骨质疏松症风险评估部分

也可以根据年龄和体重通过图 3-1 进行快速评估。

研究者报道评估女性骨质疏松性骨折的灵敏度范围是26%～40%，特异度范围是61%～83%。虽然使用方便，但是灵敏度较低。OSTA利用由问卷而得的风险因素，或为了发展和评估适用于亚洲妇女骨质疏松症（股骨颈骨密度T≤－2.5）的简单的预测工具。

OSTA的特点包括：仅使用年龄和体重就可发现骨质疏松症高危患者；各国结果一致；包括更多的变量时，测算功能并没有大幅度提高；使用3个分类，可以帮助确定最高和最低风险人群；在相当大比例的妇女中，可能不必测量骨密度。

### 9.2.3 骨质疏松性骨折的风险预测

世界卫生组织推荐使用骨折风险预测简易工具（FRAX®），可以方便快捷地计算出每位个体发生骨折的绝对风险，为制订出治疗策略提供依据，具体使用方法，适用条件及局限性详见第3章相关内容。

### 9.2.4 跌倒风险评估工具

9.2.4.1 Morse跌倒量表（Morse fall scale，MFS） 它是一个专门预测跌倒可能性的量表。

1989年由Morse教授于美国宾夕法尼亚州大学研制出了MFS。

它共有6个条目，每个条目评分为0～25分不等，总分125分，0～24分为无风险，25～50为低风险，≥51分为高风险，得分越高跌倒风险越大（主要应用于住院患者，完成填写约2～3 min）。

· 跌倒史（最近或3个月内有跌倒为25分，无为0分）。

· 其他疾病诊断（有1种及以上其他疾病为15分，否为0分）。

· 使用行走辅助用具（稳步、不使用辅助工具为0分，使用拐杖、手杖为15分，使用行动设备移动为30分）。

· 静脉输液或使用肝素锁（是为20分，否为0分）。

· 步态（正常步态，抬头自然摆臂为0分；走路稍有停顿，仍可抬头行走，保持平衡为10分；很难从座位上起身，低头始终注视地面为20分）。

· 认知状态（正常为0，不能完成指令为15分）。

9.2.4.2 跌倒危险评估表（fall risk assessment tool，FRAT） 由澳大利亚昆士兰大学研制，共 10 个条目，每个条目采用 Likert4 级评分法，对应分值为 0～3 分，分数越高表明跌倒发生的危险度越高：

· 年龄（65～79 周岁为 1 分，≥80 岁为 2 分）。

· 跌倒史（6 个月内无跌倒为 0 分，6 个月内跌倒 1～2 次为 2 分，6 个月内多次跌倒为 5 分）。

· 平衡能力（身体平衡为 0 分；平衡测验中表现不佳为 1 分；走路不稳为 2 分；走路、转身不稳，需要协助完成动作为 3 分）。

· 精神状态（状态正常为 0 分，长期精神错乱为 2 分，间歇的精神错乱为 3 分）。

· 营养及睡眠（营养良好及睡眠无影响为 0 分，营养状况不好或睡眠有所影响为 1 分）。

· 视力（全盲或有视力障碍未佩戴合适的眼镜为 1 分）。

· 表达能力（回答正确全部的问题，包括时政、地理方面的常识为 0 分，有一条及以上错误为 1 分）。

· 药物治疗（未使用药物为 0 分，使用一种药物治疗为 1 分，使用两种及以上药物为 2 分）。

· 慢性病（没有为 0 分，有为 1 分）。

· 尿失禁（无小便失禁为 0 分，有小便失禁或控制困难为 1 分）。

9.2.4.3 社区老年人跌倒危险评估工具（fall risk for older people in the community screening tool，FROP-Com），参照表 3-2

9.2.4.4 老年人跌倒风险评估量表（the fall risk assessment scale for the elderly，FRASE）包含 8 个条目，每个条目 0～3 分，总分 40 分，3～8 分为跌倒低风险，9～12 分为跌倒中风险，13 分以上为跌倒高风险：得分越高跌倒风险越大。

· 性别（男为 1 分，女为 2 分）。

· 年龄（60～70 岁为 1 分，71～80 岁为 2 分，＞80 岁为 3 分）。

· 步态（稳步为 0 分，起步困难为 1 分，过床过座椅需协助为 3 分，步态不稳或不安全为 3 分，2～4 项同时出现为 7 分）。

· 感觉功能下降（视力为 2 分，听力为 1 分，平衡为 2 分，如 1～3 项同时出现为 3 分）。

· 跌倒史（无为 0 分，家中为 2 分，病房为 1 分，家中及病房为 3 分）。

· 用药史（安眠药为 1 分，镇静药为 1 分，降压药或利尿药为 1 分，同时吃 3 类药为 3 分）。

· 病史（糖尿病为 1 分，器质性脑病/意识不清为 1 分）。

· 活动状况（自如为 1 分，用助行器具能行走自如为 2 分，有限制、需监测或协助下行走为 3 分，卧床、不能行走为 1 分）。

9.2.4.5 托马斯跌倒风险评估工具（St Thomas' s risk assessment tool，STRATIFY）为医护人员对入院患者进行跌倒评估的工具，内容包括 5 个条目，回答“是”记 1 分，“否”记 0 分，总分≥2 分提示跌倒高风险。

· 跌倒史。

· 是否躁动不安。

· 视力障碍是否影响生活。

· 是否有尿频。

· 步态不稳。

9.2.4.6 斯巴达跌倒风险评估工具（the Spartanburg fall risk assessment tool，SFRAT）由美国的 Robey-williams 研制，为了评估急症患者的跌倒风险，包括以下 3 个流程。

· 患者在 3 个月内是否跌倒过。

· 用药情况（苯二氮䓬类、β-受体阻断药、抗惊厥及精神病药物）。

· 步态（通过计时起立—步行测验 TMGT 测试）。

采取总分累积，分数越高提示跌倒风险越高，评分标准包括以下 6 点。

· 跌倒史（近期或 3 个月内），否为 0，是为 25。

· 第二诊断（入院时有两个或两个以上诊断），否为 0，是为 15。

· 辅助行走。

不需要辅助、床、轮椅、护士陪护为 0，使用拐杖、手杖为 15，使用特殊装置为 30。

· 使用输入阀或肝素锁，否为 0，是为 20。

- 步伐，正常、卧床、稳定为0，无力为10，受损为20。
- 精神状态，意识清醒为0，缺乏自我意识为15。

9.2.4.7 预防老年人跌倒家居环境危险因素评估表见表9-2。

表9-2 预防老年人跌倒家居环境危险因素评估表

| 序号 | 评估内容 | 评估方法 | 选项（是；否；无此内容） | |
|---|---|---|---|---|
| | | | 第一次 | 第二次 |
| 地面和通道 | | | | |
| 1 | 地毯或地垫平整，没有褶皱或边缘卷曲 | 观察 | | |
| 2 | 过道上无杂物堆放 | 观察（室内过道无物品摆放，或摆放物品不影响通行） | | |
| 3 | 室内使用防滑地砖 | 观察 | | |
| 4 | 未养猫或狗 | 询问（家庭内未饲养猫、狗等动物） | | |
| 客厅 | | | | |
| 1 | 室内照明充足 | 测试、询问（以室内所有老年人根据能否看清物品的表述为主，有眼疾者除外） | | |
| 2 | 取物不需要使用梯子或凳子 | 询问（老年人近一年内未使用过梯子或凳子攀高取物） | | |
| 3 | 沙发高度和软硬度适合起身 | 测试、询问（以室内所有老年人容易坐下和起身作为参考） | | |
| 4 | 常用椅子有扶手 | 观察（观察老年人习惯用椅） | | |
| 卧室 | | | | |
| 1 | 使用双控照明开关 | 观察 | | |
| 2 | 躺在床上不用下床也能开关灯 | 观察 | | |
| 3 | 床边没有杂物影响上下床 | 观察 | | |
| 4 | 床头装有电话 | 观察（老年人躺在床上也能接打电话） | | |

续表

| 序号 | 评估内容 | 评估方法 | 选项（是；否；无此内容） | |
|---|---|---|---|---|
| | | | 第一次 | 第二次 |
| 厨房 | | | | |
| 1 | 排风扇和窗户通风良好 | 观察、测试 | | |
| 2 | 不用攀高或不改变体位可取用常用厨房用具 | 观察 | | |
| 3 | 厨房内有电话 | 观察 | | |
| 卫生间 | | | | |
| 1 | 地面平整，排水通畅 | 观察、询问（地面排水通畅，不会存有积水） | | |
| 2 | 不设门槛，内外地面在同一水平 | 观察 | | |
| 3 | 马桶旁有扶手 | 观察 | | |
| 4 | 浴缸/淋浴房使用防滑垫 | 观察 | | |
| 5 | 浴缸/淋浴房旁有扶手 | 观察 | | |
| 6 | 洗漱用品可轻易取用 | 观察（不改变体位，直接取用） | | |

注：本表不适于对农村家居环境的评估

（林　华　汤淑女）

## 9.3　营养摄入与平衡膳食

人体骨骼主要由蛋白质和无机盐构成，无机盐中起关键作用的是钙。骨质疏松症不仅与钙这一种营养素有关，磷、镁、锌、铜、氟、维生素 D、维生素 A、维生素 K、维生素 C 等各种营养素也在其中扮演重要角色。由于不同的食物具有不同的营养特性，因此，必须摄入各种各样的食物，并合理搭配这些食物，做到平衡膳食，才能获取人体所需的各种营养素，以维持骨骼健康。

### 9.3.1　多吃含钙丰富的食物，如奶制品、豆制品、坚果等

9.3.1.1 钙是骨骼形成的基础　成年人体内约含钙 1200 g，其中 99%的

钙与磷结合集中在骨骼和牙齿。儿童长期钙缺乏导致生长发育迟缓、骨骼变形；成人钙缺乏可以导致骨质疏松症。

人体骨骼的发育经过婴儿期、儿童期、青春期及成人早期等生长阶段，到35岁左右全身及局部骨骼单位体积的骨量达到顶峰，称为峰值骨量(PBM)。随后，骨量随着年龄增加又逐渐降低。PBM越高，到老年时发生骨质疏松症和骨折的危险性越小，PBM每增加5%，发生骨质疏松性骨折的危险性降低40%。

青春期是骨骼生长的高峰时期，也是骨量沉积的关键时期。按照钙盐含量占体重的比例计算，儿童青少年钙储留量可从儿童期的50 mg/d增加到青春期的394 mg/d，骨量增长率为每年8.5%，儿童青少年时期所积累的骨量约占PBM的50%。所以，增加儿童青少年期钙摄入量，提高成年后的PBM，是预防骨质疏松症的有效措施之一。

· 不同年龄段推荐的钙摄入量：人在不同时期对膳食钙的需要量不同，处于生长发育中的少年儿童需要的钙最多。中国营养学会在2013年发布了膳食钙参考摄入量（RNI），见表9-3。

钙在人体内吸收主要在小肠。人体对钙的吸收与年龄有关，随着年龄增长吸收率降低，婴儿钙吸收率约为60%，儿童约为40%，成年人只有20%～40%，老年人下降到15%左右。维生素D、低磷膳食、乳糖和适量蛋白质及氨基酸可以促进钙吸收，而膳食中植酸、草酸或脂肪可以与钙结合而降低钙吸收。

**表9-3　我国不同人群钙的适宜摄入量**

| 年龄（岁） | 适宜摄入量（mg/d） | 年龄（岁） | 适宜摄入量（mg/d） |
|---|---|---|---|
| 0～ | 200 | 14～ | 1000 |
| 0.5～ | 250 | 18～ | 800 |
| 1～ | 600 | 50～ | 1000 |
| 4～ | 800 | 孕早期 | 800 |
| 7～ | 1000 | 孕中期和孕晚期 | 1000 |
| 11～ | 1200 | 哺乳期 | 1000 |

· 我国居民膳食钙摄入量低：我国一系列营养调查表明，无论是在城市还是农村，不管是儿童、青少年，还是成年人或老年人，从膳食中获得的钙普遍不足。其中，2010—2013年中国居民营养与健康状况监测中，我国居民平均（每标准人日）钙摄入量仅为366 mg，城市为412 mg，高于农村的321 mg。低钙摄入是限制儿童生长发育和骨骼矿化的一个重要因素。通常儿童、更年期妇女、老年男性，妊娠期妇女、哺乳期妇女容易出现缺钙现象，也相应需要合理补钙。

· 含钙丰富的食物（见表9-4）：牛奶及其制品是膳食钙的最好来源，每100 ml鲜牛奶的钙含量基本是100 mg以上。中国居民膳食指南推荐成人每天饮用鲜奶300 ml（可以提供300 mg左右的钙），或食用相当蛋白质及钙含量的奶制品。按照蛋白质与钙基本相当原则食用：300 g牛奶≈50 g奶粉≈300 g酸奶≈40 g奶酪。

大豆（包括黄豆、黑豆、青豆）及豆制品，如豆腐、豆腐丝、豆腐干等含钙也很丰富。中国居民膳食指南推荐每天摄入30～50 g大豆，或蛋白质含量相当的豆制品。生黄豆含植酸比较多，但将它做成豆腐烹调后，植酸量就会下降，增加钙吸收。按照蛋白质相当原则食用：40 g大豆≈160 g豆腐≈70 g豆腐干≈25 g腐竹≈440 g豆浆。如果食用大约160 g豆腐，可以提供约262 mg钙。

一些干果（如瓜子、花生仁、芝麻等）或海产品（如虾皮、海带、紫菜等）含钙量也是相对较高。其他含钙丰富的食品包括深绿色叶类蔬菜，如苋菜、菠菜、空心菜等，如果食用200 g油菜，可以提供296 mg钙。菠菜等绿色蔬菜含有较多的草酸，在烹饪前用开水焯一下会让草酸融在水里，降低草酸对钙剂的抑制作用。

对于普通人来说，合理搭配日常膳食就可以满足钙需求，适当多吃奶及奶制品，同时多吃绿色蔬菜、坚果、粗粮杂粮可以达到推荐摄入量（RNI），并不需要额外补充钙剂。成年人一天饮用300 ml鲜牛奶，食用200 g油菜和160 g豆腐，提供的钙就能达到800 mg（RNI）以上。

表 9-4　常见含钙丰富食品的钙含量及每日食用量和可获得的钙量

| 名称 | 钙含量（mg/100 g 可食部） | 每日食用量（g） | 每日获得钙量（mg） |
|---|---|---|---|
| 黄豆 | 123 | 40 | 49 |
| 豆腐 | 164 | 160 | 262 |
| 芝麻 | 700 | 15 | 105 |
| 油菜 | 148 | 200 | 296 |
| 油菜薹 | 156 | 200 | 312 |
| 雪里蕻 | 230 | 100 | 230 |
| 芥蓝 | 121 | 200 | 242 |
| 海带 | 241 | 50 | 121 |
| 鸡蛋黄 | 112 | 30 | 34 |
| 虾皮 | 991 | 10 | 99 |
| 牛奶 | 104 | 300 | 312 |
| 奶粉 | 676 | 30 | 203 |
| 豆腐干 | 352 | 70 | 246 |
| 豆腐皮 | 239 | 30 | 72 |
| 毛豆 | 135 | 60 | 81 |
| 苋菜 | 178 | 200 | 356 |
| 茴香 | 154 | 200 | 308 |
| 荠菜 | 294 | 200 | 588 |
| 空心菜 | 115 | 200 | 230 |
| 紫菜 | 264 | 10 | 26 |
| 鲈鱼 | 138 | 100 | 138 |
| 海米 | 555 | 10 | 56 |
| 酸奶 | 118 | 250 | 295 |
| 奶酪 | 799 | 15 | 120 |

注：数据来源于杨月欣主编的《中国食物成分表 2002》和《中国食物成分表 2004》。

• 奶制品与骨骼健康：奶类不仅营养丰富，而且容易在体内消化吸收。牛奶含钙丰富，每 100 g 牛奶约含钙 100 mg，同时钙、磷比例比较合适，还含有维生素 D、乳糖、氨基酸等促进钙吸收的因子，使牛奶钙吸收率相对较高。奶类中含有丰富优质蛋白质，每 100 g 牛奶含蛋白质 3.2 g，且大多都是人体需要的必需氨基酸，消化率可以达到 98%～100%。奶中也还有一定量的脂肪、维生素 A、维生素 $B_1$、维生素 $B_2$ 等。

2005 年美国膳食指南顾问委员会报告指出，针对所有年龄段的研究都显示，奶类及其制品的消费对骨骼的作用至少和使用钙补充剂一样重要，且相比之下，奶类来源的钙更易吸收，可以使骨密度的增加更为持久。Sandler 等的研究观察到，在儿童和青春期每餐喝奶的 49～66 岁老年妇女的 BMD 显著高于不常喝奶的妇女，而骨质疏松症的患病率显著低。给生长发育十分迅速的北京青春前期女生（9～10 岁）补充牛奶发现，一年后补充强化钙与维生素 D 的牛奶能促进试验组受试者的骨量增长，补充两年后能显著增加试验组的身高、坐高、膝长及体重增长。

据世界粮农组织（FAO）报道，2005 年人均奶类消费量在美国达到 703.6 g/d，而我国仅为 37.9 g/d。同时，我国居民膳食钙中仅有 4.3%来源于奶及奶制品。2010—2012 年中国居民营养与健康状况监测中，仅有 35.8%的 18 岁以上居民食用奶及奶制品的频率达到每周一次及以上，其中大城市较高，为 65.3%，而贫困农村仅为 20.7%。奶和奶制品消费量低是我国各人群普遍缺钙的主要原因。因此，为改善我国居民钙营养状况，促进骨骼健康，应增加膳食中奶类摄入。同时，儿童、青少年期是饮食行为形成的关键时期，在这一时期养成饮奶的良好习惯，将有利于增加其一生膳食钙的摄入。

有些人在喝奶以后会出现腹胀、肠鸣、排气或腹泻等症状，称为乳糖不耐受。这是由于奶类中含有乳糖，有些人体内缺乏乳糖消化需要的乳糖酶，饮用奶类后会出现上述症状。在这种情况下可以选用酸奶或其他奶制品，同样能够达到增加钙摄入的目的。

9.3.1.2 足量维生素 D 摄入促进钙吸收和利用　维生素 D 通过维持血钙和磷稳定，在骨骼矿化过程中发挥重要作用。维生素 D 缺乏会导致儿童骨骼矿化不良，容易发生佝偻病，常表现为“X”型腿或“O”型腿；成人容易发生骨软化症；老人容易发生骨质疏松症。不仅如此，近些年的研究还指出，维生素 D 与调节机体的免疫力等多系统发挥正常功能密切相关。维生素 D 缺乏时会出现肌肉无力，容易发生跌倒，尤其是在老年人中，也与糖尿病、高血压、乳腺癌、结肠癌等慢性疾病密切相关。

世界上许多国家居民的维生素 D 营养状况不容乐观，在老年人和儿童中尤其明显。国外的学者估计，全球约有 10 亿人维生素 D 营养状况没有达到理想水平，其中，居住于社区的美国和欧洲老年人中，有 40%～100%存在维生素 D 缺乏。在北京城区 60 岁以上绝经女性中开展的一项研究发现，维生素 D 缺乏和不足的比例接近 70%。在四川省阿坝州开展的汉族和藏族儿童少年调查显示，在春季时，男生与女生维生素 D 缺乏和不足率高达 81%和 90%。

2013 年，中国营养学会提出我国 65 岁以上老人每天来自膳食维生素 D 推荐摄入量（RNI）为 15 μg（600 IU），其他人群为每天 10 μg。

维生素 D 作为一种人体必需的营养素，它的食物来源非常有限。常吃含脂肪高的海鱼（鲑鱼、鲱鱼等）可以提供一定量的维生素 $D_3$（胆钙化醛），一些酵母发酵的食物或蘑菇等植物性食物中含有少量维生素 $D_2$（麦角维生素 D）。在欧洲和美国等国家和地区，维生素 D 强化的油脂、牛奶、果汁、面包和植物黄油也可以提供一定量维生素 D。我国部分地方也有维生素 D 强化牛奶在市场上销售。在北京城区开展的一项为期 2 年的研究发现，在牛奶中添加维生素 D 能改善我国青春期女生的维生素 D 营养状况，促进她们的骨量增长。因此有条件时，建议饮用维生素 D 强化牛奶。

人体内维生素 D 的主要来源是靠皮肤合成，皮肤中的 7-脱氢胆固醇在日光紫外线照射下形成维生素 $D_3$，具有这种功效的主要是波长为 290～315 nm 的 B 族紫外线（UVB）。夏天，天气晴朗的时候，儿童或成人裸露双臂，一般半小时皮肤合成的维生素 D 可以满足人体需要。如果皮肤颜色比较深、年龄比较大时要适当延长晒太阳的时间。经常使用防晒霜、空气污染严重、冬季部分地区光照不足等原因会导致皮肤合成维生素 D 减少。另外，由于维生素 D 是一种脂溶性维生素，容易与脂肪细胞结合，因此，肥胖个体的维生素 D 平均水平低于体重正常者。在我国北方地区，人体皮肤合成维生素 D 的过程主要在夏季进行，到了冬季需要动用体内储备的维生素 D。因此，人体维生素 D 水平随季节波动比较明显，秋季维生素 D 水平最高、春季最低。有条件的情况下，可以每年测定一次血清 25 羟维生素 D［25-(OH) D］来了解维生素 D 的营养状况。

9.3.1.3 保持合理蛋白质摄入

· 蛋白质对骨量的双向作用：膳食中蛋白质水平对钙储留及骨骼健康具有双向作用。蛋白质是构成骨基质的主要成分，蛋白质摄入过低，会影响骨基质合成，在儿童期会影响体格发育，出现生长迟缓。适量的蛋白质有利于人体钙吸收。而摄入蛋白质过多，则会促进尿钙排出，减少钙储留，降低钙的生物利用度，对骨健康有不利影响。随着我国居民生活水平日益提高，高蛋白膳食对骨骼健康的危害更值得关注。

· 含蛋白质丰富的食物：蛋白质的食物来源包括植物性食物和动物性食物。动物性食物提供的蛋白质相对丰富，且多为优质蛋白质，如蛋类含蛋白质 11%～14%，瘦猪肉、牛肉、鸡肉均为 20%左右。大豆及其制品也含有比较多优质蛋白质，如豆腐蛋白质含量为 8%，黄豆高达 35%。其他植物性食物蛋白质含量相对较低，如小麦粉蛋白质含量在 10%左右。

9.3.1.4 保持适当的磷摄入　磷是构成骨骼的重要成分，具有调节骨细胞活性、促进骨基质合成与骨矿物质的沉积、抑制骨吸收作用。磷与钙一起构成骨骼主要成分——羟基磷灰石［$Ca_{10}(PO_4)_6(OH)_2$］。因此，磷与钙是骨骼生长所必需的一对重要的矿物元素，二者缺一不可。钙、磷摄入比例对机体钙、磷吸收有很大影响。适宜的钙磷摄入比例，可促进钙磷吸收和在骨骼中沉积；磷摄入过量会使磷在肠道中和钙结合形成难溶的磷酸盐，影响钙吸收；同样，机体摄入过多钙质也会影响磷吸收。而磷在食物中分布非常广泛，无论是动物性或植物性食物都富含磷，且常与蛋白质并存，另外，一些饮料中也含有一定量的磷。

9.3.1.5 其他营养素摄入　维生素 A 参与软骨内成骨，促进骨骼正常发育，维持成骨细胞与破骨细胞之间的平衡。维生素 A 缺乏时，会导致软骨内成骨形成及发育迟缓，骨细胞分化受阻，引起骨代谢障碍。而维生素 A 摄入过量会促进骨再吸收、增加骨量丢失。含维生素 A 比较丰富的食物包括动物肝、蛋黄、奶油及乳制品；另外红、黄、绿色蔬菜水果中的类胡萝卜素也可以在体内转化成维生素A。

近年来研究提示，维生素K可能通过影响骨钙素（BGP）生物活性对骨质疏松症产生影响，如增加骨质疏松症患者骨密度，降低其骨折发生率等，与维生素D联合应用具有协同作用。

铁缺乏可导致缺铁性贫血，是WHO确定的世界性营养缺乏病之一。然而近年的研究提示，铁负荷过度与骨质疏松症有密切关系，所以受到越来越多的关注。铁负荷过多的主要原因包括长期过量服用铁补充剂，因此，服用铁强化食品时需注意铁元素摄入量，在增加骨密度的保健食品中，对铁元素强化量也应格外慎重。

镁是骨细胞结构和功能所必需的元素，对促进骨骼生长和维持骨骼正常功能具有重要作用。

人体锌总量的30%分布于骨骼，通过影响碱性磷酸酶、胶原酶和碳酸酐酶三种代谢酶类活性，在骨代谢过程中发挥作用。我国居民锌缺乏比较普遍，尤其是经济水平低的人群，以及婴儿、儿童、孕妇和育龄妇女。

### 9.3.2 保持健康生活方式

一些国外开展的研究提示，过多地饮用可乐等碳酸饮料会降低钙吸收；而大量咖啡因摄入与骨量呈现负相关，从而增加骨折概率，这种情况在低钙摄入时（每天不足800 mg）更为明显。因此对于膳食钙摄入水平相对较低的我国居民，为预防与控制骨质疏松，应适当减少碳酸饮料和咖啡饮用量。

烟中的烟碱可以增加破骨细胞活性，破坏钙调节激素分泌，导致人体骨量减少，发生骨质疏松。这种作用与吸烟的年限和每日吸烟量有一定关系，有研究表明，每天吸烟20支，25～30年后骨量会下降8%～10%。因此，预防骨质疏松症要避免吸烟。

大剂量的酒精会直接作用于甲状旁腺导致钙代谢异常，从而引起骨量减少。酗酒者常出现骨丢失加快、骨量降低，容易发生骨质疏松。为促进骨骼健康，要避免大量饮酒。

### 9.3.3 特殊人群服用补充剂

正常成人可以通过均衡膳食、增加户外活动满足人体骨骼对主要营养素的需求。一些特殊人群，如生长发育迅速的儿童少年或孕妇，消化吸收能力下降的老人或骨质疏松症患者可以服用钙和维生素D补充剂。

钙剂一般分为无机钙和有机钙。碳酸钙、磷酸钙等属于无机钙；葡萄糖酸钙、柠檬酸钙、乳酸钙等属于有机钙。有机钙的钙含量相对不高，但是吸收好，而价格相对较高；无机钙比较常见，钙含量高，价格较便宜。无机钙的吸收需要胃酸参与，胃部有问题的人群可能会有不适感。小肠对钙吸收有一定阈值，如果大剂量服用钙剂，建议分多次服用，提高吸收率。

为满足身体对维生素D的需求，特殊人群可服用必要的维生素D补充剂。中国营养学会于2013年提出，0～3岁儿童维生素D最高可耐受摄入量（UL）为每天20 μg，4～6岁儿童为每天30 μg，7～10岁儿童为每天45 μg，11岁以上人群为每天50 μg。经阳光照射皮肤而合成维生素D具有自限性，一般不会造成维生素D过量，但经补充剂增加维生素D摄入的方式存在导致过量的可能性。症状包括便秘、恶心、呕吐、虚弱、体重下降、晕眩等，过多维生素D摄入还会升高血钙水平，而长期慢性高血钙会增加肾结石、晕眩和心律失常等疾病的发生风险。

（张　倩）

## 9.4 科学运动

骨量（bone mass）除受遗传、年龄与性别的影响外，亦受机械力负荷、激素和营养等因素的调节。机械力负荷对骨强度的影响比重（40%）远远超过了激素、钙和维生素D对骨强度的影响（3%～10%），是影响骨量的正面因素。人体需保证基本的运动来维持骨量，废用或不负重则导致骨量显著下降。运动可通过负荷产生的应力效应直接和间接地作用于骨组织，改变骨细胞的生理环境，调节与骨代谢有关的激素和细胞因子水平，增加骨皮质血流量等，从而达到延缓骨质疏松发生发展的作用。近年来，越来越多的研究表明运动对骨质疏松症有一定的防治效果。但预防骨质疏松症的运动方案至今尚未有统一的标准。

### 9.4.1 运动预防骨质疏松症的机制

9.4.1.1 机械应力对骨骼的刺激作用　机体在运动过程中地面的反作用力，不同肌肉、肌腱间相互牵拉产生的拉力、切力以及挤压力均能对骨骼产生一定刺激，这些机械应力提高了骨强度及生物力学特性。在一定范围内，机械应力刺激越大，越能促进骨骼生长。

9.4.1.2 运动诱导激素水平的变化对骨代谢的影响　适宜的运动不仅能够产生机械刺激促进骨形成，还能调节机体内分泌系统，提高机体雌激素水平，进而起到预防及治疗骨质疏松症的作用。

9.4.1.3 运动对骨代谢信号通路的调节作用　Wnt/β-catenin、BMP/Smads、OPG/RANK/RANKL 等信号通路在骨代谢中发挥着重要调节作用。这些信号通路能调节骨形成与骨吸收之间的动态平衡，共同维持骨代谢的稳定。而适宜的体育锻炼能够上调 Wnt、BMP、OPG/RANK/RANKL 等信号通路中关键因子的表达，有利于骨形成，进而促进骨骼生长发育。

9.4.1.4 运动对青少年骨峰值量积累的促进作用　适宜的运动能够促进青少年骨骼发育，提高青少年骨量，为成年后高骨峰值的获得及骨质疏松症预防奠定基础。目前认为冲击运动防治骨质疏松症效果最为明显。

### 9.4.2 不同运动项目对骨质疏松症的防治效果研究

9.4.2.1 力量练习　在进行力量练习时，肌肉的牵拉力以及负重的力传递到骨骼对骨骼产生一定的刺激，进而促进骨形成，从而起到预防骨质疏松症的作用。

在针对青少年和成年人的研究中，Ishikawa 等报道，抗阻练习能显著提高健康年轻女孩股骨颈和腰椎的骨矿含量，以及腰椎的骨密度；Bielemann 报道，从青少年阶段到成年阶段的累积体力活动量与成年初期的骨密度正相关。

在针对绝经后妇女和老年人的研究中，Mayhew 等通过对绝经女性进行为期 2 年的力量训练干预，发现力量训练可减少骨量丢失，并能保持脊椎和股骨近侧端的骨量。长期的力量训练可保持骨量或减缓骨丢失，防止骨质疏松。Matos 等对 59 名绝经后骨质疏松症或骨量减少的女性进行为期 12 个月的闭链抗阻训练，结果显示，12 个月后，虽然两组受试者之间骨密度差异无显著性，但训练组腰椎骨密度提高了 1.17%，对照组腰椎骨密度降低了 2.26%。Bocalini 等探讨了力量训练对于没有使用激素替代疗法的绝经后妇女骨密度的影响，运动干预持续 6 个月，干预组受试者每周进行 3 次力量练习。结果显示，6 个月后，对照组腰椎和股骨颈的骨量丢失程度高于训练组，提示力量练习有助于维持绝经后妇女的骨密度。

9.4.2.2 有氧练习　除了力量练习，单纯的耐力训练（如有氧练习）对骨骼健康起一定的刺激作用，在一定负荷范围内，有氧运动预防骨质疏松症的效果与其运动强度及运动量成正比。

在针对青少年和成年人的研究中，Alghadir 等对 65 名 30～60 岁的健康志愿者进行 12 周中等强度的有氧训练，运动频率为每周 3 次，干预后，骨钙素、骨碱性磷酸酶、血钙及骨密度均显著上升，脱氧吡啶酚显著下降。

在针对绝经后妇女和老年人的研究中，Roghani 等将 36 名绝经后骨质疏松症女性随机分成有氧训练组、负重有氧训练组和对照组。有氧训练组在跑台上进行次极量步行，一周训练 3 天，一天 30 分钟；负重有氧训练组身着 4%～8%体重的负重背心进行同样的步行练习。6 周练习后发现，有氧训练和负重有氧训练均能刺激骨的合成代谢，降低骨吸收。邓士琳研究不同运动干预模式对女性绝经后骨质疏松症的作用时发现，步行和慢跑等有氧耐力练习可以降低绝经后骨质疏松症的风险，且日常健身、舞蹈（如广场舞）等也是绝经后骨质疏松症的保护因素。

9.4.2.3 冲击性运动　冲击性运动是指在运动过程中受力瞬间受力点对机体产生冲击性反作用力的运动，如跳跃后落地瞬间地面的反作用力。冲击性运动由于能对骨骼纵轴产生刺激，因此对提高骨密度具有较好的作用。

在针对青少年和成年人的研究中，Fuchs 等以 5～10 岁的小学生为研究对象，其中运动组在木质地板上进行跳跃运动，每周 3 次，每次持续 10 min。前 4 周，运动组从每组跳 50 次（无跳箱）过渡到每组跳 80 次（有跳箱）；从第 5 周开始，运动组从 61 cm 高的跳箱上双足跳下，每次跳 100 下，干预共持续 7 个月。结果显示，与对照组相比，运动组腰椎骨量增加了 3.1%，骨密度增加了 2.0%，股骨颈骨量增加了 4.5%。Zhao 等报道，持续 6～12 个月、每周练习频率 3～7 次的高冲击性、短持续时间、短间歇（8～15 s）的双脚跳跃练习能显著提高年轻女性股骨颈和大转子的骨密度。

在针对绝经后妇女和老年人的研究中，Sugiyama 等指导 56 名绝经前期女性及早期绝经后妇女（绝经 5 年内）进行跳绳练习，每周 2～3 天，每天跳绳 100 下，共持续 6 个月，训练后，运动组绝经前期女性及早期绝经女性的髋部骨密度及股骨颈骨密度提高幅度均显著高于对照组。Martyn-St James 和 Carroll 报道，冲击性练习能增加静坐少动的绝经后妇女的腰椎、股骨颈和髋部骨密度。

9.4.2.4 综合性练习　综合性练习是指由两种或两种以上的运动方式组合而成的练习方式，如采用有氧运动结合力量练习、冲击性练习结合有氧运动等。大量研究显示，综合性练习能显著提高骨密度，有效预防骨质疏松症。

在针对青少年和成年人的研究中，Bradney 等将 40 名 8～12 岁健康男孩随机分成运动组和对照组，运动组利用课余时间进行综合性练习，由体育老师监督指导，每周 3 次，每次 30 min，共持续 8 个月。运动方案包括有氧运动、足球、排球、舞蹈、体操、篮球和举重。8 个月后，与对照组相比，运动组全身骨密度增加 1.2%，腰椎骨密度增加 2.8%，股骨中段骨密度增加 5.6%。Lofgren 等将 231 名 7～9 岁小学生随机分成运动组和对照组，运动组在上学期间，每天参与 40 min 体育课，共持续 4 年，而对照组参与体育课的时间平均为每周 60 min。结果显示，与对照组相比，运动组男孩、女孩腰椎骨量分别增加 3.3%和 7%，股骨颈宽度分别增加 0.6%和 1.7%。

在针对绝经后妇女和老年人的研究中，Iwamoto 等让绝经后的女性每天增加 45%的日常步行距离，另外每天还进行体操运动，如直抬腿、上下起蹲以及腹部和臂部肌肉的力量练习。12 个月后，这些受试者腰椎的骨密度平均增加了 4.5%。Dalskv 等进行类似的干预，进行步行加柔韧加体操锻炼 9 个月后，腰椎骨骨密度上升了 5.4%。Engelke 等对 30 名患绝经后骨质疏松症的女性进行为期 3 年的运动干预，每周 2 次团队练习和 2 次家庭练习，练习内容为低运动量、高负荷的抗阻力量练习和高强度有氧健身操。经过 3 年的练习后，与对照组相比，干预组女性骨痛频率和严重程度显著降低，脊柱、髋部和跟骨的骨密度得以维持。邓士琳等发现每周 3～5 次、每次 30～45 min 的有氧运动加每周 2 次抗阻力量练习加柔韧伸展练习，可有效降低绝经女性的骨量丢失，有效减轻骨痛症状，改善心肺机能和肌肉力量。多名学者研究表明，包含冲击性运动的综合练习，如高冲击性/间断性冲击练习结合力量训练，每次持续 30～60 min，每周至少练习 3 次，至少坚持锻炼 10 个月，是最有效的维持或改善绝经后妇女骨密度的方法。

9.4.2.5 振动训练　振动训练是一种新兴的训练方法，目前在运动训练、康复理疗、航空等领域均得到广泛应用。陈金鳌等发现相对于传统的力量训练对局部肌肉和骨骼的刺激作用，振动力量训练可作用于全身各处的骨密度，使之均有显著增长。但 Lau 等的研究并没有发现全身振动训练对老年女性的骨质疏松症起到明显的改善作用。由于振动训练需要借助仪器，因此振动训练目前对于普通大众而言，其普及率和使用率仍处在一个较低的水平。

## 9.4.3 针对运动预防和治疗骨质疏松症的建议

9.4.3.1 对于老年人的建议　针对运动预防和治疗老年人骨质疏松症，美国运动医学学会（ACSM）发表相关声明。

· 负重的身体活动对于健康骨骼正常发育和骨量维持是必要的。增加肌肉力量的活动可能也可以获益，特别是对非负重骨如上肢骨骼系统。

· 久坐人群可以通过增加身体活动来增加骨量，但是增加身体活动的基本获益是避免不运动引起的骨量丢失。

· 运动不能取代绝经后激素替代疗法。

· 老年人最佳运动方案中应该包括力量、柔韧和神经肌肉控制能力的练习，这些活动可以减少跌倒风险，降低骨质疏松性骨折发生率。

声明同时给出了预防骨质疏松症和保护骨健康的身体活动指南原则。

· 特异性：只有承受外界应力负荷的骨骼产生适应性反应。

· 超负荷：只有超出日常承受的重量而产生的适应反应，才具有增进骨健康的作用。

· 长期坚持：当身体活动明显减少时，其为骨骼带来的好处便不能维持。因此持续刺激骨量增长需循序渐进，遵循全身运动与骨折好发部位（腰椎和股骨）运动相结合的原则，长期坚持，逐渐加大负荷。美国运动医学学会推荐的预防性运动方案包括力量训练、健身跑和步行等。

9.4.3.2 对于青少年的建议　青少年时期处于生长发育的高峰期，成年人90%以上的骨量是在青春期结束前积累的，此时的骨密度水平对成年后峰值骨量及骨质疏松的发病率有重要影响。运动是促进青少年骨骼健康的有效方法，因此建议青少年多进行科学运动，避免养成静坐少动的生活方式。

对于青少年，运动没有过多的限制，多进行能对骨骼纵轴形成应力刺激的运动能有效促进骨骼发育。但需注意，由于青少年处于生长发育阶段，因此应选择在缓冲良好的场地上进行运动，以免对骨骼造成过大冲击，影响骨骼生长发育。

### 9.4.4　简便易行的力量练习方法介绍

目前，力量训练对骨质疏松症的预防和治疗效果形成一定共识。虽然对力量训练的强度、训练量、最佳方式仍存在一定程度争议。但可以通过简单的力量训练达到一定的防止骨质疏松症的目的。介绍几种不需要器械便可以简单进行的力量训练动作，可以作为骨质疏松症预防和治疗的推荐动作。

9.4.4.1 宽立半蹲（双腿分开站立，双脚距离超过肩关节宽度，做下蹲动作。推荐训练量为 3～4 组，每组 15 次。见图 9-1。）

9.4.4.2 窄立半蹲（双脚并拢站立，做下蹲动作，在保持身体平衡的前提下蹲至最大幅度。推荐训练量为 3～4 组，每组 15 次。见图 9-2。）

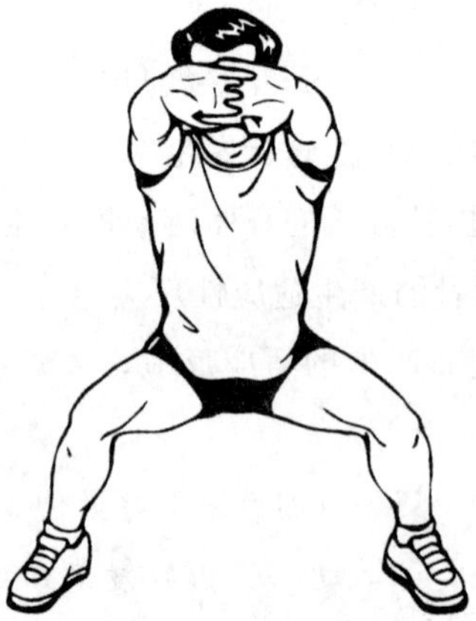

**图 9-1　宽立半蹲**

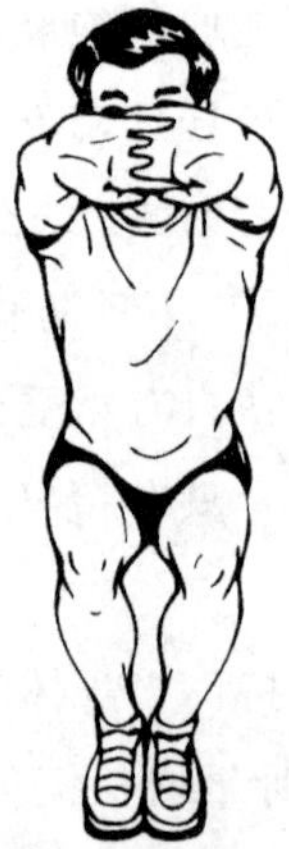

**图 9-2　窄立半蹲**

9.4.4.3 正常站姿半蹲（双脚分开与肩同宽，做下蹲动作。推荐训练量为3～4组，每组15次。见图9-3。）

9.4.4.4 弓步（双脚开立，弓步下蹲至两腿膝关节皆成90°，上身保持挺直状态。膝关节垂直投影不要超过脚尖，膝关节和脚尖处在同一条直线上。推荐训练量为3～4组，每组15次。见图9-4。）

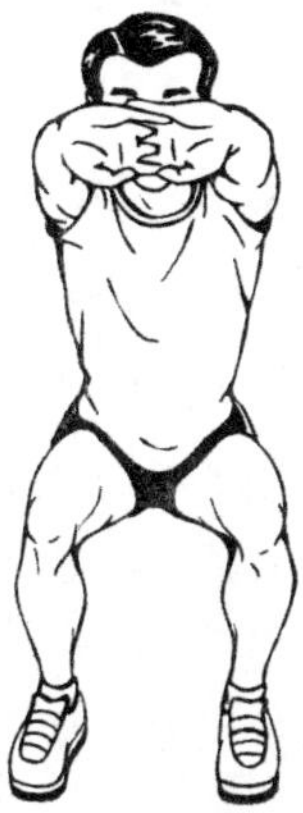

图9-3　正常站姿半蹲

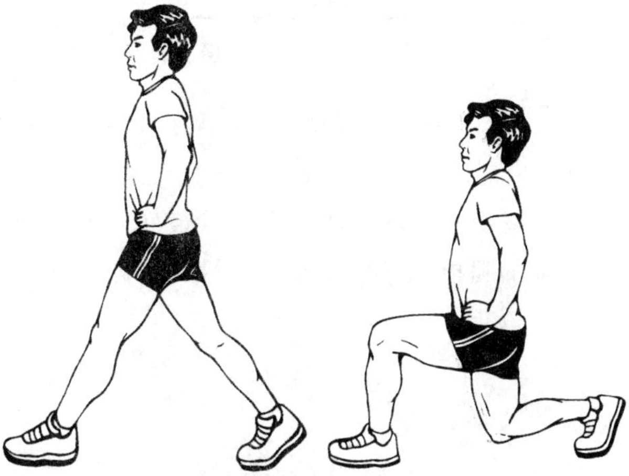

图9-4　弓步

9.4.4.5 背桥（仰卧于垫子上，双脚分开与肩同宽，脚跟着地，小腿与大腿成90°。大腿后群肌肉、臀部肌肉、下背部肌肉发力将身体抬起，动作过程中保证髋部、腰部、腹部成一条直线。当力量水平提高后，可尝试单腿背桥。单腿支撑身体，抬起的一侧腿伸直与支撑腿保持同一水平面上。推荐训练量为3～4组，每组30～60 s。见图9-5。）

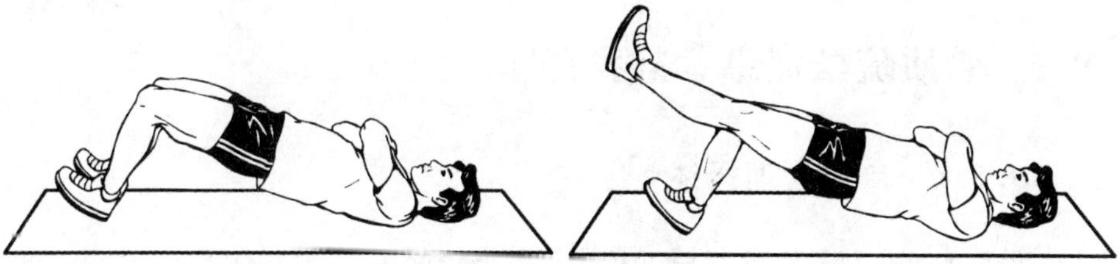

图9-5　背桥

9.4.4.6 平板支撑（双手、双脚分开与肩同宽，身体向平板一样撑起。注意时刻检查身体是否成一条直线，当出现塌腰、弓背、臀部翘起等不正确动作且无法改变时，进行适当休息后再进行训练。动作过程中保持正常呼吸，不要憋气。推荐训练量为3～4组，每组30～60 s。见图9-6。）

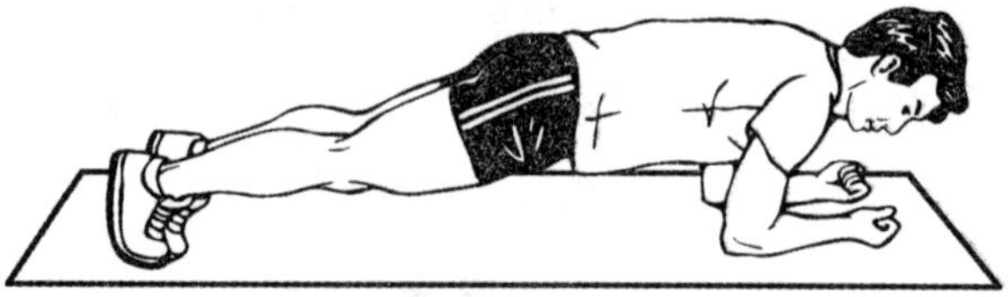

图 9-6 平板支撑

9.4.4.7 侧桥（双脚并拢支撑于地面，肘关节支撑于地面，腰部抬起，保持头、背、腰、髋、腿成一条直线支撑。动作过程中注意防止肩关节向前探以及撅屁股的动作出现。当可以很好完成动作时，可将非支撑手臂抬起或者上面的腿抬起以增加动作难度。推荐训练量为3～4组，每组30～60 s。见图9-7。）

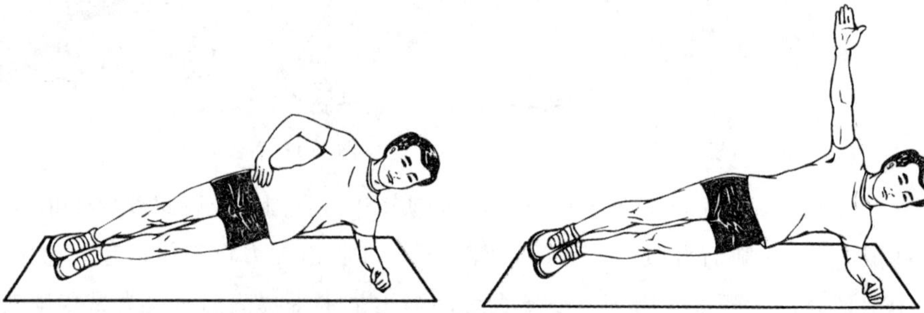

图 9-7 侧桥

（王　梅　冯　强）

# 9.5 骨质疏松症患者自我管理

## 9.5.1 自我管理概述

9.5.1.1 自我管理的起源　自我管理方法起源于20世纪50、60年代的美国。当时慢性病成为美国主要的健康问题，但是以急性病或急症处理为目的的传统医疗保健系统和医疗保健服务在解决慢性病问题时作用有限且费用昂贵，人们强烈要求增强现有卫生保健服务提供效率，从根本上改变卫生保健服务提供方式。即强调把患者看做是卫生保健服务主要提供者而不仅是卫生保健服务消费者，将一些卫生保健活动转交给患者，并不断增强患者积极参与自身保健活动的能力。从20世纪60年代中期，自我管理方法开始运用于哮喘患者。之后，自我管理方法被广泛应用，而且主要用于慢性病患者的健康教育项目。

9.5.1.2 自我管理的概念　自我管理主要用于慢性病的自我管理。“慢性病自我管理”（chronic disease self-management，CDSM）是指在卫生保健专业人员的协助下，患者在自我管理技能的支撑下进行自我健康管理，其实质为患者健康教育项目。

它通过系列健康教育课程培养慢性病患者正确的健康观念，教授一系列必要的自我管理知识与技能，提高患者自我管理能力，激发其主观能动性，使患者从被动接受治疗和护理转变为主动参与，增强其健康意识，促使其改变不健康的生活方式，养成良好生活习惯，最终实现控制病情，提高患者生活质量。

慢性病自我管理按健康教育课程的指导者不同可分为卫生专业人员教授的自我管理项目和非卫生专业人员指导的自我管理项目。按照涉及病种的多少，可分为单一疾病的慢性病自我管理项目和覆盖多个疾病的普适性慢性病自我管理项目。

9.5.1.3 自我管理的意义　慢性病具有病程长、难以治愈、反复发作的特点。慢性病患者是唯一每天时刻与自己疾病共同生活的人，而与医护人员接触时间十分有限。所以，慢性病患者必须要学习和掌握相关知识、技能以及和医生交流的技巧，在得到医生更有效的支持下，主要依靠自己解决慢性病给日常生活带来的各种躯体和情绪方面的问题。由于慢性病患者长期与疾病作斗争，熟悉疾病的诊疗、自我保健等全过程，决定了他们自己才是慢性病管理的最佳人选。

9.5.1.4 自我管理的三项任务　态度对病情的发展和如何处理自己的健康问题有决定性作用。如果认为得了慢性病就是跌入深渊，爬出去很困难，自己就会什么都不做，听之任之，逐渐地丧失日常活动能力，这是消极的自我管理方式；成功的自我管理者会把他们的疾病视作一条必经之路。这条路时而平坦，时而凸凹，时而笔直，时而曲折。通过学习了解疾病的相关知识和掌握应对疾病的相关技能后再走这条路，会重新获得和保持过去拥有的快乐，这是积极的自我管理方式。积极的自我管理需要完成三项任务。

· 疾病管理。照顾自己的健康，包括按时服药、定期检查、健康饮食、加强运动、使用一些辅助装置等。

· 角色管理。建立和保持在社会、工作、朋友和家庭中的新角色，从而继续履行自己在社会和家庭的责任和义务，正常地参加工作、与家人朋友相处等。

· 情绪管理。处理和应对因疾病带来的各种情绪，妥善处理情绪的变化，如焦虑、抑郁或恐惧等。

9.5.1.5 自我管理的基础

9.5.1.5.1 树立健康观念：主要是对自己健康负责和对所患疾病可防、可控的信心。

9.5.1.5.2 了解相关知识：认识所患疾病的成因，了解疾病的自然发展规律，观察疾病的发展和变化，认识到自己能够做什么等。

9.5.1.5.3 掌握自我管理技能：自我管理有五项核心技能，需要在管理疾病过程中学习和实践。

· 采取行动的技能：学习如何改变个人的行为，制订行动计划并付诸实施，确保对行动的信心和决心，对采取的行动进行评估，完善自己的行动计划使得更易于实施。

· 解决问题的技能：在管理疾病过程中，患者能够认识自身问题所在，能与他人一起找到解决问题的方法，采用适合自己的方法积极尝试解决自身问题并能够帮助他人，并评估用该方法是否有效。

· 制定决策的技能：学会与医护人员一起制订适合自己的、切实可行的目标、措施和行动计划。

· 与卫生服务提供者建立伙伴关系：学会与卫生服务提供者交流沟通、相互理解和尊重、加强联系，最终建立起伙伴关系，共同管理疾病。

· 获取和利用资源的技能：知道如何从医疗机构或社区卫生服务机构、图书馆、互联网、家人朋友等渠道，获取和利用有利于自我管理的支持和帮助。

## 9.5.2 认识骨质疏松症

9.5.2.1 骨质疏松症的定义 1994年世界卫生组织（WHO）提出的骨质疏松症定义为：骨质疏松症是一种因骨量减少、骨微结构破坏而导致特征性的骨骼脆性增加、骨折风险增高的代谢性骨病。

9.5.2.2 疾病特点 骨质疏松症是全身性骨病，发病具有慢性和隐匿性，常常是“无声无息”而来，患者在骨折后才知晓；骨质疏松症随年龄的增长，患病率增高；骨质疏松症多见于绝经后妇女和老年男性；由于骨强度下降，骨折风险性增加，所以骨质疏松性骨折为骨质疏松症的常见并发症，它又称脆性骨折，指受到轻微创伤或者日常活动中发生骨折，好发于脊椎、髋部和前臂远端，是骨质疏松症最具有破坏性的结局，大大增加老年人的病残率和死亡率。

9.5.2.3 危险因素

9.5.2.3.1 不可改变因素

· 年龄：儿童、青少年时期骨形成大于骨吸收，35岁左右达到峰值骨量；35岁后随着年龄增加骨量开始降低，骨吸收逐渐超过骨形成，骨量减低，骨折发生风险随之升高。

· 性别：伴随年龄增长，女性绝经后雌激素迅速减少，使得破骨细胞活性增强，骨吸收增加，导致骨量快速丢失。女性发生骨质疏松性骨折的风险高于男性。

· 种族：由于遗传、地域的影响，不同地区的人在骨折的发生率上存在一定差别，白种人比黄种人和黑种人更容易发生骨质疏松性骨折。

· 直系亲属骨折史：遗传因素对骨质疏松性骨折的发生十分重要。如患者父母存在髋部骨折史，不论骨密度检查结果如何，女性髋部骨折风险加倍。

9.5.2.3.2 可改变因素：包括体重指数、不良生活方式、营养状态、药物影响、合并基础疾病和跌倒等。

· 低体重指数：重力和肌肉收缩可影响骨细胞的功能和代谢，低体重指数（BMI），特别是BMI≤19kg/$m^2$ 的人群更容易发生骨质疏松性骨折。

· 烟草：吸烟在一定程度上影响人体对钙的吸收和利用，可导致过早停经，影响性激素水平，降低骨密度并增加骨折风险。

· 饮酒：过多饮酒可降低成骨细胞的增殖和活性，使骨形成减少。长期过量饮酒影响肝功能，造成维生素D代谢异常，使得活性维生素D生成减少，加重骨损害。

· 咖啡因：咖啡及含咖啡因饮料的过度饮用，可增加粪钙和尿钙的排出，并增加骨转换速度，使得骨密度降低和骨折风险增加。

· 身体活动：缺乏体力活动可使肌肉强度减弱，机械刺激减少，导致骨质疏松性骨折风险的增加。

· 饮食中的钙和维生素D：饮食中的钙和维生素D摄入量不足，则不能维持体内的钙平衡，进而引起骨量丢失，增加骨折风险。维生素D主要来源于皮肤，通过光照自身合成的维生素D约占全身维生素D来源的90%；缺乏户外活动、使用防晒霜或服装等遮盖阳光是影响皮肤维生素D合成的重要因素。维生素D不足和缺乏在人群中普遍存在，老年人、孕妇、日光暴露不足的人群是维生素D缺乏症的高危人群。

· 影响骨代谢的疾病：包括基础疾病，如类风湿关节炎、炎症性肠病、甲状腺功能亢进、1型和2型糖尿病、性腺功能减退症、肾功能不全等。它们通过炎症、吸收功能障碍、影响维生素D代谢等途径增加骨折风险。

· 应用影响骨代谢的药物：长期应用糖皮质激素、抗惊厥类药、肝素、免疫抑制剂等，可通过干扰维生素D的代谢，或使骨形成与骨吸收之间失衡，导致骨质疏松症，增加骨折风险。

9.5.2.4 症状　骨质疏松症患者多数在早期常无明显症状。部分在体检时行骨密度检查偶然发现，也有部分是在因其他疾病就诊时，医生发现其存在较多的骨质疏松症风险因素而行骨密度检查时发现，还有部分是在行脊椎影像学检查时发现已经有脊椎压缩性骨折，或者在发生骨折后经X线或骨密度检测时发现已患骨质疏松症。骨质疏松症较重时可出现疼痛、脊椎变形（驼背）和脆性骨折及其并发症的症状。

· 疼痛：患者常有腰背疼痛或全身骨骼疼痛，负重增加时疼痛加重或活动受限。严重时翻身、起坐时疼痛加重及行走困难。

· 脊椎变形：骨质疏松症严重时可有身高缩短和驼背，脊柱畸形和伸展受限。

· 骨折：发生脆性骨折是骨质疏松症所特有表现，所谓脆性骨折，即：在轻微创伤或者日常活动中发生骨折。

9.5.2.5 骨质疏松症高危人群的自我检测　骨质疏松症风险一分钟问卷是目前公认的骨质疏松症早期筛查工具之一，具体问卷见第 3 章骨质疏松症风险评估部分。

9.5.2.6 诊断　目前，公认的骨质疏松症诊断标准主要依据以下 3 方面：

9.5.2.6.1 脆性骨折：脆性骨折的发生是骨强度下降的明确征象，预示未来发生骨折风险明显增加，也提示抗骨质疏松治疗应该启动。

9.5.2.6.2 基于 DXA 的骨密度测定：骨密度与骨强度有很好的相关性，也是未来骨折风险预测的极好指标，随着骨密度下降，骨折风险呈指数级增加。

9.5.2.6.3 骨密度的测定指征

· 女性＞65 岁，男性＞70 岁。

· 女性＜65 岁，男性＜70 岁，有 1 个或多个危险因素者。

· 有脆性骨折史，或者脆性骨折家族史。

· 性激素下降的女性和成年男性。

· X 线片有骨质疏松改变者。

· 接受抗骨质疏松症治疗监测者。

· 有影响骨矿代谢的疾病和药物史者。

9.5.2.7 预防和治疗　骨质疏松症预防的原则是尽早预防、长期预防。骨质疏松症防治的目的是增加骨量、缓减疼痛、预防骨折。

对于儿童青少年群体，应通过健康的生活方式提高骨密度；对于中年和绝经后妇女，应通过生活方式、适当增加营养补充剂来预防骨质疏松症相关疾病的发生；对于中老年骨质疏松症患者，应在生活方式、营养补充剂的基础上，增加药物治疗，促进骨形成、抑制骨吸收、降低骨质疏松症相关疾病的发生率。

9.5.2.8 骨质疏松症防治的 11 点提示

· 骨质疏松症是可防可治的慢性病。

・ 人的各个年龄阶段都应当注重骨质疏松的预防，婴幼儿和年轻人的生活方式都与成年后骨质疏松症的发生有密切联系。

・ 富含钙、低盐和适量蛋白质的均衡饮食对预防骨质疏松症有益。

・ 无论男性或女性，吸烟都会增加骨折的风险。

・ 不过量饮酒。

・ 步行或跑步等能够起到提高骨强度的作用。

・ 平均每天至少 20 min 日照。充足的光照有利于维生素 D 的生成及钙质吸收。

・ 负重运动可以让身体获得及保持最大的骨强度。

・ 预防跌倒。老年人 90%以上的骨折由跌倒引起。

・ 高危人群应当尽早到正规医院进行骨密度检测，早诊断。

・ 相对不治疗而言，在骨质疏松症任何阶段开始治疗都不晚，但早诊断和早治疗会大大受益。

9.5.2.9 骨质疏松防治的误区

・ 靠自我感觉能发现骨质疏松症。

多数骨质疏松症患者在初期无明显不适。因此，发现骨质疏松症不能靠自我感觉，不要等到发觉自己腰背痛或骨折时再去诊治。高危人群无论有无症状，应当定期去具备双能 X 线吸收测量仪的医院进行骨密度检查，有助于了解骨密度变化。

・ 骨质疏松症是小病，治疗无需小题大做。

骨质疏松症平时不只是腰酸腿痛而已，一旦发生脆性骨折，尤其老年患者的髋部骨折，是老年人致死、致残的重要因素。

・ 骨质疏松症治疗自己吃药就可以了，无需看专科医生。

对于已经确诊骨质疏松症的患者，应当及早到正规医院，接受专科医生的综合治疗。

・ 骨质疏松症容易发生骨折，宜静不宜动。

保持正常的骨密度和骨强度需要不断地运动刺激，缺乏运动就会造成骨量丢失。体育锻炼对于防止骨质疏松症具有积极作用。另外，如果不注意锻炼身体，出现骨质疏松症，肌力也会减退，对骨骼的刺激进一步减少。这样，不仅会加快骨质疏松症的发展，还会影响关节的灵活性，使患者容易跌倒，造成其骨折。

· 骨折手术后，骨骼就正常了。

发生脆性骨折，往往意味着骨质疏松症已经十分严重。骨折手术只是针对局部病变的治疗方式，而全身骨骼发生骨折的风险并未得到改变。因此，我们不但要积极治疗骨折，还需要客观评价自身的骨骼健康程度，以便及时诊断和治疗骨质疏松症，防止再次发生骨折。

其余的误区（如喝骨头汤能防止骨质疏松；骨质疏松症等于补钙，骨质疏松症是老年人特有的现象，与年轻人无关；老年人治疗骨质疏松症为时已晚）详见第8章骨质疏松症宣传中的常见误区部分。

### 9.5.3　学习和实践骨质疏松症自我管理技能

9.5.3.1 目标设定和制订行动计划　如何制订行动计划是自我管理的一个关键技能。行动计划就是通过把目标分成多个较小和较易做到的具体行为活动，自己选择其中的1～2项去努力完成。行动计划是自己想做或决定要做的事情。例如，目标是提高骨量，可以通过摄入含钙量高的食品、加强肌肉锻炼、多晒太阳等具体行为、活动达到设定的目标。因此，制订行动计划时，首先应明确要实现的目标，然后找到实现目标的具体活动，之后就要马上行动。从具体的活动中选择1～2个以前没有做过但本周要做的事情，制订一周行动计划。一个成功的行动计划主要包括以下5个要素。

· 你自己想做的事情（不是别人认为你应该做的事情，也不是你认为自己应该做的事情，而是你自己想要做的事情）。

· 可完成的（预计本周可以完成的，第一次制订行动计划时不要把目标定得过高，如果行动计划没有完成会影响自己的自信心）。

· 具体的行为（例如增强骨密度是个目标而不是行为，如增加户外运动、多晒太阳和喝牛奶是行为）。

· 必须回答以下的问题。

a. 做什么？（具体行为，例如喝牛奶、晒太阳。）

b. 做多少？（时间、距离、数量，例如喝牛奶1杯、晒太阳20 min。）

c. 何时做？ （特定时间、特定日子，例如早餐时，或周一、周三、周五。）

d. 每周做多少天？（建议每周做 3～5 天，不要做满 7 天。如有突发事情，做 3 天完成比做 6 天没有完成感觉会更成功。如计划了 3 天而最终做了 7 天，超额完成会更有成就感。）

· 有 7 分或以上的信心（完成整个行动计划的信心程度。0 分代表完全没有信心，10 分代表有十足的信心，当对自己完成行动计划有 7 分或以上的信心时，说明有很大的可能能够完成。如果给自己 7 分以下的信心，建议重新调整行动计划，做一些更有信心完成的事情，可以成功完成整个行动计划才是最重要的）

9.5.3.2 学习解决问题的步骤　在制订每周行动计划并付诸实施后，要对采取的行动进行评估。每周结束时，看看是否完成自己制订的行动计划，并且是否离实现自己的目标更接近了。如遇问题没有如期完成行动计划，则需要寻求方法解决问题。

解决问题是进行自我管理及日常生活的一个非常重要的技能，整个自我管理活动都会就遇到的问题进行解决。解决问题的步骤有七个。

第一步，认清问题所在。这是最困难也是最重要的一步。例如某人认为自己腰背痛的问题是床铺不合适，其实真正的问题是骨量减少而导致的腰背痛。

第二步，列出可以解决问题的方法。自己也许能提出一些好的建议，也可以询问医护人员、家人和朋友或其他资源。例如询问医生自己服的药物是否导致骨质疏松症，服用钙和维生素 D 补充剂，加强户外运动，多晒太阳等。

第三步，选择一个方法试行。例如服用钙和维生素 D 补充剂可以延缓骨量丢失。

第四步，评估试行成效。新尝试的方法往往会有困难，不要轻易认为某个方法无效，而应该对试行的方法充分尝试后才评估它是否有效。如果一切正常，问题将会得到解决。

第五步，如果方法无效，改行另一个方法。

第六步，如果改行的方法仍然无效，尝试寻找外部资源或其他的方法。

(回到第三步)

第七步，如果问题暂时无法解决，请暂时接受这个现状，待以后解决。

9.5.3.3 沟通与交流

9.5.3.3.1 学习与人沟通、交流的技巧：每个人在生活中都不可避免地要与家人、朋友、邻居、同事等进行沟通和交流，表达自己对某件事情的看法、感受或获得他人的帮助，掌握一些有效的技巧将有利于促进更加和谐的沟通和交流。常用的沟通技巧主要包括：

·分析辨别，认清问题：认清楚是什么事情令你感到烦恼，你的感受是怎样的。

·恰当地表达自己的感受：以下两种方法均可有助于改善和对方的沟通，恰当地表达自己的感受。

a. 用“我”语句。例如“我认为自己的话没有人听”比“你从不听我的说话”要好。

b. 或者用“当……时，我感到……”语句。例如“当我不是很清楚我的任务时，我害怕自己不能有效地配合你们的工作。”这样的表达可能更委婉一些。

·用心聆听对方：有些时候我们尚未听清楚别人要说的话便迫不及待地作出回应，不妨在听对方说完以后，稍等几秒钟再回答，这是一种非常重要的沟通方式。

·复述、请对方核实：用自己的话把听到的内容复述一遍，请对方核实是否是其想要表达的意思。例如“您刚才说的是让我下周三上午陪你一起逛街，是吗?”

9.5.3.3.2 与医生交流的技巧：患病之后，患者需要搜集病情的相关资料，记录疾病的变化过程并向医生报告，这样医生才能知道患者所患疾病的情况和治疗措施是否发挥了作用。另外，患者也需要从医生那里获得有关病情治疗的准确信息，同时给医生反馈自身的需求。以下一些技巧将有助于患者和医生更好进行交流。

·准备：列出您最关心的事情和问题。在一开始看病时就询问医生，同时向医生报告您的症状、生活中的一些变化、所服药物等，以及过去请其他医生诊疗的结果。如果您有 2、3 个以上的问题，可以按照优先顺序整理成清单的形式交给医生，但是您不要希望在一次看病时就全部得到这 2 或 3 个问题的答案。

·询问：向医生询问有关您的诊断、检查、治疗和随访等问题。

·重复：在看病讨论的过程中，要将讨论的关键点复述给医生听，如诊断、预后、下一步的治疗方案、治疗措施等，能给您和医生一个纠正交流中误解的机会。如果您不理解医生所说的话，一定要让医生知道。可能的话，请医生给您一个书面的指导。

·采取行动。

9.5.3.3.3 自我交谈——增加自信心　自我管理教育项目的核心目的就是增强患者管理疾病的自信心。成为一名成功的自我管理者，除了掌握相关知识和各种自我管理技能之外，还需要有自信心，即相信自己有能力管理所患的疾病。骨质疏松症患者要坚定骨质疏松性骨折是可防、可治的，尽早预防可以避免骨质疏松症及骨折。即使发生过骨折，只要采用适当合理的治疗仍可以有效地降低再次骨折的风险。

提高自信最有效的办法之一是通过“自我交谈”来鼓励自己，保持乐观的情绪。同时，积极的自我交谈也是管理疾病带来的紧张、焦虑和害怕等不良情绪的重要工具。

自我交谈的步骤包括：①写出自我泄气的想法（或不合理的信念）；②转化为合理的、有益的自我交谈；③排练（在心里进行）；④实践（在真实的生活环境下）。

在实践自我交谈提高自信心时，要有耐心，要使新的思考方式变成惯性的积极的思维方式，需要一段时间。

9.5.3.4 寻找和利用社区资源　作为一名慢性病患者，重要的任务之一就是知道自己什么时候需要帮助，从哪里能够得到这些帮助。要想成为一个良好的慢性病自我管理者，适当地寻找和利用社区资源解决日常工作、家庭或其他方面的问题非常重要。凡是能够为我们提供帮助的人、信息、机构等都是我们可以寻找和利用的社区资源。

可以寻找和利用的社区资源包括家庭、亲朋好友、社区卫生服务中心和医院的医护人员、社区居委会、图书馆；也可以通过打服务电话咨询，如12320或者通过互联网查询。互联网的好处是任何人都能拥有自己的网址，但这同样也是它的缺点，因为互联网无法控制发布的信息是否正确和安全，还需进行辨别。另外通过科学获取骨质疏松症的网站和书籍也可以获得帮助。

9.5.3.5 合理膳食

9.5.3.5.1 饮食与健康的关系：健康饮食是对经常进食的食物的种类、数量、进食时间作健康的选择。健康饮食的目标是根据个人健康状况和身体的需求而定。健康饮食是自我管理的一个重要工具。

中国居民膳食指南提倡：食物多样，谷类为主，粗细搭配；多吃蔬菜水果和薯类；每天吃奶类、大豆或其制品；经常吃适量的鱼、禽、蛋、瘦肉；减少烹调油用量，吃清淡少盐膳食；食不过量，天天运动，保持健康体重；三餐分配要合理，零食要适当；每天足量饮水，合理选择饮料；饮酒应限量；吃新鲜卫生的食物。

9.5.3.5.2 骨质疏松症的饮食原则

- 饮食中注意平衡膳食，摄入适量的蛋白质；
- 多吃钙含量高的食物；
- 加强钙营养，科学补钙；
- 增加膳食中富含维生素D食物的量；
- 清淡少盐、避免高磷、高钠和过多的膳食纤维；
- 纠正不良生活习惯，不吸烟、不酗酒，少喝咖啡和可乐。

9.5.3.5.3 常见食物中的钙含量

- 钙奶和奶制品：牛乳（104 mg/100 g）；
- 豆制品：豆腐（164 mg/100 g）、豆浆（10 mg/100 g）；
- 坚果类：黑芝麻（780 mg/100 g）、葵花子仁（115 mg/100 g）、炒榛子（815 mg/100g）；
- 可以连骨吃的小鱼：泥鳅（299 mg/100 g）、小虾虾米（555 mg/100 g）、虾皮（991 mg/100 g）；
- 一些绿色蔬菜：红苋（178 mg/100 g）、雪里蕻（230 mg/100 g）、脱水香菜（1723 mg/100 g）、脱水白菜（908 mg/100 g）。

9.5.3.5.4 不同人群钙的适宜摄入量：中国营养学会根据我国的研究结果并参考了国外资料于2013年提出的我国不同人群钙的适宜摄入量详见表9-3。

由于钙强化食品和钙补充剂的应用日益增多，中国营养学会在提出上述各人群钙的适宜摄入量的同时也提出钙的可耐受最高摄入量，它是平均每日摄入钙的最高限量。这一限量对一般人中绝大多数的个体不至于引起不利于健康的作用。建议我国成人钙最高摄入量为2 g/d，可适用于儿童及以上人群。

9.5.3.5.5 制订适合自身的饮食计划：根据膳食习惯，估算每天钙摄入量。根据推荐量制订适合自身的饮食计划。

9.5.3.6 健康运动

9.5.3.6.1 运动与健康：经常运动对身心健康非常重要，规律的运动可以帮助降低体重并在无需节食的情况下控制体重，减少脂肪蓄积，提高骨密度，预防跌倒和外伤，保持或增加关节生理活动范围，改善血糖、血脂，增加心肺功能，锻炼可以带来更多的精力，使人充满信心。健康运动是骨质疏松症自我管理的重要工具之一。

9.5.3.6.2 运动的类型：运动的类型有以下几种，①有氧运动；②无氧运动；③关节柔韧性活动；④身体平衡和协调性练习（见表9-5）。

**表9-5 运动的类型**

| 类型 | 举例 |
|---|---|
| 有氧运动 | 步行、快走、慢跑、竞走、滑冰、长距离游泳、骑自行车、打太极拳、跳健身舞、跳绳/做韵律操、球类运动如篮球、足球等 |
| 无氧运动 | 短跑、举重、投掷、跳高、跳远、拔河、俯卧撑、仰卧起坐、引体向上、潜水、肌力训练（长时间的肌肉收缩）等 |
| 关节柔韧性活动 | 四肢、身体的伸展、压腿、拉筋等 |
| 身体平衡和协调性练习 | 体操、舞蹈、太极、接抛球等 |

9.5.3.6.3 运动的原则是运动有益、贵在坚持、多动更好、适度量力。这16字运动原则的意思如下。

·运动有益：身体活动消耗体力，包括一个人的生活、工作、出行往来和健身锻炼各种活动。爬几层楼梯、走十分钟路，累计起来就有益健康。

·贵在坚持：养成多活动、勤锻炼的习惯，健康才能持久受益。

·多动更好：适度多活动使健康得到更多的保护，多种慢性疾病的患病风险进一步降低。

·适度量力：个人体质不同，同样的速度，有人吃力，有人嫌慢；找到适合自己的活动强度和活动量，锻炼会更安全有效。

9.5.3.6.4 适宜的运动推荐量：

每周至少有3～5天、每天30 min的中等强度的有氧运动，以及每周2～3天，每天做8～10种不同的力量运动（选择8～10种不同动作，开始时每个动作重复不超过5次，在两周内逐渐加至重复10次）。

9.5.3.6.5 评价运动强度的方法：可以通过谈话测试、打分测试或者量度脉搏来评估自己的运动强度。

·谈话测试：一边做运动，一边跟别人交谈、高声地自言自语、朗诵诗歌。运动时仍能说话或哼唱歌曲（可能会有少许气喘），说明呼吸顺畅，运动强度适中。

·通过打分自我评估强度：以0～10分评估自己做运动的辛苦程度，0分代表毫不吃力；10分代表非常辛苦（也就是说这个运动最多只可以做30 s）。打分为3～5分代表强度适中。

·量度脉搏：中等强度的有氧运动可以是心率提高到最大安全心率的50%～70%。计算运动心率的方法是：用220减去自己的年龄，再用这个结果分别乘以0.5和0.7，最后得到中等强度运动心率的范围。最大安全心率会随着年龄增加而降低。

9.5.3.6.6 制订适合自己的运动计划

·一份合适的、完善的运动计划首先应该达到以下3个体格健康目标。

a. 柔韧性：关节能够在正常的范围内舒适地运动。随着年龄增加、疾病及经常不活动的生活方式等原因，柔韧性会趋于降低，可以通过适度、柔和的伸展锻炼来改善。

b. 力量：为保持肌肉力量，需要锻炼肌肉。如果不锻炼肌肉会衰弱甚至萎缩。如骨质疏松症可以导致腰背痛，通过腰部肌肉锻炼，可以缓减疼痛。

c. 耐力：耐力锻炼能够有节奏、连续性调动身体大肌群，可以使全身得到锻炼，如散步、游泳等。

· 一份好的运动计划在执行时每次都要尽可能包括 3 个阶段。

a. 第一阶段：热身。热身运动包括柔韧性和力量强化锻炼，在这个阶段运动强度是缓慢逐渐增加的。对有严重运动限制的患者来说，热身运动是最好的锻炼选择。我国居民普遍熟悉的广播操是一种非常好的热身运动。

b. 第二阶段：耐力运动（有氧运动）。如园艺、除草、做家务都是很好的耐力运动。请记住每次耐力运动要持续 10～12 min，才可以获得运动的效果。

c. 第三阶段：放松整理运动。完成耐力锻炼后要做 5～10 min 简短的放松整理运动。

· 注意运动的安全性。对于骨质疏松症康复治疗，必须坚持在一般措施和药物治疗的前提下，由专业医生指导下进行骨质疏松性骨折的康复运动。

9.5.3.7 科学选择营养补充剂、正确使用抗骨质疏松药物

9.5.3.7.1 科学选择营养补充剂

营养补充剂与健康

人体每天都需要从膳食中获取各种营养物质，来维持其生存、健康和社会活动。健康人应主要通过合理膳食满足自身的营养需要。

对于通过膳食仍不能满足其营养需要者，可根据自身的生理特点和营养需求来选择适当的营养补充剂。营养素补充剂是指由一种或多种必需的微量营养素组成的产品，如维生素和矿物质。营养素补充剂的主要特点是不以食物为载体，主要以胶囊、片剂或口服液等剂型出现。

与骨质疏松症有关的营养素

多种营养元素摄入量对骨质疏松症的发生存在重要影响。

· 足够的钙摄入有助于减缓老年期的骨钙丢失。当钙摄入不足时，容易引起骨质疏松症。

·维生素 D 在维持钙磷代谢平衡中起重要的作用。维生素 D 缺乏可促进骨质疏松症的发生。

·低维生素 K 摄入引起骨组织代谢紊乱，增加了骨质疏松症的危险。

·蛋白质是骨的重要结构成分。缺乏蛋白质将引起骨折危险增高，而摄入过多则会促进尿钙排泄，加速骨质的丢失，尤其以动物蛋白更明显。

·大量含纤维素类的食物可与肠钙螯合，减少肠钙吸收，增加粪钙排泄，从而影响骨密度。

选择营养补充剂的原则

总原则是“缺什么，补什么；缺多少，补多少”，具体如下：

·首先确定是否营养素缺乏：应到医院或体检单位做一个简单的检查。

·如果确实缺乏某种营养素，缺乏程度较轻，可适量多吃富含相应营养素的食物。

·通过食物补充不能解决体内营养缺乏时，应在医生或专业的营养师指导下，适当使用营养素补充剂。

·选择权威部门认可和审批通过的营养补充剂。在国内应获国家食品药品监督管理总局（SFDA）健康食品批号。

9.5.3.7.2 正确使用抗骨质疏松药物

了解常用的抗骨质疏松药物

抗骨质疏松的药物可根据主要作用机制分为抑制骨吸收为主、促进骨形成为主或同时具有多重作用机制的药物。骨质疏松症者应该了解常用药物的种类、名称、简单的药理作用、主要不良反应等。

·双膦酸盐类药物可抑制破骨细胞的功能、抑制骨吸收，包括阿仑膦酸钠、伊班膦酸钠、利塞膦酸钠、唑来膦酸。

·降钙素类药物是一种钙调节激素，能抑制破骨细胞的生物活性和减少破骨细胞的数量，进而阻止骨量丢失并增加骨量。目前临床应用的降钙素类药物有鲑鱼降钙素和鳗鱼降钙素两种。

·雌激素类药物（包括雌激素补充疗法和雌、孕激素补充疗法）能抑制骨转换、阻止骨丢失，临床研究已证明能降低骨质疏松性椎体及非椎体骨折发生的风险，是防治绝经后骨质疏松症的有效药物。

· 甲状旁腺激素（parathyroid hormone，PTH）类药物特立帕肽是目前促进骨形成药物的代表性药物，间断性、小剂量给药有促进骨形成的作用。

· 维生素 D 类似物包括骨化三醇和阿法骨化醇，适用于老年人、肾功能不全以及 1α-羟化酶缺乏的患者。

· 四烯甲萘醌是维生素 $K_2$ 的一种同型物，可促进骨形成并有一定的抑制骨吸收作用。

了解患者在药物治疗方面的责任

服药成为患者日常生活中的重要组成部分，患者在药物治疗方面也需承担以下相应的责任。

· 遵照医生处方按时服药。

· 就诊时告诉医生自己服用的所有药物和剂量（包括自己在药房购买的药物），药物的使用效果和不良反应。

· 如果没有按医嘱服药或根本没有服药，请告诉医生，以便医生了解、更新、跟进你的情况。

· 制作并执行药物清单。药物清单应定时更新，并在就诊时与医生交流。

· 与医生积极沟通。就诊时向医生提供自己的用药记录、生活方式记录，以及与医生沟通的问题。

学习制作自己的药物使用记录单

药物使用记录单记录自己使用药物的名称、每次服用剂量、每天服用次数、服后效果、不良反应等。每次去医院就诊时，带上“药物使用记录单”（表 9-6）供医生参考，并需要不断更新自己的药物使用记录单。

9.5.3.8 防止跌倒和改善平衡力

9.5.3.8.1 骨质疏松症与骨折：随着年龄增加，跌倒风险也越来越大。对于骨质疏松症患者，跌倒导致骨折的风险很大，而骨质疏松性骨折是导致骨质疏松症患者死亡的最重要的原因。因此，对于骨质疏松症患者，改善平衡和预防跌倒非常重要。

**表 9-6 药物使用记录单**

1. 商品名：通用名：

| 药物用途 | 购买时间 | 每次服用剂量 | 每天服用次数 | 服后效果 | 不良反应 |
|---|---|---|---|---|---|
| | | | | | |

2. 商品名：通用名：

| 药物用途 | 购买时间 | 每次服用剂量 | 每天服用次数 | 服后效果 | 不良反应 |
|---|---|---|---|---|---|
| | | | | | |

3. 商品名：通用名：

| 药物用途 | 购买时间 | 每次服用剂量 | 每天服用次数 | 服后效果 | 不良反应 |
|---|---|---|---|---|---|
| | | | | | |

9.5.3.8.2 降低跌倒的风险：减低跌倒的风险可以从加强自身身体条件和家居环境保护措施两方面去努力，有需要时找医护人员协助。

自身条件

· 加强运动。增强肌肉力量、关节柔韧性及改善平衡与姿势。

· 检查视力和听力。建议每年检查，需要时矫正。有证据显示，听力或视力差的人较正常者更易跌倒。

· 好好照顾自己的双脚。选择鞋跟矮而稳固、尺码合适、有防滑鞋底及有足够承托力的鞋子。

· 避免提举重物。

· 保持良好的坐姿，避免弯腰坐，良好的坐姿可减轻腰压力。

· 如果平衡力较差或感觉手脚不灵活，在拥挤或不熟悉的环境可考虑使用拐杖或手杖。

家居环境

· 有良好照明及通道整洁。

· 楼梯两边设扶手。

· 确保地毯稳固及移除小地毯。

· 于坐厕及浴缸侧设扶手及使用防滑垫。

· 电话紧急呼叫装置安置于紧急时易于拿到的地方。

有以下任何一项情况，可考虑找医护人员做平衡力的评估，找医护人员协助。

· 曾跌倒或担心会跌倒。

· 步行或平衡有困难。

· 使用手杖或其他步行辅助器具。

· 感到晕眩。

9.5.3.9 处理负面情绪的方法　负面情绪会影响体内营养素的吸收，导致骨质疏松症的发病风险增加。同时，患者就诊时的负面情绪还会破坏沟通的氛围，阻碍医患之间对病情的交流。因此，应正确看待和应对负面情绪。

9.5.3.9.1 正确看待负面情绪：沮丧、抱怨、恐惧、忧虑等情绪都是很常见的，几乎每个人都会发生，所以我们不用害怕这些负面情绪。只要能够随时觉察、及时疏导自己的负面情绪，保持积极健康的心态，就能够避免负面情绪影响我们的健康。

9.5.3.9.2 应对负面情绪的有效方法：常用应对负面情绪的方法包括深呼吸缓解法、肌肉放松法、情境想象法、压力分解法、转移注意法等，列举深呼吸缓解法和转移注意法两种方法供练习。

深呼吸缓解法

· 选择空气新鲜的地方，身体直立，首先缓慢抬起双臂，同时用鼻子慢慢吸气，尽量把空气往胸腔吸，直到腹部鼓起。

· 呼气时，先收缩胸部，再收缩腹部，通过鼻子缓慢地呼气，尽量排出肺内空气，呼气时间要尽量长。

· 反复进行吸气、呼气，每次 3～5 min。

· 保持节奏舒缓，不要强求自己。注意呼吸的深度和完全程度，并使身体放松。

转移注意法

大量实践表明，通过转移注意力如看一场电影、或者读一些小说类读物等可以让人在不经意之间释放压力、紧张等负面情绪。一方面，读书、看电影等方式能让人进入另一个精神状态，在关心剧中和书中人物喜怒哀乐的同时将压力付诸脑后。另一方面，读书和看电影还可以使一个人在潜移默化中逐渐变得心胸开阔，气量豁达，不惧压力。

具体做法是暂时忘记不愉快的事件，将生活中暂时得不到解决的烦恼事情先搁置下来，做一些有把握的事，如看电视、小说、户外运动等，等到情绪好转了再回来处理困难的事。

总结：练习每种方法时，建议每天练习两次，至少持续两周，然后再决定此技巧是否合适。

9.5.3.10 养成良好生活习惯（行为改变理论）

9.5.3.10.1 行为改变理论

行为改变理论的概念

行为改变理论也称为行为阶段转变理论模型（transtheoretical model and stages of change ，TTM），是美国心理学教授普罗察斯卡（Prochaska）在1983年提出的。它着眼于行为变化过程及对象需求，理论基础是社会心理学。理论依据为人的行为变化是一个连续的、动态的、逐步推进的过程，在不同的行为阶段，每个改变行为的人都有不同的需求和动机，对目标行为会有不同的处理方式。它认为人的行为转变是一个复杂、渐进、连续的过程，可分为5个不同的阶段。

• 无转变打算阶段：处于这个阶段的对象往往没有改变行为的想法，不愿意参加健康相关活动，甚至会提出一些理由对行为干预活动进行抵触。如吸烟的人以吸烟有利于提神等理由来抵触戒烟。

• 打算转变阶段：处于这一阶段的人们意识到改变行为带来的益处，有改变危害健康行为的打算，但却一直无任何行动和准备行动的迹象。

• 转变准备阶段：处于这一阶段的人们倾向于近期采取行动，并在过去一段时间内已经有付诸行动的一些步骤。如制订行动计划、参加相关课程、购买相关资料等。

• 转变行为阶段：处于这一阶段的人们在一段时间内已经做出了行为改变，但尚未完成行动目标。如合理膳食行为中，开始减少脂肪摄入。

• 行为维持阶段：处于这一阶段的人们保持已改变了的行为状态，已达到了预期目的。

促使行为最终改变的方法

处于行为改变不同阶段的人群，由于他们心理动机不同，需要采用不同方式以鼓励和帮助他们的行为发生好的改变。对于第一阶段和第二阶段的人们，促使他们进行思考，认识到危险行为的危害、权衡改变行为的利弊，从而产生改变行为的意向和动机；对于第三阶段的人们，促使他们做出决策，尽快开始改变危害健康的行为；对于第四阶段和第五阶段的人们可通过改变环境来消除或减少诱惑，通过自我强化和增强自信心来支持行为改变。

9.5.3.10.2 远离烟草

认清烟草的危害

吸烟在一定程度上影响人体对钙的吸收和利用，可导致过早停经，影响性激素水平，降低骨密度并增加骨折风险。吸烟者骨量丢失速度为不吸烟者的 1.5～2 倍，且吸烟史越长，骨折风险越高。

戒烟的过程中不同行为转变阶段采取的策略

见表 9-7。

**表 9-7　针对不同行为转变阶段采取的方法**

| 行为转变阶段 | 采取方法 |
|---|---|
| 没有戒烟打算 | 普及烟草危害知识，使吸烟者认为吸烟是不受欢迎的行为 |
| 有打算戒烟想法 | 帮助吸烟者尽快行动，帮助制订开始戒烟的日期、提供戒烟药物/戒烟门诊信息 |
| 准备戒烟但无行动 | 要求戒烟者做出承诺，营造利于戒烟的环境 |
| 有戒烟行动 | 帮助戒烟者克服困难，给予肯定和鼓励 |
| 持续不吸烟 | 帮助戒烟者建立支持其不吸烟的环境 |

吸烟者戒烟的方法

- 首先，要充满信心。
- 要积极行动，尽早确定一个“戒烟日”，如自己的生日。
- 制订一个戒烟行动计划。
- 戒烟过程中遇到“烟瘾”发作，请与医生联系请求帮助或自行调节，如做深呼吸或咀嚼无糖口香糖，多喝水，适当增加业余活动和体力活动。

·一定要拒绝可能导致复吸的环境或诱因，如在应酬时提前告诉大家我正在（或者已经）戒烟，请求获得支持和理解。同时不忘提醒自己只要再吸一支烟就足以令之前所有努力前功尽弃。

·成功后别忘了鼓励自己，如用戒烟省下的钱去旅游一次。

9.5.3.10.3 限量饮酒

·饮酒与健康：过量饮酒可增加骨折发生风险，其风险的大小与饮酒量相关。过量饮酒可降低成骨细胞的增殖和活性，使骨形成减少。此外长期过量饮酒影响肝功能，造成维生素 D 代谢异常，使得活性维生素 D 生成减少，加重骨损害。

·控制酒精摄入：每日酒精摄入量男性不应超过 25 g，相当于葡萄酒 100～150 ml，或者啤酒 250～500 ml，或者白酒 25～50 ml。女性减半，孕妇不能饮酒。骨质疏松症患者饮酒更要慎重，不饮烈酒。

9.5.3.10.4 养成良好生活方式：为了更好地预防骨质疏松症的发生，控制骨质疏松的进一步发展，避免发生骨折，养成良好生活方式很重要。良好的生活习惯包括合理膳食、健康运动、戒烟限酒和少喝咖啡与可乐、正确处理负面情绪、慎用影响骨代谢的药物、科学选择营养补充剂、正确使用抗骨质疏松药、采取防止跌倒和改善平衡力的措施等。

9.5.3.10.5 健康需要终生管理：疾病管理、生活管理与情绪管理是自我管理的三个任务，自我管理强调健康需要终生管理。通过了解骨质疏松症相关知识、实践自我管理相关技能，培养了骨质疏松症可防可控的信心，就会成为一名积极的自我管理者，有信心、有能力解决疾病过程中的困难，继续充实而积极的生活。

（董文兰　李志新　王临虹）

**参考文献**

[1] 中华医学会骨质疏松和骨矿盐疾病分会．原发性骨质疏松症诊治指南（2011 年）[J]. 中华骨质疏松和骨矿盐疾病杂志，2011，4（1）：2-17.

[2] Flynn CA. Calcium supplementation in postmenopausal women [J]. Am Fam Physician, 2004, 69 (12): 2822-2823.

[3] 林华，韩祖斌，孙燕芳，等. DEXA 和 QUS 在退行性骨关节病诊治中的应用 [J]. 南京大学学报，2002，38（5）：644-647.

[4] National Institutes of Health. NIH Consensus development panel on osteoporosis prevention, diagnosis, and therapy [J]. JAMA, 2001, 285 (6): 785-795.

[5] Orimo H , Nakamura T, Hosoi T, et al. Japanese 2011 guidelines for prevention and treatment of osteoporosis-executive summary [J]. Arch Osteoporos, 2012, 7 (1): 3-20.

[6] Cummings SR, Karpf DB, Harris F, et al. Improvement in spine bone density and reduction in risk of vertebral fractures during treatment with antiresorptive drugs [J]. Am J Med, 2002, 112 (4): 281-289.

[7] Arlot ME, Rendu SE, Gamero P, et al. Apparent preand postmenopausal bone loss evaluated by DXA at different skeletal sites in women: The OFELY cohort [J]. J Bone Miner Res, 1997, 12 (4): 683-690.

[8] 林华. 骨质疏松临床治疗的选择与实施 [J]. 国外医学内分泌分册，2003，23：101-104.

[9] Lorentzon M, Mellstrom D, Ohlsson C. Association of amount of physical activity with cortical bone size and trabecular volumetric BMD in young adult men: the GOOD study [J]. J Bone Miner Res, 2005, 20 (11): 1936-1943.

[10] 沈铁城，林华. 骨质疏松现代诊疗 [M]. 南京：南京江苏科学技术出版社，2001.

[11] Silva BC, Leslie WD, Resch H, et al. Trabecular tone score: A noninvasive analytical method based upon the DXA image [J]. J Bone Miner Res, 2014, 29 (3): 518-530.

[12] 程晓光. 国际临床骨密度学会共识文件（2005 年版）[J]. 中国骨质疏松杂志，2006，12（2）：2005-2009.

[13] 林华，包丽华，韩祖斌，等. 双膦酸盐类药物治疗骨质疏松症 [J]. 中国骨质疏松杂志，2004，10（1）：77-79.

[14] Kanis IA, Gliier C. International Osteoporosis Foundation 2000, An update on the diagnosis and assessment of osteoporosis withDensitometry [J]. Osteoporos Int, 2000, 11 (3): 192-202.

[15] Krfger H, Lunt M, Reeve J, et al. Bone density reduction in various measurement sites in men and women with osteoporotic fractures of spine and hip, the European Quantitation of Osteoporosis Study [J]. Calcif Tissue Int, 1999, 64 (3): 191-199.

[16] 林华．骨质疏松的评估——骨量与骨质量 [J]. 中国医刊，2004，39 (6)：2-4.

[17] National Osteoporosis Foundation. Physiscian' s guide to prevention and treatment of osteoporosis [M]. Wasington，DC：National Osteoporosis Foundation，2003.

[18] Cheng XG，Wang L，Wang QQ，et al. Validation of quantitative computed tomography-derived areal bone mineral density with dual energy X-ray absorptiometry in an elderly Chinese population [J]. Chinese Medical Journal，2014，127 (6)：420-425.

[19] 林华．骨质疏松症问与答 [M]. 北京：北京医科大学出版社，2001.

[20] Ross PD，Davis JW，Epstein RS，et al. Pre-existing fractures and bone mass predict vertebral fracture incidence in women [J]. Ann Intern Med，1991，114 (11)：919-923.

[21] Briot K，Cortet B，Thomas T，et al. 2012 Update of French guidelines for the pharmacological treatment of postmenopausal osteoporosis [J]. Joint Bone Spine，2012，79 (3)：304-313.

[22] Cosman F，de Beur SJ，LeBoff MS，et al. Clinican's guide to prevention and treatment of osteoporosis [J]. Osteoporosis Int，2014，25 (10)：2359-2381.

[23] 林华．骨质疏松诊治中的几个新观点 [J]. 实用老年医学，2000，14 (3)：126-128.

[24] Kanjs JA，Burlet N，cooper C，et al. European guidance for the diagnosis and management of osteoporosis in postmenopausal women [J]. Osteoporos Int，2008，19 (4)：399-428.

[25] National Osteoporosis foundation. Physiscian' s guide to prevention and treatment of osteoporosis [M]. [S. L.]：National Osteoporosis foundation，1998.

[26] Koh LH，Sedrine WB，Torralba TP，et al. A simple tool to identify Asian women at increased risk of osteoporosis [J]. Osteoporos Int，2001，12 (8)：699-705.

[27] Kanjs JA，MeCloskey EV，Johansson H，et al. Development and use of FRXA in osteoporosis [J]. Eur J Radiol，2009，71 (3)：392-397.

[28] Kanis JA，Borgstrom F，De Laet C，et al. Assessment of fracturerisk [J]. Osteoporos Int，2005，16 (6)：581-589.

[29] 唐玮，甘秀妮，刘章会，等．汉化 Morse 跌倒评估量表在中国临床护理中应用的可行性 [J]. 中国医科大学学报，2010，39 (11)：943-946.

[30] 刘青青，钱媛，王芸，等．跌倒危险评估表应用于老年患者的信度和效度研究 [J]. 中国护理管理，2011，11 (5)：31-32.

[31] 王利维，周立．修订版社区老年人跌倒危险评估工具在我国应用的信效度研究 [J].

护理学报，2011，18（17）：12-15.

[32] Jester R，Wade S，Henderson KA. Pilot investigation of the efficacy of falls risk assessment tools and prevention strategies in an elderly hip fracture population [J]. Orthop Nurs，2005，9（1）：27-34.

[33] Oliver D，Britton M，Seed P，et al. Development and evaluation of evidence based risk assessment tool（STRATIFY）to predict which elderly inpatients will fall：case-control and cohort studies [J]. BMJ，1997，315（7115）：1049-1053.

[34] Robey-Williams C，Rush KL，Bendy KH，et al. Spartanburg fall risk assessment tool：A simple threestep process [J]. Appl NursRes，2007，20（2）：86-93.

[35] 秦岭，陈启明，梁国穗．体育运动与骨骼——骨密度和结构与生物力学适应性 [J]. 中国运动医学杂志，2004（05）：532-536，551.

[36] Ishikawa S，Kim Y，Kang M，et al. Effects of weight-bearing exercise on bone health in girls：a meta-analysis [J]. Sports Med，2013，43（9）：875-892.

[37] Bielemann RM，Martinez-Mesa J，Gigante DP. Physical activity during life course and bone mass：a systematic review of methods and findings from cohort studies with young adults [J]. BMC Musculoskel Dis，2013，4（14）：77.

[38] Mayhew JL，Johnson BD，Lamonte MJ，et al. Accuracy of prediction equations for determining one repetition maximum bench press in women before and after resistance training [J]. J Strength Cond Res，2008，22（5）：1570-1577.

[39] de Matos O，Lopes da Silva DJ，Martinez de Oliveira J，et al. Effect of specific exercise training on bone mineral density in women with postmenopausal osteopenia or osteoporosis [J]. Gynecol Endocrinol，2009，25（9）：616-620.

[40] Bocalini DS，Serra AJ，dos Santos L，et al. Strength training preserves the bone mineral density of postmenopausal women without hormone replacement therapy [J]. J Aging Health，2009，21（3）：519-527.

[41] Roghani T，Torkaman G，Movasseghe S，et al. Effects of short-term aerobic exercise with and without external loading on bone metabolism and balance in postmenopausal women with osteoporosis [J]. Rheumatol Int，2013，33（2）：291-298.

[42] 邓士琳．体力活动与绝经后骨质疏松症的关系及运动干预模式的研究 [J]. 中国体育科技，2009（06）：118-126，130.

[43] Zhao R，Zhao M，Zhang L. Efficiency of jumping exercise in improving bone mineral density among premenopausal women：a meta-analysis [J]. Sports Med，2014，44

(10): 1393-1402.

[44] Martyn-St James M, Carroll S. A meta-analysis of impact exercise on postmenopausal bone loss: the case for mixed loading exercise programmes [J]. Br J Sports Med, 2009, 43 (12): 898-908.

[45] Engelke K, Kemmler W, Lauber D, et al. Exercise maintains bone density at spine and hip EFOPS: a 3-year longitudinal study in early postmenopausal women [J]. Osteoporos Int, 2006, 17 (1): 133-142.

[46] 陈金鳌，杨帆，陆阿明．长期力量训练后老年人骨密度变化特征 [J]. 北京体育大学学报，2013 (07): 74-78.

[47] Lau RW, Liao LR, Yu F, et al. The effects of whole body vibration therapy on bone mineral density and leg muscle strength in older adults: a systematic review and meta-analysis [J]. Clin Rehabil. 2011, 25 (11): 975-988.

[48] Kohrt WM, Bloomfield SA, Little KD, et al. American college of sports medicine position stand: physical activity and bone health [J]. Med sci sportexer, 2004, 36 (11): 1985-1996.

[49] 陈琼珠，潘经光，龙丽贞（译）．实践健康生活——慢性病自我管理手册 [M]. 香港复康会社区复康网络．2011.

[50] 董建群．慢性病自我管理实践—高血压 [M]. 北京：人民卫生出版社，2015.

[51] 杨月欣，王光正，潘兴昌．中国食物成分表（第一册）[M]. 北京：北京大学医学出版社，2009.

[52] 张永青，潘晓群，林萍，等．骨质疏松社区综合干预实用技术 [M]. 南京：南京师范大学出版社，2015.